1916年夏天，美国经历了第一次脊髓灰质炎大爆发，纽约市成为疫情的中心。周边很多地区封闭了通往外界的道路，全副武装的警察在公路上、火车站里巡逻，搜寻逃出来的纽约人和他们的孩子。疫情一直持续到10月，27 000名美国人因此丧命。纽约市报告了8 900例病例，2 400人死亡，其中80%是五岁以下的儿童。（牌子上写着：16岁以下儿童禁止进入本镇）

图片来源：一毛钱进行曲。

1921 年，富兰克林·D. 罗斯福罹患脊髓灰质炎的时候，这种疾病在很多人眼里仍是一种"新"病。脊髓灰质炎的易感人群应该是贫民窟里的孩子，39 岁的罗斯福精力充沛、体格强健、身份显赫，怎么看都觉得他不该得这种病。患病以后，罗斯福腰部以下全面瘫痪，他将付出极大的努力在公众面前掩饰自己的残疾。他们不鼓励摄影师拍摄罗斯福坐在轮椅里的照片，记者和专栏作家也很少提及他的残疾。终其一生，罗斯福一直在寻求痊愈的方法。这些珍贵的照片拍摄于 20 世纪 30 年代，照片里的罗斯福佩戴着腿部支架，在佐治亚州沃姆斯普林斯的湖中钓鱼、运动。
图片来源：一毛钱进行曲。

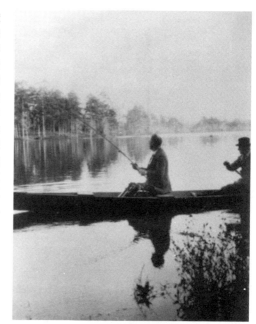

图片来源：AP/Wide World Photos。

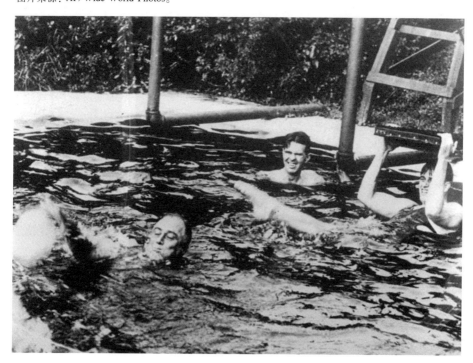

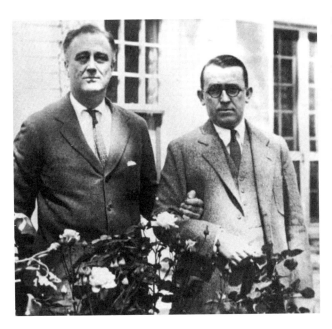

1928 年，罗斯福决定重返政坛，他选择了华尔街的律师合伙人巴塞尔（"博士"）·奥康纳来掌管沃姆斯普林斯基金。十年后，罗斯福又选择了奥康纳来领导新成立的国家小儿麻痹基金会。奥康纳在马萨诸塞州的工人阶级天主教小镇汤顿长大，毕业于达特茅斯大学和哈佛法学院，他把国家基金会打造为有史以来规模最大的志愿健康组织。它在募集资金、公众宣传、照顾患者、资助医学研究等各方面都取得了成功，这一切重新定义了美国私人慈善活动的角色和行事方式。
图片来源：一毛钱进行曲。

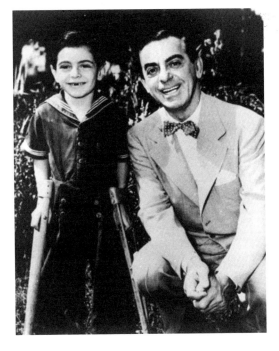

初期，国家基金会依靠明星的号召力来募集资金，例如埃迪·坎特。坎特擅长杂耍表演和默片，这位老牌明星曾主演《齐格菲歌舞团》，他是 20 世纪 30 年代美国片酬最高的演员，出演过多部好莱坞大制作音乐剧，同时还主持一档每周播出的广播节目。1938 年，坎特提出了一个募捐的办法，他的建议将成为未来脊髓灰质炎运动的标志："一毛钱进行曲"。
图片来源：一毛钱进行曲。

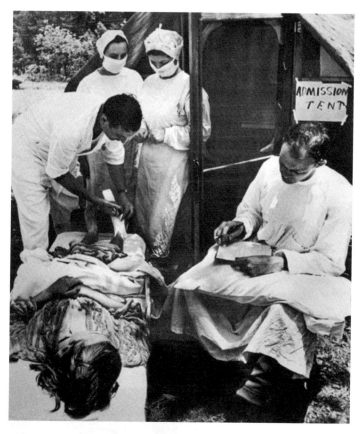

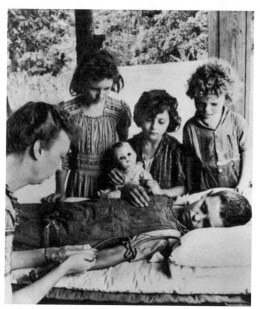

1944 年夏天，一场脊髓灰质炎大流行横扫了以农业为主的北卡罗来纳州卡托巴河谷，疫情的中心位于家具制造小镇希科里。公共活动被取消，游泳池、电影院和图书馆闭门谢客。开车的人关紧车窗，从镇子里呼啸而过；火车加速驶过这里，毫不停留。对国家基金会来说，希科里的疫情既是一次人道主义挑战，又是一个扩大公众影响的绝佳机会，他们与当地官员通力合作，在短短 54 小时内建起了一座人员齐全的脊髓灰质炎临时医院。铁肺和医疗补给品源源不断运到，明尼苏达大学的矫形科护士和约翰斯·霍普金斯大学的理疗师接踵而来。耶鲁大学脊髓灰质炎研究组派来了医疗队，其中包括多萝西·霍斯特曼。在这张照片中，她正在为一位患者抽血。在临时医院关门撤销之前，它一共收治了 454 位患者，据说其中三分之二的人"彻底痊愈"。

图片来源：一毛钱进行曲。

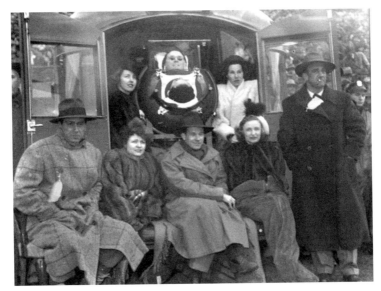

铁肺成为脊髓灰质炎毁灭力量最可怕的象征。1928年，一位名叫菲利普·德林克的哈佛大学工程师发明了铁肺，这个密封的铁罐子会推拉胸腔，替代迫使横膈膜收缩和舒张的压力，辅助呼吸肌受损的病人换气。

上图：虽然铁肺的设计用途并不是长期使用，但它却成了某些严重瘫痪的患者的家，例如小弗雷德·斯奈特（这张图里他正在观看圣母大学的橄榄球赛）。1936年，斯奈特罹患脊髓灰质炎，他的余生都将在铁肺中度过，他也成了脊髓灰质炎幸存者最广为人知的代言人。"如果上帝的意志是让我痊愈，那我会康复；如果上帝不愿意，那也别无他法。"他说，"我觉得我有权请求上帝赐给我唯一的一样东西：面对这一切的力量。"

图片来源：圣母大学档案馆。

下图：20世纪50年代一次脊髓灰质炎大流行期间，波士顿一家医院里的铁肺病房。

图片来源：一毛钱进行曲。

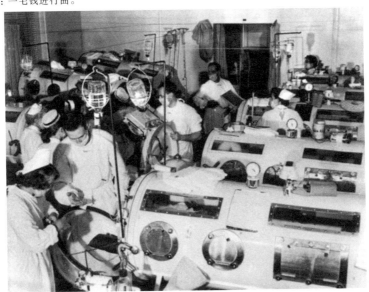

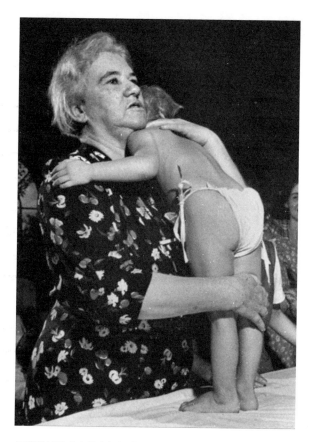

在脊髓灰质炎患者康复领域走向现代化的过程中，伊丽莎白·肯尼护士居功至伟。这张照片摄于 1942 年，图中肯尼护士正在阿肯色州当着满怀感激的观众演示自己的复健方法。肯尼生于澳大利亚，在她眼里，脊髓灰质炎实际上是一种肌肉痉挛，而非神经性疾病。传统的脊髓灰质炎复健手段需要用夹板和护具固定受损的肢体，但肯尼拒绝这种方法；她的疗法允许病人活动，靠热敷和锻炼来松弛、重新训练"变得陌生"的肌肉。到 20 世纪 40 年代，肯尼已经蜚声国际，医学权威对她不屑一顾，但她却拥有成百上千万虔诚的支持者。

图片来源：Ed Clark/Getty Images。

对页：

1946 年，一毛钱进行曲推出了第一位官方海报儿童，俄勒冈的唐纳德·安德森。这张海报上有两张照片，第一张照片里，三岁的唐纳德站在医院的摇篮里，身上绑着绷带和护具；第二张照片里，六岁的唐纳德自信地大步走向未来。唐纳德还曾与很多名人拍摄过宣传片，例如洋基队的强击手乔·迪马吉奥。海报传达的信息很简单：这么个可爱的孩子，他曾经命悬一线，但无数普通美国人捐给一毛钱进行曲的善款让他顺利康复。事实上，唐纳德·安德森的康复之路比公众所知的要艰难得多。

图片来源：一毛钱进行曲。

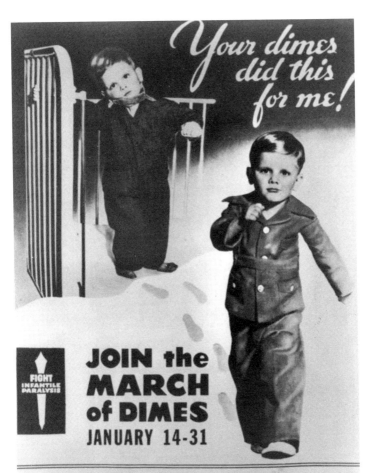

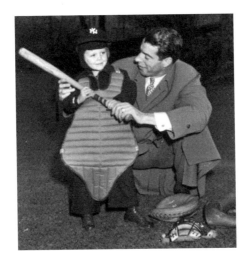

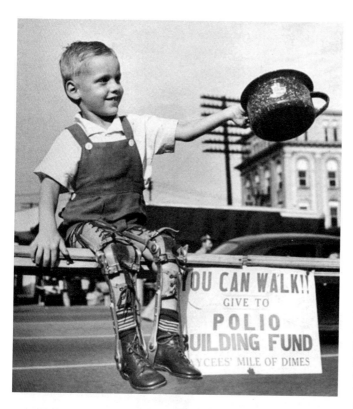

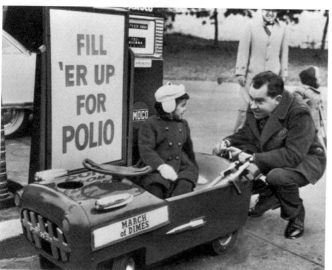

一毛钱进行曲的募捐活动严重依赖脊髓灰质炎患者和公众代表人物。

上图拍摄于 1946 年北卡罗来纳州的海波因特，一位佩戴腿部支架的孩子正在为一座新的脊髓灰质炎医院募捐。

图片来源：Martha Holland/Getty Images。

下图拍摄于 1954 年，理查德·尼克松副总统正在为一毛钱进行曲的慈善加气活动服务。

图片来源：一毛钱进行曲。

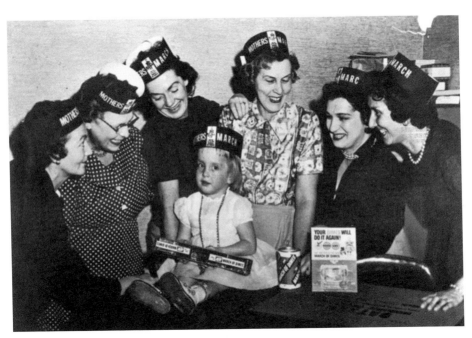

1950 年，亚利桑那州凤凰城的一毛钱进行曲分会组织了"脊髓灰质炎母亲行动"，以挨家挨户拜访的方式走遍了全城的每一个社区，为基金会募集资金。如果要表达对这场行动的支持，你可以在门廊上留一盏灯来欢迎志愿者。母亲行动迅速推广到了其他城镇，数万女性走上街头，每年里都有一个晚上，她们会组成全国最庞大的慈善军团。

图片来源：一毛钱进行曲。

猴子和黑猩猩在脊髓灰质炎之战中居功至伟。它们不光是科学家研究这种疾病的基本实验动物，它们的肾脏还是脊髓灰质炎病毒的培养基，能为脊髓灰质炎疫苗提供原料。1949 年，国家基金会在农业州南卡罗来纳建立了特殊机构，处理来自印度、菲律宾和全球各地的数万只猴子，这个地方叫做奥卡提农场。

图片来源：Getty Images。

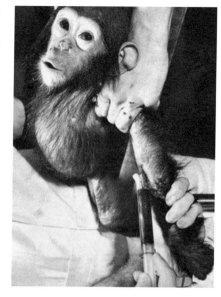

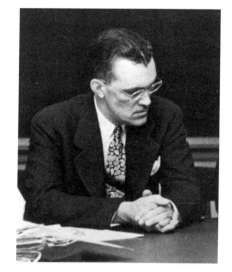

哈里·韦弗是脊髓灰质炎之战中的无名英雄之一。1946 年至 1953 年期间，他担任国家基金会的科研督导，他的努力促成了脊髓灰质炎疫苗的诞生。韦弗革新了资助科研、管理资金和持续资助的方式，加快了美国脊髓灰质炎研究的步伐。

图片来源：一毛钱进行曲。

要制造出有效的脊髓灰质炎疫苗，必须先解决几个问题。直到 20 世纪 40 年代，研究者仍未确定脊髓灰质炎如何进入人体、脊髓灰质炎病毒共有几种，以及病毒是否在血液中循环。不过，最大的困难或许是如何培育出足够安全、可供疫苗使用的脊髓灰质炎病毒。1948 年，约翰·恩德斯（左）、托马斯·韦勒（右）和弗雷德里克·罗宾斯发现，脊髓灰质炎病毒能在试管里的非神经性动物组织中生长，从而为研究者提供了安全、充足的病毒来源。因为这一贡献，他们三人获得了 1954 年的诺贝尔奖，成为仅有的获此殊荣的脊髓灰质炎研究者。

图片来源：一毛钱进行曲。

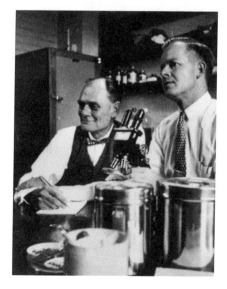

约翰斯·霍普金斯大学的伊莎贝尔·摩根是第一位在猴子身上成功试验脊髓灰质炎灭活病毒疫苗的研究者。1949年，摩根博士在事业的巅峰期离开霍普金斯，结婚成家。有人相信，如果她在脊髓灰质炎前线继续奋斗，也许她会成为1954年国家基金会大型试验疫苗的研发者。我们至少可以说，摩根点亮的火种指引乔纳斯·索尔克走向了最后的成功。

图片来源：Barbara Morgan Roberts。

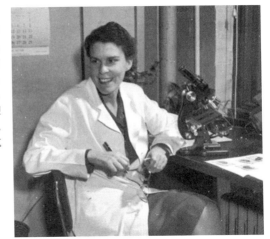

在纽约珀尔里弗的莱德利实验室，生于波兰的研究者希拉里·科普罗夫斯基在20世纪40年代末研发出了脊髓灰质炎口服活病毒疫苗，比乔纳斯·索尔克和阿尔伯特·萨宾早了好几年。科普罗夫斯基聪慧敢言、锐气十足，颇受争议，人们一直担心他的疫苗是否安全。

图片来源：Yael Joel／Getty Images。

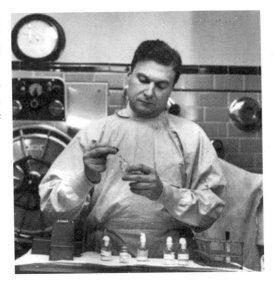

在国家基金会的慷慨资助下，乔纳斯·索尔克在匹兹堡大学的一所医院里建立了自己的实验室。索尔克雇佣了一批与他志同道合、同样一心扑在工作上的优秀职员和研究者（图中是艾瑟尔·贝利）。但是，时间流逝，这个团队的杰出成就将蒙上一层阴影，因为有人表示，索尔克并未完全认识到这些同事在脊髓灰质炎研发工作中的关键作用。

图片来源：一毛钱进行曲。

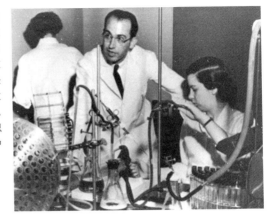

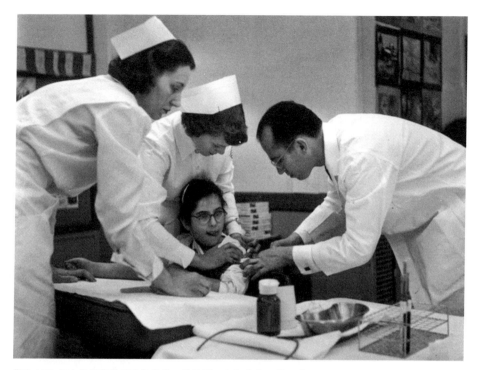

作为 1954 年大规模疫苗试验的序曲，乔纳斯·索尔克在匹兹堡附近两个机构中的青少年"志愿者"身上测试了他的脊髓灰质炎疫苗，这两个机构分别是 D．T．沃森残疾儿童之家和波尔克智障及弱智特教学校。在那个年代，这样的人体测试十分常见。索尔克已经给自己的家人接种了疫苗，他得到了这两个机构管理人员的大力支持和孩子家长的许可。不过，对于用机构里的儿童来进行人体试验，某些研究者并不赞成。"成人做什么事情都是出于自己的意愿，"国家基金会顶尖的医学顾问托马斯·里弗斯抱怨说，"但精神上有缺陷的孩子却做不到这一点。很多这样的孩子没有爸爸和妈妈，或者父母压根儿就不关心他们。"

图片来源：一毛钱进行曲。

对页：

1952 年是脊髓灰质炎历史上最糟糕的一年，美国报告的病例共有 57 000 例。1952 年的脊髓灰质炎季节始于阵亡将士纪念日前夕，在夏日里达到高峰，然后一直延续到 10 月。

那个年代完全没有办法预防这种疾病，国家基金会只得分发"预防脊髓灰质炎注意事项"，以供父母遵循。全国的城镇关闭了游泳池、图书馆和电影院，用卡车和直升机喷洒 DDT，鼓励儿童在室内玩耍，试图靠这些方法预防脊髓灰质炎。

图片来源：一毛钱进行曲。

北卡罗来纳州格林斯伯勒的一处脊髓灰质炎病房。

图片来源：Getty Images。

1952 POLIO PRECAUTIONS

DON'T MIX WITH NEW GROUPS

DON'T GET CHILLED

WHEN **POLIO** IS AROUND

DON'T GET OVERTIRED

BUT DO KEEP CLEAN

RECOMMENDED BY THE NATIONAL FOUNDATION FOR INFANTILE PARALYSIS

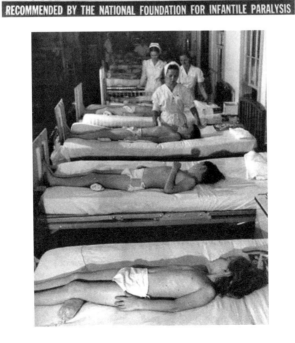

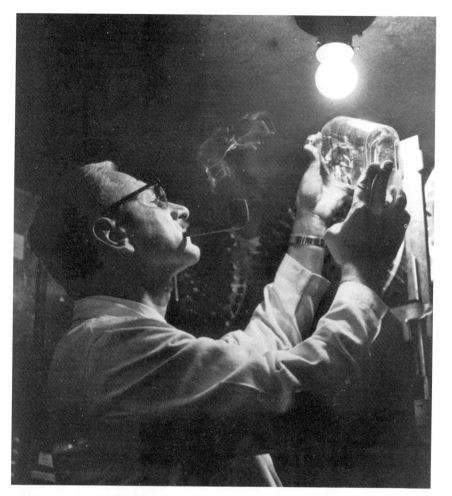

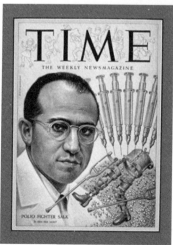

在长达半个世纪的时间里，阿尔伯特·萨宾与乔纳斯·索尔克之间的激烈对抗将主宰整个脊髓灰质炎疫苗之战，他们的争斗始于 20 世纪 40 年代末，一直持续到 90 年代两人去世。索尔克是国家基金会高层的宠儿，巴塞尔·奥康纳尤其偏爱他。奥康纳明白，索尔克的灭活病毒疫苗研发速度将远超萨宾的活病毒疫苗。而萨宾拥有大部分脊髓灰质炎研究者的支持，他们相信，要得到强大、持久的免疫力，活病毒疫苗带来的天然感染至关重要。萨宾一直看不起索尔克，说他是"厨子化学家"。很多科学家还不习惯自己的同行出现在《时代周刊》的封面上，他们觉得真正的科学家应该在实验室里埋头工作，而不是在公众面前哗众取宠，而索尔克显然对后者更感兴趣。

萨宾照片来自一毛钱进行曲；《时代周刊》封面来自《时代周刊》/Life Photos。

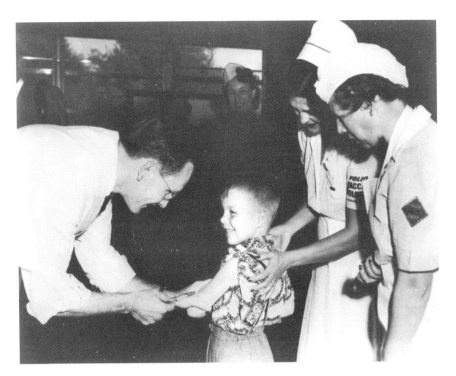

1954 年 4 月 26 日，在弗吉尼亚州麦克莱恩的富兰克林·谢尔曼小学，理查德·马尔瓦尼医生将索尔克的脊髓灰质炎疫苗注入了 6 岁的兰迪·克尔的左臂，美国历史上规模最大的公共卫生试验就此拉开帷幕。"几乎没有感觉，"美国第一位脊髓灰质炎先锋自豪地表示，"还没有打青霉素疼呢。"

图片来源：一毛钱进行曲。

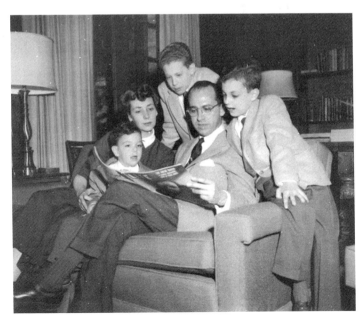

乔纳斯和唐娜·索尔克与三个孩子，从左到右分别是 5 岁的乔纳森、11 岁的彼得和 8 岁的达雷尔。这张照片摄于 1955 年 4 月 11 日，也就是弗朗西斯报告发布的前一天，一家五口在密歇根州安阿伯的房间中休息。

图片来源：AP/Wide World Photos。

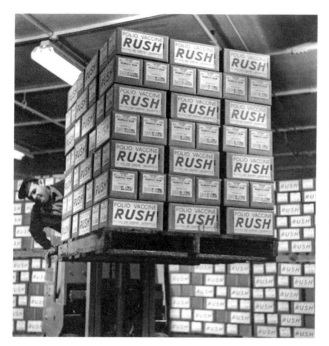

国家基金会主席巴塞尔·奥康纳预见到了 1954 年索尔克疫苗试验的成功，他与几家大型制药公司签订了合同，让他们生产了 900 万剂脊髓灰质炎疫苗，以备来年。在巨大的压力下，联邦政府没有进行恰当的监管或测试，就匆匆为这些疫苗发放了许可，后果十分严重。根据事后的追踪，超过 200 例脊髓灰质炎病例与加州伯克利卡特实验室生产的被污染批次的脊髓灰质炎疫苗有关。大部分受害者严重瘫痪，11 人丧生。这张照片表现了 1955 年初，索尔克疫苗匆匆投入市场。
图片来源：Al Fern/Getty Images。

虽然人们一直在努力消灭脊髓灰质炎，但它仍困扰着世界上零星的部分地区。有段时间，世界上超过 95% 的脊髓灰质炎新增病例来自三个国家：尼日利亚、印度和巴基斯坦。这张照片里，印度马德拉斯的一名儿童正在服用脊髓灰质炎萨宾口服疫苗，这是全球扫除脊髓灰质炎行动的缩影。
图片来源：M. Lakshman/AP/Wide World Photos。

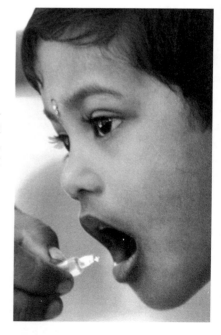

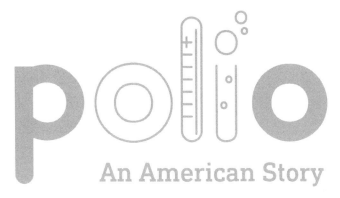

polio
An American Story
by David M. Oshinsky

通往疫苗之路

小儿麻痹症流行往事
与创造历史的公共卫生实验

[美]大卫·M.奥辛斯基——著 ｜ 阳曦——译

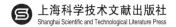

上海科学技术文献出版社
Shanghai Scientific and Technological Literature Press

献给简

谢谢你的爱、激情与对家庭的责任感，

你的中肯建议给了我极大的鼓励，

你是我生命中不可或缺的那个人。

目录

引　言

　　1949 年的圣安吉洛是典型的得克萨斯西部城市，它是郡政府所在地，拥有 50 000 人口，北望阿比林市，南邻与墨西哥接壤的边境城市德尔里奥。这里有大片的农田和油井，也有不少围着铁丝网的牧场。第二次世界大战期间，圣安吉洛和当时别的许多城市一样迎来了生命的春天：随着古德费洛场空军基地的扩张，这座城市的人口几乎翻了一番。大批人口蜂拥而至，然后又有更多人口从战场上归来，圣安吉洛发现自己和外面的广阔世界建立了生死攸关的新联系，这样的联系有时候非常危险。

　　20 世纪 40 年代末期是美国的黄金时代。飞速增长的经济鼓励美国人结婚、建立家庭、购买房屋、大肆消费。和别的地方一样，在圣安吉洛，大萧条和"二战"带来的痛苦与牺牲渐渐被遗忘，对物质享受和经济增长的乐观期待盛行一时，城市越来越繁荣，不断向外扩张。1949 年，当地媒体《标准时报》展望了黄金般的未来，该报道认为，温暖的气候和"养生胜地"的美誉将成为圣安吉洛腾飞的翅膀。

　　5 月 20 日，这幅明媚的画卷中出现了一个小小的污点。报纸披露，一个当地儿童罹患脊髓灰质炎。圣安吉洛以前也曾小规模爆发过这种疾病，它一般出现在暮春，就像冰雹和飓风一样，但从未真正扩散。人们有一点点担心，不过也仅此而已。

短短几天内，担心变成了惊恐。父母开始赶往香农纪念医院，"怀里抱着发烧、浑身疼痛的孩子"。医疗组确诊了 25 例脊髓灰质炎，丧钟接连敲响：埃斯佩兰萨·拉米雷斯，10 个月；比利·多伊尔·克勒格霍恩，7 岁；苏珊·巴尔，4 岁；还有唐纳德·希普利，7 岁。6 月 6 日的《标准时报》反映出这座城市愈演愈烈的绝望："脊髓灰质炎夺走 7 条生命：圣安吉洛牧师集体祈求神灵帮助我们对抗瘟疫。"[1]

时任圣安吉洛市卫生部门官员的 R. E. 埃尔文斯（R. E. Elvins）博士能告诉人们的，也只有一些众所周知的消息：脊髓灰质炎"流行率达到顶峰"。对于这种既不知道病源，又缺乏有效防治手段的疾病，他只好笼统地建议圣安吉洛的儿童避免拥挤，定期洗手，充分休息，远离池塘和游泳池。"你不可能挥挥魔杖就干掉脊髓灰质炎，"他说，"对抗这种疾病很大程度上要靠每一个家庭的努力。"[2]

埃尔文斯还有一个建议。由于我们常在人类粪便里和家蝇腿上发现脊髓灰质炎病毒，所以他呼吁全社会大量喷洒 DDT，特别是"拉丁裔美国人"和"黑鬼"聚居区的露天厕所。其他人可没有埃尔文斯这么含蓄，他们大肆抨击偷渡来的墨西哥人，每年都有偷渡者北上圣安吉洛去农场里扛活，现在人们认为是他们带来了瘟疫。[3]

6 月初，气温直逼 38 摄氏度，脊髓灰质炎病例上升至 61 例，市议会投票决定将所有室内聚会场所关闭一周。"星期四的夜晚，圣安吉洛剧院门口的遮篷漆黑一片，"《标准时报》写道，"而在白天，全市的游泳池里都看不到孩子的身影。所有教堂的周日礼拜也取消了。"封锁很快完成了。酒吧和保龄球场大门紧闭，高中职业摔跤比赛宣布取消，"讨厌鬼史密斯"和"鼻烟勺"之类的乡村乐队也销声匿迹。

所有人都深居简出。再也看不到旅游者的踪影，流言甚嚣尘上，听说有人打喷嚏的时候没捂嘴巴，于是把脊髓灰质炎病毒传染给了别人，又听说钞票也会传染病毒，甚至还听说打电话都会传染。"恐慌达到了不可理喻的地步，"一位当地的儿科医生表示，"人们甚至不敢握手。"[4]

美国其他地方也曾流行过脊髓灰质炎，他们的经验被圣安吉洛居民奉为圭臬：远离污秽，保持清洁。一些措施如果在几周前看来肯定很荒谬，现在却很快获得了公众的支持，譬如监控流动工人的健康状况、市内禁售家畜。"情况很糟糕，"对于圣安吉洛的困境，一位州卫生官员评论说，"我唯一能做的事情就是一再发出警告——请务必保持清洁，注意打扫容易滋生苍蝇和昆虫的地方。打扫，打扫，不停地打扫。"[5]

圣安吉洛市买回了两台大型喷雾器，整个城市沐浴在 DDT 的水雾中。平板卡车每天两次辘辘驶过大街小巷，粗大的水管喷出 DDT 药雾，不知忧愁的孩子追逐着卡车在水雾中打闹嬉戏。为了树立口碑，当地的宣伟商店免费供应 DDT，鼓励消费者把自家的墙壁和家具泡在 DDT 里。（"请自备容器！"该商店宣传。）一家五金店推出了自有品牌的杀虫剂——"皇后城杀虫剂……效果比 DDT 强 5 倍"。另一家商店则宣称自家的"超活性杀虫药"效果更好。[6]

对脊髓灰质炎的恐惧成了最棒的促销工具。海棠洗衣店信誓旦旦地宣称他们每次洗衣之前都会消毒设备；桑尼牌洁厕净的本地广告催促人们"在脊髓灰质炎肆虐期间"更细致地擦洗马桶；高乐氏公司发出警告："你看不见的尘埃会损害健康。"有公司开始兜售

"脊髓灰质炎保险";脊椎按摩师宣称推拿可预防脊髓灰质炎。"好好调理你家孩子的身体,"罗伊·克劳德(Roy Crowder)医生表示,"脊髓灰质炎就不可能找到他头上。"[7]

可是这些措施似乎都没什么用。到 6 月中旬,圣安吉洛 160 张医院床位里的一多半都被脊髓灰质炎患者占据,几乎所有患者都是 15 岁以下的儿童。医生和护士人数严重不足,他们分成两班,夜以继日地辛勤工作;志愿者克服了对传染的恐惧前来帮忙,他们帮助患者热敷四肢,照顾那些佩戴铁肺的病人。最可怕的噩梦来自一场雷暴,临时隔离病房里所有的人工呼吸器随时可能陷入停顿。一位医生回忆道:"空中乌云密布,警报声在医院里回荡……哪怕是最强壮的人摇上一小会儿(铁肺的)手柄也会累得不行,不过一旦有人累了,马上就有人上去接手。雷暴期间,没有一个病人因呼吸器停歇而死去。"[8]

美国国家小儿麻痹基金会(它有一个更广为人知的名字,"一毛钱进行曲","March of Dimes")派来了半打脊髓灰质炎专家。他们采集了患者的组织样本和粪便样本,据说是用以协助研究者开发疫苗。他们还带来了病后调养所需的物资和人员,包括轮椅、理疗师和清偿医疗费用的钞票。后遗症最严重的患者乘着配有专用设备的飞机前往区域性康复中心——这一切都是免费的。

7 月,这场大爆发达到顶峰。随后入院人数稳定下降,到 8 月底时已经清零。圣安吉洛的学校按时开学了,但教室里空荡荡的课桌椅不断提醒人们刚刚过去的那场悲剧。

1949 年的这场脊髓灰质炎爆发相当严重,但更糟糕的还在后面。全美报告病例近 40 000 例,发病率为 1/3 775。圣安吉洛市共确诊 420 例，发病率高达 1/124，其中 84 位患者永久性瘫痪，28 位患者死亡。这是有记录以来最严重的脊髓灰质炎爆发之一，但它展现出的特质我们并不陌生。[9]

圣安吉洛市的大规模流行始于最炎热的 6 月，受害者绝大部分是儿童。事发地近年内没有经历过大规模的脊髓灰质炎爆发，而且当地正在经历爆炸式发展，接纳了大量外来人口。比起那些贫穷肮脏的社区，整洁稳定的社区似乎更容易遭到脊髓灰质炎的侵袭，传统上我们觉得整洁意味着健康，但这个观察结果显然与之相悖。而且，这么大规模的爆发居然出现在美国。

按照地理区域来看，虽然脊髓灰质炎（或者说小儿麻痹症）世界各地都有，但 20 世纪最严重的爆发却出现在西欧、加拿大、澳大利亚和美国——尤其是美国。可怕的疾病面前人人平等，受害者下至不知名的儿童，上至富兰克林·德拉诺·罗斯福总统，美国人把它看作本国的瘟疫，那么自然有本国特色的应对方式——它不过是一个亟待解决的问题，和其他问题没什么两样，只要人们下定决心、不畏艰难，投入足够的金钱和聪明才智，那它必将迎刃而解。在"二战"后的那个年代，募捐者、政治家、广告主和记者常把一句话挂在嘴边："我们一定会征服脊髓灰质炎。"这句大胆的承诺最后成真了。

冷战顶峰时期，脊髓灰质炎也走到了巅峰，那时国家性危机常以"运动"的方式出现，脊髓灰质炎危机也引发了一场运动。当时的美国社会越来越以家庭为导向，主流人群迁往郊区，保护儿童的标准越来越高，在这样的背景下，以柔弱的儿童为目标的流行病发病率居然达到了如此高度。多么讽刺，太不可思议了。脊髓灰质炎似乎瞄准了世界上最先进的国家之一，在这个国家，青霉素之类的"仙丹"已经投入市场，而消费者（主要是家庭主妇）勤勤恳恳超时工作，只求消灭异味和微生物。

没有任何一种疾病像脊髓灰质炎这样万众瞩目，也没有任何疾病带来过这么多恐慌。公众的恐慌事出有因。脊髓灰质炎发作前没有任何预兆，没有任何办法可以判断谁会患病、谁会幸免于难。一部分患者会失去生命，一部分患者身上会留下永远的印记，所有人都能轻而易举地看到轮椅、拐杖、腿部支架、呼吸器和畸形的肢体。事实上，脊髓灰质炎的流行程度远没有媒体渲染得那么可怕，哪怕是发病率最高的 20 世纪 40 年代和 50 年代，死于脊髓灰质炎的儿童也只有意外死亡儿童人数的十分之一，癌症死亡儿童人数的三分之一。脊髓灰质炎的名气很大，主要是因为美国国家小儿麻痹基金会（后文简称"国家基金会"），他们采用最新的技术推送广告、募集资金、激励研究，以各种方式把一种可怕但相对罕见的疾病变成了当时最耳熟能详的恶魔。[10]

但公众心中的畏惧并非始于基金会的宣传。在那之前，已经有媒体零星报道称，五花八门的流行病越来越多，最糟糕的一次爆发出现在 1916 年。基金会的天才们只是发挥聪明才智，将脊髓灰质炎放到了聚光灯下，让它看起来更加可怕，而且更容易找到解决方案。他们的策略彻底改革了慈善组织处理事务的诸多方式，例如募集资金、招募志愿者、组织当地分会照料当地群众、进入医学研究的神秘领域。通过这些措施，基金会开辟了现代美国全新的慈善之路，慈善变成了一种消费，捐献者个人会得到最终的奖赏：免遭脊髓灰质炎之苦。

相应地，这些慈善活动资助的疫苗研发工作竞争激烈。基金会撒出募来的大把美元，在全美各地资助病毒学研究项目、创建脊髓灰质炎研究中心。这个过程中也有一些新的力量加入，比如说，投向大学的科研资金也间接地促进了脊髓灰质炎的研究，还有一部分资金来自长期基金。在约翰·霍普金斯大学、耶鲁大学、密歇根大学、匹兹堡大学和辛辛那提大学，科学家们殚精竭虑，探索脊髓灰质炎之谜。它如何进入人体，如何在人体内扩散？病毒到底有几种？为什么患病的主要是儿童，爆发期主要在夏天？为什么近年来它越演越烈？为什么美国的情况特别严重？

疫苗的研发有三位主要的竞争者：阿尔伯特·萨宾（Albert Sabin），来自辛辛那提大学，长期研究脊髓灰质炎；乔纳斯·索尔克（Jonas Salk），来自匹兹堡大学，资历相对较浅；希拉里·科普罗夫斯基（Hilary Koprowski），来自私人企业莱德利实验室。寻找疫苗的呼声一浪高过一浪，这三个野心勃勃的男人迎浪而上，搏击中流。他们三位都是犹太人，其中两位是来自东欧的移民。三个人的资金都非常充裕：萨宾和索尔克有国家基金会的资助，科普罗夫斯基的资金则来自莱德利实验室的母公司美国氰胺公司。他们也同样面临道德上的难题：疫苗是否安全，人体试验是否可行，如果可行，应该控制在多大范围。

萨宾和科普罗夫斯基的目标是研发出减毒活疫苗，它能诱发感染，其强度足以产生持续性的脊髓灰质炎抗体，但又不足以引发严重的症状。索尔克则希望利用灭活疫苗刺激免疫系统产生抗体，而不会诱发感染。大部分脊髓灰质炎研究者倾向于前一种方案，他们认为活体病毒会提供更强的免疫力，最终将彻底根除脊髓灰质炎。

国家基金会保持中立的官方立场，但基金会的领导者私下里却支持更简单的灭活病毒疫苗，他们相信这种疫苗能更快上市，带给公众的健康风险也更小。看起来，索尔克的研究方向兼具速度与安全。

在政府支持及监督几乎完全缺位的情况下，国家基金会差不多独力实施了美国历史上规模最大的医学试验，也就是1954年的"索尔克疫苗试验"，来自全国的近200万名小学生参与了这次试验。从没有任何一项公众健康试验得到过这么多的媒体关注。结果，试验大获成功，乔纳斯·索尔克的生活也永远地改变了。他立刻成为英雄，这位明星科学家的白大衣和谦逊姿态最好地诠释了医学研究带来的实实在在的好处。

索尔克的竞争者并未就此放弃，他们只是选择了另一条道路。阿尔伯特·萨宾竭尽所能地诋毁1954年的索尔克试验，随后他在苏联完成了自己的疫苗试验——这是冷战期间科学合作和阴谋交织的一个精彩故事。希拉里·科普罗夫斯基在爱尔兰、东欧和非洲继续做实验，其结果到今天仍有余韵回荡。

索尔克试验极大地影响了美国联邦政府在未来的药物及疫苗测试、批准过程中扮演的角色。全民免费接种疫苗的前景让医生们激烈地争论"公费医疗"的危险性。从个人层面上说，巨大的公众知名度严重损害了索尔克在修道院般的科研界的地位。有的同行指责他破坏了原则，竟然让"门外汉"，也就是基金会的官僚，控制研究工作的步调和方向。另一些同行则质疑索尔克疫苗的真正价值。索尔克获得了美国最高的两项平民荣誉——1955年的国会金质奖章和1977年的总统自由勋章，但却被高贵的国家科学院拒之门外，据说是因为他没有做出"基础的科学发现"。国家科学院资深会员阿尔伯特·萨宾嘲笑说："他的那些成果找个厨房就能鼓捣出来。"[11]

　　索尔克与萨宾之间的宿怨持续时间比他们的寿命更长。直到今天人们仍在争论，到底谁的疫苗更好，我们应该采用哪种。不过，有一点可以确定，在对抗脊髓灰质炎的斗争中，他们两位都奉献了毕生精力，而这场斗争迄今仍是美国医疗史上最重大、最具文化特色的胜利之一。

1 第一次大流行

脊髓灰质炎有许多别名，对它的最初描述出现在数百年前的医学著作中。医生们曾叫它"下肢虚弱""海涅-梅丁氏症"或是"小儿麻痹症"，最终定名为"脊髓灰质炎"（poliomyelitis）。这是一个组合词，来自希腊语单词"polios"（灰色）、"myelos"（脊髓）和拉丁语后缀"itis"（炎症）。"二战"以后，脊髓灰质炎威名日盛，它的名字多达13个字母，发音也很古怪，记者和头条新闻作者望而生畏；为了节省空间，他们将脊髓灰质炎简称为"polio"，于是有了今天我们看到的这个名字。[1]

　　脊髓灰质炎是一种肠道感染疾病，通过粪-口接触实现人与人之间的传播：没洗干净的手、共用的物品、被污染的食物和水。它的传播媒介是一种病毒，研究者们早就知道这种微生物的存在，但是直到20世纪30年代晚期发明了电子显微镜，他们才真正看到了病毒的面目。"病毒代表着生命最本质的形式，"一位生物学家曾写道，"它们是目前已确认的最小、最简单的传染性媒介。"病毒无法独立存活，它必须侵入某个活细胞，接管宿主细胞的机能，实现自我复制。[2]

　　脊髓灰质炎病毒通过口腔进入人体，然后沿着消化道下行，最终随着粪便排出。虽然它会在咽喉和扁桃体的淋巴结里少量增生，但是它真正大量繁殖的温床还要再往下——小肠。大部分情况下，它引发的感染十分轻微，并不明显，可能伴有轻微的症状（如头痛、恶心），也可能完全没有症状。少数情况下（概率约为百分之一），病毒会通过血液侵入脑干和中枢神经系统，破坏刺激肌肉纤维收缩的神经细胞，或称运动神经元。

　　脊髓灰质炎的麻痹后遗症发作范围和持续时间都很难预测。有些被感染的神经细胞能够击退病毒，有些却会死掉。此外，幸存下来的神经细胞能够扩大自身，从而承担更多的工作，还能与受影响的肌肉纤维重新建立联系。最糟糕的情况下，脊髓灰质炎会造成不可逆转的瘫痪，通常出现在腿部。死亡案例的发生则主要是因为呼吸肌被麻痹，这种情况被称为延髓型脊髓灰质炎，患者的脑干（或延髓）受到了严重破坏。[3]

多年来，研究者们对这种疾病有了很多了解。他们发现：只要你身上有脊髓灰质炎病毒，那你就成了携带者，无论感染程度有多么轻微；免疫系统会产生抗体对抗将来的感染；脊髓灰质炎病毒有三种区别明显的抗原，Ⅰ型抗原最常见也最致命；针对某型抗原的免疫力不能抵抗其他抗原的侵袭。这些发现让我们制造出了安全有效的脊髓灰质炎疫苗。

但是，关于这种疾病还有许多未解之谜。在 20 世纪中叶对抗脊髓灰质炎的那场战斗中，最具讽刺意味的是：战斗的胜利（乔纳斯·索尔克和阿尔伯特·萨宾成功研发疫苗）关上了进一步研究的大门。公众的兴趣迅速消退。这一疾病曾经带来无边恐惧，关于它的诸多疑问如今却被人们忽视甚至完全置之脑后。脊髓灰质炎为什么是季节性最强的流行病之一（8 月的发病率是 4 月的 35 倍）？为什么儿童特别容易被感染，尤其是男孩？为什么在其他传染性疾病逐渐得到控制的 20 世纪，脊髓灰质炎却盛行一时？为什么最严重的爆发出现在西方世界的"卫生"国家？

从历史的角度来说，脊髓灰质炎的时代大致分为三个阶段：地方性阶段、流行阶段和后疫苗阶段。虽然脊髓灰质炎病毒已在环境中存在了很长时间，但数个世纪以来，这种疾病完全不足为患。和流感、天花、鼠疫不同，脊髓灰质炎从未在全球大规模流行。自古以来它就以地方性病毒的形式存在，在卫生状况不佳的情况下自由流通，无碍地从一个宿主去往下一个宿主。几乎所有患者都只会出现轻微的症状，然后获得终生的免疫力。

所以早期脊髓灰质炎的记录只有零星的病例，没有大规模的爆发。从名义上说，首例脊髓灰质炎的记录大约于公元前 1500 年出现在埃及。一块竖立的石板上刻着一位右腿萎缩的年轻男子，可能是一位神职人员。画面中他拄着一根手杖保持平衡。研究这幅雕刻的人表示画面中"可能是一位小儿麻痹症患者"。事实上，这只是猜测而已。[4]

古希腊的希波克拉底（Hippocrates）和古罗马的盖伦（Galen）是当时最负盛名的两位名医，他们都曾在著作中提到过一种疑似脊髓灰质炎的畸形，并称为"马蹄内翻足"。不过他们记录的病例十分稀少。小儿麻痹症的记录在中世纪的文献中零星可见，十七八世纪时出现了更详尽的记录，沃尔特·司各特爵士就是患者之一。"在我出生后的前 18 个月里，我的身体完全健康。"他写道。

后来别人常常告诉我，有一天晚上我表现得十分烦躁，不愿意被人抱，也不肯上床……那是我最后一次表现出那样的敏捷。到了早上，他们发现我发烧了……发烧持续了三天。到了第四天……我的右腿不能动了……

孩子好动的天性让我不久后就开始努力挣扎，对抗肢体的虚弱。……虽然受影响的肢体出现了严重萎缩，但是我的整体健康情况……因为经常在户外活动而得到了大幅改善，而且……作为一个城里孩子，我本来或许会被宠得娇弱不堪，但是现在，我健康、强壮（除开肢体的残疾）、精力充沛。[5]

到 19 世纪中期，儿科医生在西欧和美国发现了少量集中出现的小儿麻痹症患者。法国某座海滨村庄，英国诺丁汉郡某个小镇，路易斯安那州某个乡下教区，斯德哥尔摩北面某个农村地区——这些地方都在短时间内出现过 10 个以上的严重病例。从表面上看，这些小规模爆发似乎没什么共同点，只是患者的年龄都很小，而且都发生在夏季。但是，这些集中病例都出现在偏远、人口稀疏的地区，地理上的孤立性可能影响当地人对疾病的免疫力。

一种古老的病毒即将以可怕的新方式浮出水面。

美国有记录的第一次脊髓灰质炎流行出现在 1894 年的水獭谷（Otter Valley），这个地方位于佛蒙特州拉特兰县附近。年轻的乡村医生查尔斯·卡弗利（Charles Caverly）对公共卫生有着浓厚的兴趣，如果没有他的壮举，我们可能根本注意不到这次流行。卡弗利统计了当时的所有病例（共 123 例），列出了每位患者的性别、年龄、症状、明显病源和最后的结果（50 例永久性瘫痪、18 例死亡）。

大部分患者是男性，这个发现同样适用于以后的爆发。84 位患者的年龄在 6 岁以下。大部分患者发病时症状相似：头痛、发烧、恶心、疲劳、颈部僵硬。

这种传染性疾病的病源显然让卡弗利十分困惑。他完全不知道脊髓灰质炎通过什么途径进入了水獭谷，也不知道它是如何扩散的。但是根据逻辑，他推断这种疾病的传染性不是很强，因为几乎没有哪个家庭出现一个以上的病例。所以依靠直觉，卡弗利列出了儿童抵抗力降低的可能原因，例如"太热的时候让身体受凉""天气炎热时玩得太厉害"。他认为后者也许可以解释脊髓灰质炎为什么多见于男孩。

卡弗利的工作十分了不起，最显著的贡献便是发现了脊髓灰质炎可能流行。而且，虽然当时他并未完全理解这些发现有多么重大，但他指出了两个关键点。首先，"小儿麻痹症"（infantile paralysis，infantile 意为"婴幼儿"）这个词语具有误导性，因为大部分患者是儿童而非婴儿，而且也有成年患者。其次，这种疾病也可能完全没有后遗症，患者只出现轻微症状然后迅速康复。他认为，脊髓灰质炎的实际感染范围可能超过所有人的想象。[6]

1905 年，脊髓灰质炎横扫了瑞典部分地区，报告病例 1 200 例。和美国佛蒙特州的情况一样，这次流行出现在夏天，地理上孤立的地区受害最深，而且患者主要是青少年。当时带头调查的是斯德哥尔摩的儿科医生伊瓦尔·威克曼（Ivar Wickman），他刚刚出版了一本关于脊髓灰质炎的巨著，内容涵盖了瑞典一系列的小规模爆发案例。

威克曼最感兴趣的是这种疾病的传播途径。脊髓灰质炎是如何扩散的？作为一位专业的"医学侦探"，他追踪蛛丝马迹，调查"脊髓灰质炎病菌"如何沿着乡村公路和铁路传往下一个城镇，又如何在当地的学校里通过接触实现人际传播。显然，这种疾病有传染性，威克曼相信，那些根本不知道自己生了病的人也是携带者。无论症状轻微或严重，只要携带了这种病毒，就会传播疾病，所以脊髓灰质炎具备流行潜质。[7]

但是，脊髓灰质炎的病源——微生物媒介——依然神秘莫测。

在那个年代，哪怕是最先进的显微镜也看不到病毒的踪影。科学家们用"滤过性病毒"这个术语来形容这种微生物，因为这些病毒和细菌不同，它们的体积非常小，当时的实验室用瓷质过滤器来捕捉细菌，但这种病毒却会漏过去。当时科学家们已经确认了一些病毒属于滤过性病毒，包括天花病毒、狂犬病病毒和手足口病病毒；但是，谁也不知道病毒如何复制、如何引发感染、和其他生物体有什么区别，唯一知道的就是它的尺寸。

就连这么一点点信息也来之不易。该怎么去研究一种无法培养也看不见的粒子？1908 年，卡尔·兰德施泰纳（Karl Landsteiner）迈出了一大步，后来这位天才的研究者因发现人类的不同血型（A型、B 型、AB 型和 O 型）而获得诺贝尔奖。在维也纳的实验室里，兰德施泰纳将一位刚刚死于脊髓灰质炎的男孩的脊髓制成了一份乳浊液，然后用瓷质过滤器过滤，再将滤液注入两只恒河猴的胃里。结果很快揭晓了，猴子显然很容易被这种病毒感染。两只猴子都染上了脊髓灰质炎，它们出现了和小男孩一样的脊髓受损症状。脊髓灰质炎病毒被成功分离出来了。[8]

兰德施泰纳的工作掀开了脊髓灰质炎历史的新篇章，真正的实验室研究从此开始。他的工作同样标志着微生物学领域的巨大进步，在这个领域里，保罗·埃利希、罗伯特·科赫、路易·巴斯德等科学家确认了引发疟疾、肺结核、白喉、斑疹伤寒和梅毒的微生物，并找到了对付其中某些疾病的办法。在对抗传染性疾病的艰难路途上，人们感受到了前所未有的乐观情绪。[9]

这些最新的突破基本都出现在欧洲，在这片土地上，医学研究受到广泛的支持。法国热心民众捐款建立了巴斯德研究院（Pasteur

Institute）；英国慈善家建立了以无菌手术之父约瑟夫·李斯特
（Joseph Lister）的名字命名的研究所；德国政府资助保罗·埃利希
和罗伯特·科赫的实验室；俄国沙皇则慷慨地出资创建了实验医学
研究所。[10]

美国完全没有类似的事情。这个国度没有优秀的研究所，医学
院的境况也相当令人惭愧。美国医生的薪酬相当微薄，事实上，大
部分医学院不过是这些医生用来赚点外快的文凭工厂。没有几家医
学院要求大学学位，配有足够实验室的医学院则更少。在 1900 年，
有志于医学研究的美国人通常会去欧洲求学，而且等他们学成回国，
也没有多少工作机会。[11]

这样的情况既危险又丢脸。内战结束以后，美国飞速发展，在工
程、运输、工业技术和工业化生产等领域领先于世界，新的资产阶级
也逐渐崛起——有人认为他们是工业领袖，而有人认为他们不过是强
盗头子——掌握着超乎想象的私人财富。最大的一份财富属于标准石
油公司的创建者约翰·D. 洛克菲勒（John D. Rockefeller）。

洛克菲勒认为自己的成功是美国精神的最佳诠释，他兼具节俭、
勤劳、奋勇争先的美德。在那个社会达尔文主义被奉为公民道德准
则的年代，他是适者生存的典范。不过，洛克菲勒还是一位虔诚的
教友，他为浸礼会慷慨解囊，鄙视粗俗的炫富，认为自己有责任将
世界上的部分财富分享给那些没那么富裕的人。他一方面坚信适者
生存，另一方面坚守基督徒的义务，他面临的窘境便是如何在这二
者之间取得平衡。"学习如何给予真是个大问题，"他哀叹道，"我
可不想让受益者变成只知索取的软骨头。"[12]

洛克菲勒的密友兼商业顾问弗雷德里克·T. 盖茨为他提供了

一个可接受的解决方案。不久前盖茨说服了这位石油大亨慷慨资助芝加哥大学，以提高受过较高教育人群的"道德标准"，现在他又频繁提醒洛克菲勒，美国的医学院和实验室水平相当原始。他告诉洛克菲勒，美国需要一所依照欧洲顶级模式建立的研究所，就像巴斯德研究院那样。

时机真是恰到好处。在那之前不久，洛克菲勒刚刚因为标准石油公司某些残酷的手段而遭到了记者的猛烈抨击。他的公众形象亟待改善，盖茨提出的项目当然会有所帮助。其他金融巨头已经开始资助医学教育，包括 J. 皮尔庞特·摩根和科利斯·P. 亨廷顿，传说钢铁大亨安德鲁·卡内基（他同时也是著名的慈善家）也计划在华盛顿特区创办一所科研机构。[13]

还有家庭方面的原因。1900 年，洛克菲勒的长孙，3 岁的约翰·洛克菲勒·麦科米克染上了猩红热，当时的医学对这种疾病束手无策。洛克菲勒忧心如焚，他开出 50 万美元的天价请了一位名医来救命，但孩子还是在几周内死去了。从那以后，洛克菲勒就对资助医学研究产生了强烈的兴趣，对一个既希望回报社会又不愿意削弱社会竞争的人来说，这真是一个理想的慈善领域。[14]

1902 年，洛克菲勒研究所在纽约开张了。和那个年代欧洲顶尖的研究中心一样，该机构致力于创造最纯粹的研究环境，让那些最聪明的头脑在不受外界干扰的情况下做出最棒的工作。它提供的薪水很高，实验室设备一流，研究者尽量不承担教学工作。一个前所未有的光明世界出现在那些收到邀请的幸运儿眼前。"在洛克菲勒研究所，你不用忍受实验动物的糟糕气味"，一位科学家回忆说，有仆人"从研究所深处漂亮的兽舍里把它们送到你面前"，而且仆人还负责"清洗玻璃器皿、调制培养基"。一切都这么周到,实验室成了圣地。[15]

为了提供这样的环境,研究所第一任所长西蒙·弗莱克斯纳(Simon Flexner)付出了无人能及的努力。弗莱克斯纳是德国犹太移民的后代,他生于1863年,和洛克菲勒本人一样出身寒微,最后却成了美国寥若晨星的医学研究机构的领导者。这条路并不容易。弗莱克斯纳读到8年级就辍学了,后来在当地药店里打工的时候,他全靠自学发现了科学的广阔世界。弗莱克斯纳需要学历来拓展自己的职业道路,所以他于1887年进入路易斯维尔大学医学院就读——哪怕以当时的低标准来衡量,这也是一所不入流的学校。他接受的全部训练仅仅是两门速成课,学习过程中他既没看到过病人也没解剖过尸体。"我不能说这所学校给了我什么特别的帮助,"弗莱克斯纳回忆说,"它给我的仅仅是一个医学博士学位。"

他对临床医学没什么兴趣。在弟弟亚伯拉罕(他后来走上了另一条职业道路,成为一位教育家)的帮助下,弗莱克斯纳入读了约翰·霍普金斯大学的病理学研究生;这所巴尔的摩的大学在当时相对较新,遵循德国模式建立,强调实验室工作和新颖的研究。弗莱克斯纳的儿子回忆说,父亲在约翰·霍普金斯大学看起来是那么格格不入——"衣着土气简陋,口音粗鲁,从药剂师自学成才"的小犹太人。但是,威廉·亨瑞·韦尔奇(William Henry Welch)注意到了弗莱克斯纳的才能,这位公认的"美国医学教育之父"悉心教导弗莱克斯纳,无论是社交方面还是学习方面,结果大获成功。在约翰·霍普金斯大学获得教职后,弗莱克斯纳于1898年离开母校前往美国历史最悠久的宾夕法尼亚大学医学院,担任病理学教授。那时候，他才刚满 35 岁。[16]

虽然这所大学声名卓著，但新职位不太适合弗莱克斯纳。周围的环境比约翰·霍普金斯大学更传统，教职员工更保守，反犹太情绪也更严重。弗莱克斯纳外在的个人特质一如既往，鹤立鸡群——他没有读过本校的医学院，而且是全校教职员工中仅有的两个犹太人之一（另一位是闪族语专家）。1902 年，洛克菲勒研究所邀请他担任所长，弗莱克斯纳抓住了这次机会。他的起薪高达每年 1 万美元，超过任何教职。

当然，也有人觉得这所新研究所完全是不务正业。当时的美国不太重视基础研究，人们觉得实验室工作无非是为了替代简单的临床观察。但是，弗莱克斯纳很快获得了突破性成果，将神秘的科研领域与充满病痛的现实世界联系到了一起，同时也改变了人们对基础研究的看法。这一切都来自 1905 年冬天那场致命的脑膜炎大流行。

当时人们已经知道了脑膜炎的病因。19 世纪 80 年代，欧洲的研究者已经分离出了脑膜炎病菌，他们甚至给马接种细菌，从马血中提取出了免疫血清，虽然疗效并不明显。那个冬天，纽约的 4 000 例脑膜炎患者中有四分之三的人丧命，其中包括很多接种过所谓马痘的人。

弗莱克斯纳很熟悉这种疾病，他在约翰·霍普金斯大学研究过以前的某次脑膜炎流行。这次在纽约，他可以培养解剖尸体获得的病菌，相对轻松地接种到实验室猴子身上。通过研究他了解到，如果将马的免疫血清直接注入脊髓，效果会更好，"直达病灶"。[17]

这个发现拯救了无数生命，在磺胺类药物和抗生素出现之前的那个年代，它提供了对抗脑膜炎的最佳方法，同时也让洛克菲勒研究所进入了人们的视野。"约翰·D. 帮助我们找到了治疗脑膜炎的方法"，某个头条写道。看到这样的新闻，洛克菲勒获得了极大的信心；为了回报研究所带来的美誉，他的捐助越发慷慨，就连竞争对手也深受震撼。不久后有人请求安德鲁·卡内基出资修建一所医疗机构，却遭到了拒绝。"那是洛克菲勒先生的地盘，"他说，"去找他吧。"[18]

应该先解决哪些疾病呢？弗莱克斯纳把脊髓灰质炎列入重点目标，他自然有其理由。他的研究所已经具备了吸引世界顶尖医学研究者的资源，也有能力建立一流的脊髓灰质炎实验室。弗莱克斯纳有信心在短时间内征服这一疾病。而且它和脑膜炎有相似之处：有传染性媒介、入侵中枢神经系统、可通过疫苗预防。

这个任务时间紧迫。脊髓灰质炎正在蔓延，民众的恐慌节节攀升。1907 年夏天，纽约报告了 2 000 例脊髓灰质炎，从 1910 年到 1914 年，马萨诸塞、明尼苏达、内布拉斯加、俄亥俄和威斯康星也出现了类似的爆发。在佛蒙特州，卡弗利医生又面临一次新的流行，比 16 年前那次严重得多。他警告说："这种疾病正在以可怕的速度增长。"在临床领域，脊髓灰质炎一如既往地令人困惑。研究民族、病史、人口密度、排水设施、水源供应、发作前提、家养动物等关键变量时，卫生官员完全找不到患者的共同点，除了年龄。没有任何证据表明人口密集、肮脏污秽的地方更容易出现脊髓灰质炎，尽管其他很多疾病都符合这一规律。事实上，俄亥俄州的官员提出，情况可能恰恰相反。"最理想的家居环境也无法隔绝脊髓灰质炎，"他们写道，"如果非要说的话，所谓的中产阶级（似乎）最容易受害。"[19]

公众求助的目光越来越多地投往弗莱克斯纳身上。现在媒体已经把他塑造成为美国一流的"脊髓灰质炎专家",求助的信件汹涌如潮。路易斯安那州巴斯特罗普市市长的信最具代表性:"我从媒体上读到……你的实验室正在努力对抗这种疾病,看在那些孩子们的份上,我请求你分享一些经验。脊髓灰质炎有药可治吗?如果有,请告诉我们如何治疗。这种疾病是怎么扩散的?我们该如何预防?"[20]

后来我们发现,为了回答这些问题,弗莱克斯纳奉献了整个职业生涯。

弗莱克斯纳的早期研究十分引人注目。利用受害者的脊髓组织,他很快重现了兰德施泰纳的发现:脊髓灰质炎的病原是一种滤过性病毒。然后,他又向前迈了一大步。兰德施泰纳成功地让两只猴子染上了人类脊髓灰质炎病毒,而弗莱克斯纳实现了病毒在猴子之间的传播——这意味着人类第一次能够在实验室里详细研究这种疾病。

猴子并不是理想的研究对象。它们来自千里之外,故乡的生存环境通常十分糟糕。而且猴子价钱昂贵,也很难控制。被实验室猴子咬一口挺吓人的,而且这样的情况并不罕见。"我头一回见识到什么叫神经性休克,"脊髓灰质炎研究先驱多萝西·霍斯特曼(Dorothy Horstmann)回忆起自己和那只"个头相当大的猕猴"血淋淋的遭遇战,猴子抓住她的拇指死不松手,挠出了一条很深的伤口,"我没晕过去,不过也差不多了。"[21]

此外,脊髓灰质炎毕竟是一种人类疾病。动物不会通过自然的途径感染,只能靠实验室手段。在脊髓灰质炎研究的早期,躁戾而昂贵的猴子是已知唯一容易感染这种病毒的动物。有资源大量引进、饲养猴子的地方寥寥无几，洛克菲勒研究所正是其中之一。当时一只恒河猴的售价约 7 美元，比一般科学家的日薪还高。[22]

长期来看，我们会发现猴子在脊髓灰质炎的故事里作用举足轻重。在研发疫苗的 50 年里，为此牺牲的猴子超过 10 万只。不过短期来看，猴子的使用带来了大问题。这个故事的开始是弗莱克斯纳的无心之失，虽然当时根本没人注意到这件事，但这个疏忽带来的"发现"却拖慢了脊髓灰质炎研究的脚步。

弗莱克斯纳决心找到脊髓灰质炎进入人体的入口，这是解决问题的关键。要抵抗这种病毒，了解它如何进入身体，又如何从体内进入中枢神经系统至关重要。最开始弗莱斯克纳把病毒喂给猴子吃，但猴子都没有生病；然后，他把病毒送入猴子的鼻腔，发现猴子很快就患上了脊髓灰质炎。事情看起来相当清楚：脊髓灰质炎病毒通过鼻子进入体内，然后沿着神经通路穿过脑部进入脊髓。

这个发现意义重大。如果弗莱克斯纳是正确的，那么脊髓灰质炎既不会沿着消化道下行，也不会在血液中循环。他的发现如果是真的，就带来了几个大问题。要对抗脊髓灰质炎，最容易想到的武器是疫苗，疫苗能够刺激免疫系统在血液中产生抗体。但是，如果这种病毒根本不用进入血液就能抵达中枢神经系统，疫苗又有什么用呢？这场战斗的战场到底是在哪里？

弗莱克斯纳并不确定。时间流逝，后来他对疫苗渐渐丧失了信心，于是他转而寻找保护鼻腔的"某种化学屏障"。但是，当时乐观情绪稳占上风。1911 年，《纽约时报》吹嘘说脊髓灰质炎很快就会像天花、斑疹伤寒和其他早已绝迹的传染病一样销声匿迹。权威

（虽然也是唯一）的信息来源正是弗莱克斯纳本人。"我们已经找到了预防小儿麻痹症的方法，"他表示，"保守估计，在不久的将来我们就会彻底解决它。"[23]

弗莱克斯纳始终没有透露是什么让他做出了这么大胆的预测。也许是近年来在其他传染性疾病上取得的辉煌成就蒙蔽了他的判断力，又也许是反动物实验组织开始针对他在医学实验中使用猴子的行为大加抨击，于是他不得不夸大自己取得的成就。无论如何，他的态度代表了接下来 40 年弥漫在脊髓灰质炎研究领域的盲目乐观情绪。

实际上，后来的研究结果表明，脊髓灰质炎病毒是通过口腔进入人体的。是什么让弗莱克斯纳误入歧途？首先，他不幸地选错了参与实验的猴子品种。无法通过口腔摄食染上脊髓灰质炎的灵长类动物只有寥寥几种，普通猕猴（恒河猴，学名 *Macaca mulatta*）正是其中之一。病毒就是无法在这种猴子的消化道内复制。事实上，唯一确保能让这种猴子感染脊髓灰质炎的方法是将病毒直接注入它的脑部或脊髓，这也是弗莱克斯纳采取的办法。现代病毒学之父托马斯·里弗斯（Thomas Rivers）评价说，脊髓灰质炎疫苗的研发"迟迟未能完成，完全是因为弗莱克斯纳这样的大人物误用了恒河猴"。里弗斯表示，要是他采用的是其他物种（例如长尾猴或黑猩猩），"那么我们制出疫苗的速度也许会快得多"。[24]

这个错误又引发了其他问题。通过反复地将脊髓灰质炎病毒注入猴子的脑部和脊柱，弗莱克斯纳制造出了一种只能在神经组织中繁殖的高度嗜神经性的病毒品种——人称"混合病毒"（mixed virus），简称 MV。于是征服脊髓灰质炎的任务变得更加艰巨，因为动物的神经组织可能让人产生严重的过敏反应，而要培养出可投入临床使用的脊髓灰质炎疫苗，不得不使用动物神经组织这种危险的媒介。弗莱克斯纳的盛名让 MV 迅速成为了脊髓灰质炎研究领域的主流，研究者们走入了另一片漆黑的峡谷。

这样的错误有其背景。弗莱克斯纳是一位轻视临床医学的研究者。虽然当时的洛克菲勒研究所分为实验室和医院两个部门，但他认为后者不过是前者的"试验场"。"这样的态度（让他）误入歧途，"一位著名的研究者写道，"他专注于猴子实验，却完全不考虑研究患者。"在帮助人类对抗脊髓灰质炎的战斗中，对动物实验的过度依赖带来了严重后果。[25]

弗莱克斯纳在洛克菲勒研究所工作了一辈子，时间跨度超过 40 年。1935 年之前他一直担任所长，后来又以研究人员的身份工作到 1946 年逝世；在这段时间里，他雇用并领导着那些即将彻底革新病毒学领域的男男女女。赫勒尔德·科克斯、卡尔·兰德施泰纳、马克思·泰勒、托马斯·弗朗西斯、伊莎贝尔·摩根、彼得·奥利茨基、托马斯·里弗斯、阿尔伯特·萨宾——这串名单还有很长。他们都明白弗莱克斯纳在自己职业生涯中扮演着多么重要的角色，而且毫无疑问，他们中有许多人都知道，小说家辛克莱·刘易斯酸溜溜地在《阿罗史密斯》中塑造的主角原型正是弗莱克斯纳——书中的麦格克研究所无所不能，所长 A. 德威特·塔布斯博士专横傲慢，阻挡理想主义的科学家追逐梦想。在洛克菲勒研究所，弗莱克斯纳的话就是法律。[26]

1916 年 6 月，在离弗莱克斯纳的"圣殿"研究所几千米外的地方，发生了一场公共卫生危机。布鲁克林区的猪场镇是个移民聚居区，人口密集，比起圣洁的研究所来，这里是另一个世界。报纸报道说，惊慌失措的意大利裔父母涌向当地的医生和牧师，"哭诉孩子抓不住瓶子或是腿看起来有点跛……而且孩子有点食欲不振、烦躁不安"。几天后首例死亡病例得到确认，卫生部门火速派出几十位调查者前往猪场镇挨家挨户地询问，最后诊断为脊髓灰质炎。[27]

流行性疾病对纽约来说并不陌生。天花、霍乱、斑疹伤寒、黄热病、白喉、肺结核——每一种传染性疾病都曾在这座城市留下死亡的脚步。截至 19 世纪晚期，纽约的死亡率一直高于伦敦、巴黎、波士顿和费城，可以说这里是西方世界最危险的地方之一。19 世纪 70 年代，纽约 20% 的新生儿活不到周岁生日。而在那些平安长大的幸运儿中，四分之一的人会在 30 岁之前死去。[28]

外国人承担着大部分的责难。随着穷困潦倒的移民大批涌入，19 世纪纽约人口出现了爆炸式增长，先是爱尔兰移民，然后是中欧和南欧移民，这座城市的居住空间、公共设施和卫生机构不堪重负。惨不忍睹的生活环境和过于密集的人口，让移民成为疾病和污秽的代名词。19 世纪 40 年代，人们指责爱尔兰人把霍乱带到了纽约；50 年后，又有人怀疑是犹太人传播了肺结核，这种疾病又名"裁缝病"。每次出现流行病，纽约本地人总会条件反射地望向移民聚居的贫民窟。[29]

不过，这次的爆发让人始料未及。从 19 世纪 70 年代开始，公共卫生的改善、更健康的饮食和医学研究的重大突破使得死亡率大幅下降。1910 年的一份报告成了美国医疗界的一道分水岭，在这份报告中，纽约卫生部门将癌症和心脏病列为未来几代最危险的疾病，传统的生命杀手（例如天花、肺结核和白喉）退居幕后。"毫无疑问"，报告中写道，本地区"死亡率的降低主要是因为传染性疾病减少"。[30]

猪场镇的新闻激活了旧日的恐惧。在美国民众的眼里，意大利移民凶狠、愚昧而污秽，是底层中的底层，所以神秘的新瘟疫蔓延当然是他们的责任。"从那不勒斯渡海而来的外来人口大部分前额低，嘴巴大，下巴内缩，容貌丑陋，面孔歪斜，头盖骨要么很小要么凹凸不平，后脑扁平，"1914 年，美国著名社会学家 E. A. 罗斯写道，"这样的人连好好照顾自己都不会，所以在纽约，他们的死亡率是整体平均数的两倍，是德国人的三倍。"虽然埃利斯岛①的检疫官员坚称，没有证据表明这些移民患有小儿麻痹症，但流言不胫而走，人们议论纷纷，说外国人从南欧港口城市带来了"致命病菌"。"自 5 月 15 日起，"《纽约时报》警告称，"共有 90 名意大利人前往布鲁克林区生活，其中包括 24 名 10 岁以下的儿童，而布鲁克林正是疾病（首次）出现的地方。"[31]

该怎么办？虽然弗莱克斯纳给出了乐观的预言，但人们还没找到对付脊髓灰质炎的灵药，研发疫苗的艰难程度也远超任何人的想象。于是公共卫生官员陷入了尴尬的境地，他们对这种疾病几乎一无所知，却不得不挣扎着去对付它。

他们采取了传统的控制手段来应对。改善公共卫生、清除传播病菌的污秽，这样的方法曾经征服过霍乱、斑疹伤寒等流行病。在大部分地方，采取的措施包括监管排水系统、净化水源、用巴氏灭菌法处理牛奶，也包括公众卫生宣传，教育民众隔离患者、保持住

---

① Ellis Island，曼哈顿岛西南的一个小岛，1892 至 1954 年间曾用作移民进入美国的检查站。——译者注。下文如无特殊说明，脚注均为译者注。

所清洁。当然，这些措施的前提是假设传染病真是移民带来的。[32]

对猪场镇的居民来说，这样的偏见祸福参半。他们的社区里突然出现了清道夫，垃圾有人捡了，窗户擦干净了，流浪动物也被运走了。"72 000 只猫死于人们对小儿麻痹症的恐惧"，这是那个夏天最醒目的头条之一。不过与此同时，当局也采取了选择性的检疫措施。卫生官员认为病菌的扩散是单向的，即从贫民窟流到外界，所以他们遍访纽约城的意大利社区，在"被污染"的建筑外贴上标记，关闭儿童剧院，收治患儿住院，还取消了传统节日为期三天的盛大庆典。根据媒体报道，当地居民反对这些措施，意大利黑手党甚至发出了"死亡威胁"："如果你们再跟卫生部说我们的孩子生了病，我们就杀了你们……离我们的地盘远点儿，别跑去举报我们住在哪里，我们就算相安无事。"一家报纸表示，这张纸条是用血写成的。[33]

到 7 月初，随着疫情的恶化，卫生部门要求所有离开纽约的孩子出具"行程记录"，以证明他们"没有携带脊髓灰质炎"。周围的社区却不买账，很多地方都对外来者紧闭大门。从霍博肯到哈德逊河畔的黑斯廷斯，全副武装的警察巡查公路和火车站，寻找偷溜出来的纽约人。《纽约时报》报道："他们受命遣返每一辆货车、轿车、马车，并……通知所有外来者，任何情况下他们都不会允许外来者入住（他们的）城市。"[34]

疾病继续蔓延。到 8 月份的时候，新泽西、康涅狄格、宾夕法尼亚和纽约上州也报告了脊髓灰质炎的爆发。美丽的海德帕克坐落在这些遭到侵袭的城镇之间，这里也是富兰克林·德拉诺·罗斯福的家园，当时他还是一位年轻的海军助理部长。那个夏天，身在华盛顿的罗斯福让妻子埃莉诺把 5 个孩子送去加拿大坎波贝洛岛的夏季别墅躲避瘟疫；到了秋天，一艘美国海军的驱逐舰载着这家人回到了哈德逊河上罗斯福家的私人船坞。

这场疫病的流行一直持续到了 10 月，6 000 位美国人因此丧命。光是纽约一个城市就报告了 8 900 例病例，2 400 例死亡，其中 80% 是 5 岁以下的儿童。正常情况下，这样的数据会引起恐慌；但在 1916 年，美国人的注意力全被欧洲超乎想象的大屠杀所吸引。就在那个夏天，英法联军在索姆河畔与入侵的德国军队血战，50 万人丧生战场。脊髓灰质炎不过是美国东北部的小小流行病，正在为本国是否参战展开激烈争执的人根本注意不到它头上。

但是，研究这次爆发的人却有理由担心。为什么一直行之有效的检疫和卫生措施无法控制它的蔓延？为什么郊区的富裕社区遭到的侵袭和人口密集的城市贫民窟一样严重，甚至更严重？后一个问题更具吸引力，因为它把文化因素放到了争议的焦点。几乎所有人都觉得糟糕的居住环境——肮脏、贫穷、拥挤、愚昧——有利于传染病滋生。但是，脊髓灰质炎却不符合这一模式。比如说在纽约，公共卫生官员发现史坦顿岛的疫情最为严重，但这里是纽约 5 个行政区里人口最稀疏、公共卫生情况最好的地方。其他研究表明，住在布鲁克林和曼哈顿最拥挤地区的新移民比生于美国本土、住在纽约上州郊区的人发病率低。同样的规律也适用于新泽西和宾夕法尼亚，"富裕的上流社区"受害最严重。"所有脊髓灰质炎患者的家庭都宣称，"费城一家报纸表示，"自己的孩子一直受到精心的养育和照料。"[35]

如何解释这样的发现？大部分人相信，充当厨师、女仆和司机的移民是携带脊髓灰质炎进入上流社区的媒介；或者是来自贫民窟的带病昆虫传播了疾病；又或者是无辜的中产阶级搭乘了"被脏兮兮的外国佬搞得臭气熏天、病菌遍地"的地铁，于是中产阶级惨遭毒手。但是，对部分公众卫生专家来说，1916 年的大流行让他们看到了与当时的主流观点截然不同的另一种可能性。他们很想知道，会不会是生活在肮脏拥挤环境中的人小时候接触过脊髓灰质炎病毒，所以获得了天然的免疫力？事实上，污秽和肮脏是不是有可能保护了孩子使他们免遭这种疾病的侵袭？[36]

　　和其他关于脊髓灰质炎的谜题一样，这些问题需要花费数年的时间来解答。一位联邦官员警告说："未来的情况十分严峻。"[37]

2　沃姆斯普林斯

F. D. 罗斯福罹患脊髓灰质炎

医生表示，罗斯福乘坐专列从芬迪湾坎波贝洛岛回到本地医院接受治疗。

1921 年 9 月 16 日，《纽约时报》这篇封面故事想必让读者深感震惊。脊髓灰质炎是一种新疾病，只在 5 年前有过一次大流行；而且按照通行的说法，它的易感人群应该是贫民窟里的移民儿童。那么，富兰克林·D. 罗斯福这样的人怎么可能会得这种病？他已经 39 岁了，精力充沛、体格强健，而且血统高贵、家世显赫。

回头去看，罗斯福的患病其实没有看上去那么偶然。对他来说，1921 年的夏天十分难熬。前一年他代表民主党参与副总统竞选，结果遭遇了失败，这场竞选让他筋疲力尽；然后他突然发现，共和党主导的国会抓住他在 1919 年担任海军助理部长期间的桃色丑闻大肆发难。丑闻的细节十分劲爆，据说他支持一项秘密计划，利用潜伏的间谍诱惑海军训练中心的年轻水手，目的是搜集同性恋行为的证据。虽然罗斯福矢口否认这些指控，但为了澄清自己，他不得不在 1921 年那个闷热的夏天返回华盛顿。故事的结局十分糟糕，他既痛苦又沮丧。"F. D. 罗斯福海军丑闻：细节难以启齿"，《纽约时报》这样写道。[1]

离开华盛顿前往坎波贝洛岛的夏季别墅之前，罗斯福在海德帕克家族庄园附近参加了一次童子军的大型活动。在一张令人心酸的照片里，他和几十位身着制服的孩子一起游行，这是他最后一张行走自如的照片。活动结束后，他和朋友一起扬帆前往坎波贝洛岛，途中波涛汹涌，大雾弥漫。"我觉得他离开的时候看起来很累。"他的秘书米西·莱汉德写道。[2]

坎波贝洛岛坐落在加拿大新不伦瑞克省南岸的芬迪湾，离缅因州不远。罗斯福家的别墅有 15 个房间，占地 10 英亩（约 4 公顷），岩石地基，面朝大海，这是他的母亲送给他和埃莉诺的结婚礼物。1921 年 8 月 7 日，罗斯福来到这里的时候，他的家人已经在这儿待了一个月。他决意忘却烦恼，全身心投入各种娱乐活动中——游泳、划船、狂饮至夜深人静。

和平常一样，第二天一早全家人一起划船出海。回家的路上，罗斯福注意到附近一座岛上起了火，于是他花了几小时灭火。回到坎波贝洛岛后，孩子要求跟他比赛。"他欣然同意了，"长女安娜·罗斯福回忆道，当时她 15 岁，"比赛的内容是跑过一条横穿岛屿的 2 英里（约 3 千米）的小道，然后游过一片狭长的淡水湖，再潜进芬迪湾冰冷刺骨的水里，最后原路返回别墅。"整个黄昏罗斯福都穿着湿淋淋的泳衣阅读报纸，回复邮件。这时候，一种奇怪的感觉攫住了他——混合了麻木、严重的肌肉疼痛和可怕的颤抖。"我以前从来没有过这样的感觉。"他回忆道。[3]

罗斯福筋疲力尽，坐立不安，于是他上楼去换衣服。"没过多久，"埃莉诺说，"他开始抱怨（不舒服），然后决定不跟我们一起吃晚饭了，早点去床上暖和一下。"第二天早上醒来的时候，罗斯福浑身疼痛、发烧、左腿无力。"我努力走过去刮胡子，"他回忆说，"试图说服自己腿部无力只是肌肉的问题。"[4]

当地医生前来出诊。他的诊断是物理疲劳带来的"复合症"，这让人深感安慰，听起来也很有道理。在瘫痪症状出现之前，哪怕是最严重的脊髓灰质炎也可能被误诊为普通的流感。但是对罗斯福来说，事情如螺旋般急转直下。疼痛越来越严重，高热不退，左腿的无力向右腿蔓延。他的皮肤也变得十分敏感，难以忍受睡衣的摩擦甚至微风的轻拂。后来他承认说，当时他感觉到了一种无声的恐慌，类似濒死体验。"我不知道自己是怎么了，"他反反复复地说，"我真的不知道。"[5]

第二位医生如约而至：威廉·基恩，费城的一位资深外科医生，他当时正好在附近的缅因州巴尔港度假。基恩至少知道罗斯福出现了某种瘫痪，他认为原因是"（膀胱感染形成的）血栓进入脊髓下部，导致运动能力暂时丧失，但还有感觉"。这个诊断看起来不错，基恩告诉埃莉诺，她的丈夫只需要几周就会完全康复，并推荐病人经常按摩、多多活动以刺激虚弱的肌肉。几天后，他送来了一张600美元的账单——罗斯福一家觉得"相当贵"。[6]

到了周末，罗斯福腰部以下完全丧失了运动能力。埃莉诺试图遵照医嘱按摩他的腿，但罗斯福受不了那样的疼痛。一位亲戚写信力劝她再找一位医生看看。他说，虽然基恩"是个不错的老伙计，但对这种病不太在行，相信他的诊断太不明智了"。很快就有一位专家来到了坎波贝洛岛：罗伯特·洛维特，哈佛大学与波士顿儿童医院的矫形外科教授。当时他的新著《小儿麻痹症诊疗》是该领域的经典著作，其影响一直延续到今天。[7]

洛维特作出了确凿无疑的诊断：脊髓灰质炎。不过他对病人的预后持谨慎乐观态度。"我坦率地告诉他们，"他说，"没人知道病情会发展到什么地步，但病人的情况明显不属于最严重的类型，部分或完全康复……是有可能的。"[8]

洛维特是矫形康复领域的先驱。他认为脊髓灰质炎患者应接受渐进式的康复疗程，先卧床休息几周，多洗热水澡，轻柔拉伸以预防肌肉退化。在他看来，基恩的建议危险得离谱，因为会增加无谓的疼痛，还会进一步损伤过劳的肌肉。洛维特鼓励罗斯福一旦情况稳定就返回纽约，以便接受恰当的康复疗程。[9]

虽然坎波贝洛岛上有不少佣人，但繁重的护理工作仍由埃莉诺·罗斯福承担，她几乎寸步不离丈夫身边。当瘫痪症状暂时性地蔓延到了膀胱和直肠，这项护理任务越发繁重恶心。她在丈夫的房间里搭了一张小床，给他洗澡、导尿、灌肠，喂他止痛药，再小心地把他送回床上。埃莉诺担心这种病会传染给 5 个孩子，所以不允许孩子走进病房，只让他们从门缝里跟爸爸打招呼。"妈妈叫我们不要议论脊髓灰质炎，因为太多人害怕这种病，"安娜·罗斯福回忆道，"但流言不翼而飞，我们发现自己有很多朋友得到了别人的警告，叫他们别靠近罗斯福家的孩子，因为'他们可能得了脊髓灰质炎'。"[10]

的确，那个秋天，罗斯福家的长子詹姆斯本应返回格罗顿中学，但校方却顾虑重重。尽管洛维特医生向校长保证詹姆斯不会传染什么病，但埃莉诺却不得不同意让詹姆斯"不穿在坎波贝洛岛穿过的衣服，换上新的内衣，先洗澡洗头再立刻离开别墅"。[11]

富兰克林·罗斯福是典型的易感人群吗？答案很可能是肯定的。童年时期他得到无微不至的照料，受教育的环境相对孤立，所以在十多岁入读寄宿学校之前，他一直没接触过常见的儿童疾病。十多岁以后，他的病史简直就是一本传染病百科全书，包括伤寒、鼻窦肿大、扁桃体炎和胃病，还有无穷无尽的咽痛，有时候他不得不卧床休息好几个星期。1918 年西班牙流感肆虐期间，他在一艘远洋客轮上生了病。"整个旅程他都躺在床上，意识模糊，浑身发抖。"还得了双侧肺炎，差点丧命。[12]

1921 年，压力和疲惫掏空了罗斯福的身体，他在盛夏时分出席青少年的大规模聚会，这也是脊髓灰质炎的高发季节；然后又在坎波贝洛岛狂欢痛饮，其中包括在芬迪湾游泳。后来他形容说"水真冷，我差点冻僵了"。到确诊的时候，他已经接受了一系列极度痛苦的腿部按摩，这可能加剧了病情。

对罗斯福来说实在是祸不单行。今天我们有强力证据表明压力会削弱免疫系统，脊髓灰质炎发作后进行物理刺激可能加剧瘫痪，而"寒冷"会进一步降低虚弱的身体对疾病的抵抗力。再加上罗斯福的病史和拜访童子军的糟糕时机，情况就很严峻了。虽然我们没法说谁一定会得脊髓灰质炎，但他面临的风险的确高于普通人。[13]

20 世纪初有一篇文章提出，罗斯福得的可能不是脊髓灰质炎，而是格林-巴利综合征（Guillain-Barre syndrome），这种疾病的特征是"渐进式对称瘫痪与灵活性丧失，通常从腿部开始"。文章作者表示，的确有强力证据表明罗斯福患的是脊髓灰质炎，因为当时这种疾病正在美国东北部流行，患病时间是夏天，而且出现在剧烈运动之后，伴有发烧（格林-巴利综合征没有发烧症状）。但是，作者又说，那年头罗斯福这个年龄段的脊髓灰质炎患者数量极少，而且他的部分症状十分符合格林-巴利综合征的特征。正如一位作者所说："根据确凿的临床证据，我们认为罗斯福所患的更可能是格林-巴利综合征……我们没有检查过他的身体，但当时给他看病的是该领域的一流专家。"

无论如何，可以确定的是，罗斯福相信自己得的是脊髓灰质炎，同样相信这一点的还有他的家人、他的医生、其他脊髓灰质炎患者和美国公众。如果没有他，伟大的扫除脊髓灰质炎运动永远不会发生。[14]

不过也有别的因素。在罗斯福那个年代，为了征服疾病，人们怀着宗教式的热忱净化环境，这种情况在美国尤为显著。有时候这样的抗争会赢得辉煌的胜利，而有时候则一无所获。具体说到脊髓灰质炎，它可能唤醒了一位沉睡的巨人。

今天，大部分美国人对清洁抱有一种狂热。他们对病菌、臭味和污垢极其敏感，痴迷于擦洗得干干净净的身体和一尘不染的环境；这是现代生活方式的基本组成部分，也是他们评判外部世界及接受外界评判的方式。对卫生的执着融入了文化，在这样的环境中，你很容易忘记美国并非一直如此。对肮脏的厌恶不是与生俱来的，甚至可以说来得很晚。

美国人喜欢引用约翰·卫斯理和本杰明·富兰克林的名言，"清洁近乎神圣"。事实上，在 20 世纪以前，"美国人"和"清洁"两个词语几乎不会出现在同一个句子里。1900 年，牙刷在美国还是稀罕物，除臭剂和洗发水更是闻所未闻。很少有人每周洗澡超过一次、每个月洗头超过一次。饭前便后洗手的人更少。随地吐痰差不多算是全民行为。旅行者与素不相识的陌生人分享床铺。大部分房屋没有纱窗，天气一暖和，昆虫就成群结队地涌进屋子。水源未经过滤，食物冷藏条件很差，或者说完全没有冷藏。城市里臭气熏天，全是垃圾堆、马粪、屠宰场、制革厂和露天污水管的气味。[15]

但科学、技术和商业的巨大进步的确改变了美国。到 19 世纪 70 年代，研究者已经开始把看不见的媒介和特定的疾病联系起来，例如伤寒、霍乱、肺结核和淋病。当时的"病菌致病理论"让人们接受了一个相当奇怪的理念：我们的社区、房屋甚至我们自己的身体里都有看不见的超小型微生物，而且它们常常很危险。人们明白了自己的邻居可能携带致命的病菌，哪怕对方完全没有任何症状——伤寒玛丽①就是最臭名昭著的案例。事情很清楚：你看不见的东西可能会让你生重病。[16]

19世纪晚期，城市飞速成长，加上病菌理论深入人心，人们越来越重视清洁卫生。改革者积极敦促政府采取新的公共措施，例如给学童接种疫苗、对移民进行医学检疫、批准纯净食物及药物法案。水暖设备的革新带来了更多的室内卫生间和更安全的水源供应。识字率的飞跃让杂志的数量暴涨4倍，这些杂志越来越关注病菌带来的危险。看看那个年代的文章标题："危险的理发店""来自公共洗衣房的疾病""世界上最危险的动物"（家蝇）。一位专家鼓励美国人在每次客人离开后给房间消毒，另一位专家甚至推荐喷洒氰化物，虽然这项措施十分危险，"喷洒后请飞奔离开房间并立即关闭房门"。[17]

20世纪初，把纸币看作危险品的潮流风靡一时。"今天大众认为，"一位记者写道，"（纸币）很脏，用手去碰它非常危险。"有流言说"借来的书"带有危险的疾病，纽约公共图书馆只好承诺用化学品喷洒书籍，直至"找不到一只活的病菌"。用《大众科学月刊》的话来说："实际上这些有害的微生物无处不在——它们在我们的

---

① Typhoid Mary，本名玛丽·马伦（Mary Mallon）。爱尔兰人，1884年独自移民至美国，是美国第一位被发现的伤寒健康带原者。玛丽是一个厨师，并因此造成49人感染、3人死亡。

体内和体外寻找，呃，该怎么说呢，下一顿大餐。"[18]

所以，美国人开始相信清洁是好的，良好的个人卫生习惯会保障你的健康和生命。"为了让病菌无隙可乘，男人剃掉了胡子，女人剪短了裙子。"一位医学史家写道。更多的家庭用上了"白色陶瓷马桶、真空吸尘器和冰箱"。专家教育人们咳嗽、打喷嚏的时候要捂住嘴巴。"旅馆开始提供独立包装的小块肥皂，使用加长的床单，因为毯子上可能满是病菌，客人也许会把床单反叠回来盖住它。教堂给每个人发放专用的杯子，城市里安装了卫生的水源。"[19]

随着消费主义经济的爆炸式增长和广告轰炸的日益成熟，改变一个接一个地发生。曾经的广告只是简单地提醒人们注意某件新产品，到 20 世纪 20 年代，这样的老法子已经让位于更激进的方式：主动塑造公众需求。毫无疑问，热衷于消灭病菌的人越来越多，广告功不可没，它创造了人们对臭味、污垢和疾病的新焦虑。

那个年代最成功的案例是玻璃纸的市场运作。1908 年，杜邦公司发明了这种材料，起初它只是一种销量平平的工业产品，然后公司在女性杂志上刊登了大量广告，将它描述成了对付病菌的神器："陌生的手，好奇的手，肮脏的手。触摸、感觉、检查商店里买回来的东西。此时此刻，你最安心的保护神……是坚韧、卫生、防菌的玻璃纸。"经过这样的狂轰滥炸，玻璃纸一夜成名，变成了家居必备物品。[20]

其他广告照葫芦画瓢。纸品公司利用人们对病菌的恐惧来推销卫生纸和一次性杯子（后者是为了避免"唾液交换"）。最大胆的市场运作出现在 20 世纪 20 年代，圣路易斯的兰伯特制药公司把一种老的消毒剂（李施德林，以 19 世纪英国外科医生约瑟夫·李斯特的名字命名）包装成了治疗"口臭"的灵药，兰伯特公司的广告把这种毛病称为"不可饶恕的社交壁垒"。产品还是一样的产品，但它的年销售额从 11.5 万美元跃升到了 800 万美元以上。不久后，"口臭"这个词儿进了字典，定义为"呼吸带有酸臭味"。[21]

这些新广告巧妙地结合了社交恐惧和健康恐惧。李施德林不光能为口臭者解决社交问题——"万年伴娘，未披红妆"——还能消灭那些一听就很可怕的微生物，例如链球菌、金黄色葡萄球菌和伤寒杆菌。看到李施德林的成功，利华兄弟公司有样学样，推出了新的"生命航标健康香皂"，它气味芬芳，消毒杀菌——作用当然是消灭美国最新的社交烦恼：狐臭。1927 年，美国领先的肥皂生产商联合成立了清洁协会，这家宣传机构的重点目标是儿童。清洁协会资金充裕，他们走进学区，向各个年级的学生灌输"肥皂和水"的课程——该洗几次澡，什么时候该洗手、换内衣，为什么肮脏的厕所会带来健康风险。"我们的目标不光是让孩子们保持干净，"该机构表示，"还要让他们爱上干净。"[22]

他们的宣传似乎很有用。20 世纪 30 年代，一项针对全国消费者需求的调查显示，刚诞生了 20 年的肥皂已经名列所谓的生活必需品第三位，仅次于面包和黄油，但排在咖啡和糖的前面。美国人开始信奉清洁至上；而且为什么不呢？传染病正在消失。这些年里，随着个人卫生的改善和医学研究的进步，霍乱、白喉、伤寒、肺结核和黄热病都已灭绝或大幅减少。

美国人没有预见到的是，这场杀菌革命带来奖赏的同时也带来了风险。整个国家都干净了，新问题却滋生出来。现在，人们在幼年时接触危险微生物的概率降低了，但幼年时发生的感染比较轻微，而且母亲留下的抗体会提供暂时性的保护。具体到脊髓灰质炎，结果便是更频繁的爆发，受害群体也更广泛。富兰克林·罗斯福不再孤单。

9月末，罗斯福一家离开坎波贝洛岛前往纽约。为了隐瞒富兰克林的情况，他们精心安排了行程。他们用担架把富兰克林从专用船只上搬到专列上，记者被挡在安全距离外。"每一次颠簸都让他疼痛不已。"埃莉诺回忆说。媒体只能透过火车车窗看见笑容满面的罗斯福，靠着枕头坐在床上，叼着标志性的烟斗，轻抚爱犬。大部分报道相当乐观。虽然他们提到罗斯福的确得了"小儿麻痹症"，但文章里描述说他"微笑着"，"感觉十分舒适"，而且最重要的是，"正在康复"。"他绝对不会瘸，"罗斯福的某位医疗顾问保证，"不必担心任何永久性的后遗症。"[23]

这些故事意味深长，标志着罗斯福和他周围的小圈子开始在公众面前隐瞒他的严重残疾。毫无疑问，他之所以这么做，有一部分是因为上流社会推崇的坚韧美德，这样的理念从出生那天起就深植在他心中：隐忍痛苦，笑对艰难。还有一部分是因为他觉得丢人，作为一个强大的成年人，却被一种所谓的儿童疾病击倒了。"无论谁来问，我都告诉他们，你是因为'游泳过多'得了严重风湿，"1921年，一位近亲向罗斯福保证，"对你来说，得了什么'小儿'病实在太傻了。"[24]

尽管如此，这些编造出来的故事的主要目的是掩盖此类残疾带来的巨大耻辱。那个年代很多人把瘸腿当成精神上的失败、内心虚弱的象征和人格的缺陷，所以瘸子不容于正常社会，有时候甚至有人建议干脆把腿截掉。（当时一本权威的医学教科书中写道："如果一条腿完全失去了作用，譬如说它无法前后摆动，那最好从股部将它彻底截除。"）缺医少药的残疾者会被一股脑地送往一些可怕的机构（这样的地方通常顶着"残废儿童之家"之类的名头），以免拖累别人，同时也避免出现在大众的视线内。[25]

罗斯福的财富和地位让他逃离了最悲惨的命运，但很多认识他的人都觉得他的政治生命已经完蛋了。"他才 39 岁，"朋友们私下里议论纷纷，"这时候得了这种病，都不知道该说太老还是太年轻。他在威尔逊手下干（海军助理部长）的时候真是前途无量，后来民主党还提名他竞选副总统，那几周他简直光芒万丈。现在呢，他成了个瘸子——这辈子还能怎样？"[26]

他可以按照母亲和部分家人的意思，一直蜷缩在他们搭建的庇护所里当个病号。重回公众视野的路途更加艰难，环境也没那么宽容。要踏上这样一条道路，罗斯福也许能鼓起勇气、坚定意志，但光有这些还不够。要在外面的世界里取得成功，他不得不掩饰自己的病情。是，他得了病，但不算什么大事儿：可能有点麻烦，但没有残疾；简而言之，不能让人看到明显的缺陷。

这种行为不算稀罕。公众人物在职期间总会隐瞒自己的健康情况，美国有几位总统都这么干过。1790 年，乔治·华盛顿险些死于肺炎。"我们险些失去了这位总统。"他的国务卿托马斯·杰斐逊向朋友坦承。1893 年，格罗弗·克利夫兰[①]冒着生命危险做了手术，切除下颌的巨大恶性肿瘤；当时白宫表示这只是个牙科小手术，病因是牙齿感染。"上帝啊，"虚弱无力的克利夫兰从麻醉中醒来后

---

① Stephen Grover Cleveland，第 22 任和第 24 任美国总统。

说，"他们差点杀了我。"1919 年，伍德罗·威尔逊①严重中风，但在他次年去职之前，没有放出任何确切消息。[27]

罗斯福的任务比他们更艰难，因为他的残疾明白可见，而且是永久性的。所以，他变成了一位掩饰的大师，尤其是重返政治世界以后。他和媒体达成了君子协议，不得拍摄他坐在轮椅里或无助时的照片。他把腿部支架藏在长长的斗篷和毯子下面。他发表演讲之前，特工处会搭建便携式坡道并在讲台上安装扶手。这些准备工作如此精妙，一位总统学者写道，"对布景和支撑装置的掌控堪比真正的剧院"。有人相信现代美国总统的宣传造势之风可直接追溯到罗斯福身上。[28]

这些策略大获成功。没有多少美国人知道，罗斯福要站起来、在演讲时保持站立、从一个地方去往另一个地方到底要付出多大的努力。同为脊髓灰质炎幸存者的休·加拉格尔表示，"关于罗斯福的政治漫画成千上万，但没有一张画出了他的身体残疾。事实上，很多漫画里他是个活泼好动的人——跑跑跳跳，干这干那。"加拉格尔称为"罗斯福的绝妙骗局"。[29]

1922 年秋天，罗斯福重返工作岗位。"我也有过挺惨的时候，"一位对他的不幸知之甚少的朋友生病时，罗斯福安慰说，"在床上躺了 6 个月（以后），我遇到了很大的困难，腿完全不听使唤。但是，我的腿逐渐恢复了，虽然慢，但的确好转；虽然我还佩戴支架，但我的身体康复情况非常好。"[30]

---

① Thomas Woodrow Wilson，第 28 任美国总统，他担任总统期间罗斯福曾任海军助理部长。

事实上，他的腿几乎一直完全不听使唤。为了重新站起来，他进行了无穷无尽的康复训练，结果手臂、肩膀和上背变得异常强壮，但曾经有力的腿部肌肉却基本完全萎缩了。现在他佩戴着从臀部延伸到脚踝的支架（用钢和皮革制成），只是为了在别人的搀扶下蹒跚走上几步，而且就连这个动作也需要手杖的支撑。

不过残疾也有积极的方面。肢体的残疾至少让他有了借口放弃律师生涯，当时他的业务主要是信托和财产方面的，罗斯福对这些事务厌烦不已；他宣布自己没法爬上曼哈顿事务所所在那栋大楼前面陡峭的阶梯，因此必须退出。这一举动虽然他个人十分满意，但却带来了一些财务上的风险。家族信托基金和一家大型关系事务所的闲职依然能为罗斯福提供丰厚的收入，但也顶不住他一如既往的挥霍无度。他要养的有几幢房屋、一艘游艇、一套私人班子、5个上学的孩子和一堆糟糕的投资项目，包括一座囤满龙虾待价而沽的仓库（结果龙虾没涨价）和氦气飞艇空运项目。

有一天，罗斯福难得地出现在百老汇 120 号的关系事务所里，正好遇见了在这幢楼里工作的年轻律师巴塞尔·奥康纳（Basil O'Connor）。他们两人以前见过。奥康纳的哥哥约翰是纽约坦慕尼协会①会员，在 1920 年的民主党全国大会上，约翰曾介绍他们认识。传说在两年后的这一天，一次看起来更加命中注定的相遇出现在百老汇 120 号的大堂里，也有人发誓说自己亲眼目睹了这一幕。当时被司机扶着的罗斯福在光滑的大理石地板上一脚踩滑，重重地摔倒在地，巴塞尔·奥康纳就是帮忙扶他起来的人之一。[31]

① Tammany Hall，1786 年建立，最初是美国全国性的爱国慈善团体，后来成为纽约一地的政治机构，并且成为民主党的政治机器。

一对搭档诞生了。32 岁的奥康纳正在寻求大展宏图的机会，罗斯福的名望和关系当然能够助他一臂之力；与此同时，罗斯福希望成立一家"自己的名字放在前面而不是后面"的事务所。他一方面希望停留在公众视野内，另一方面希望这个位置富有弹性，让他有足够的精力继续对抗脊髓灰质炎。新事务所名为"罗斯福和奥康纳"，前者提供一般性的法律建议，后者负责实际工作。

乍看之下，这两个人几乎毫无共同点。奥康纳属于白手起家的类型，他在马萨诸塞州的天主教工人小镇汤顿长大，父亲是一位锡匠。奥康纳矮小而瘦削，毫无罗斯福那种从容的魅力，靠着在舞会乐队里拉小提琴，他进入了达特茅斯大学。学校里传统的兄弟会迟迟不肯接受他，于是他自己创办了"σφε 兄弟会"，并担任了三年会长。他是学校里的最佳辩手，同学们公认他最有可能获得成功；离开达特茅斯以后，奥康纳前往哈佛法学院迎接新的挑战。他学习十分刻苦，甚至出现过暂时性的失明——这毛病需要治疗，但却没有拖慢他的脚步。靠着让同学帮忙把作业读给他听，奥康纳以优异的成绩如期毕业。[32]

离开法学院后，奥康纳就职于波士顿的一家事务所，随后又创办了自己的事务所。他专注于石油领域，在采油厂和炼油厂之间牵线搭桥。百老汇 120 号奥康纳的小办公室似乎从不下班，他每天工作 14 个小时，雇用了两位秘书轮班。无论是当时还是后来，奥康纳最鲜明的特质是无与伦比的执着，这也是他的魅力所在。"如果说罗斯福是一位年轻的王子，"一位观察家表示，"那奥康纳就是最称职的家臣。"[33]

在他们的合作下，征服脊髓灰质炎的战斗即将变成全国性的运动。

1924 年夏天，罗斯福收到了乔治·福斯特·皮博迪（George
Foster Peabody）的一封信。皮博迪是佐治亚人，他在信中告诉罗斯
福，他的家乡有个人战胜了脊髓灰质炎，而且那个人的病情本来十
分严重。罗斯福和皮博迪是老朋友了，他们在哈佛的时候就是老同
学，毕业后则分别高调地进入了政界和商界。皮博迪是著名的慈善
家，他的资助对象十分广泛，从南方的黑人大学到聚居在雅朵①的
波西米亚艺术家；1920 年罗斯福竞选副总统的时候，皮博迪也是主
要的资助者。[34]

信中提及的佐治亚人刘易斯·约瑟夫罹患脊髓灰质炎的时间和
罗斯福基本相同。不过这也是他们唯一的共同之处。约瑟夫的年纪
比罗斯福小，他只有二十多岁，瘫痪的程度也没有那么严重。约瑟
夫说，在温暖舒缓的水里游泳修复了他受损的腿部肌肉。他的腿重
新变得强壮，在手杖的帮助下，他又能行走了。[35]

罗斯福对此大感兴趣。虽然经过了三年的密集治疗，他的康复
程度却无法与约瑟夫相比。他看过了所有专家，做了所有运动，
考虑过所有"奇迹疗法"，从电刺激到充氧帐篷（据说它可以通过
"增加大气压"来刺激肌肉生长）。此外，和其他脊髓灰质炎患者一
样，罗斯福也痴迷于水疗，也就是用水来治疗疾病和残障。

水疗法和医学本身一样古老。在古希腊，希波克拉底曾采用水
疗法治疗各种肌肉和关节疾病。到 19 世纪，美国人成群结队地涌向
温泉和矿泉水疗中心，寻求治愈和舒缓；最受欢迎的地方包括纽约

---

① Yaddo，纽约著名艺术村。

的萨拉托加温泉、阿肯色的热泉和西弗吉尼亚的白硫温泉。遵照洛维特医生的建议，罗斯福已经开始在文森特·阿斯特家（这是他在哈德逊谷交的朋友）的恒温泳池里游泳锻炼。"我的病起源于水，"罗斯福告诉家里的仆人，"也必将终结于水。"[36]

皮博迪写给罗斯福的信其实不算坦诚。事实上，佐治亚州有一家温泉度假村（正是这家度假村让刘易斯·约瑟夫战胜了脊髓灰质炎）举步维艰，皮博迪拥有它的部分股权。1924 年，这家度假村的生意每况愈下。它的主建筑梅里韦瑟旅馆是一座摇摇欲坠的维多利亚式建筑，有 46 间入住率很低的客房。度假村里还散布着 15 栋急需修复的小木屋。这处地产的独特之处是地底冒出来的温泉，富含矿物质，水温恒定在华氏 88 度①。如果运作得宜，它的确有潜力成为水疗胜地——就像萨拉托加温泉一样，不过这里天气更好，而且带有南方气质。要是富兰克林·罗斯福亲自到访，再配以恰当的宣传，铁定会增加这里的客流。

佐治亚的沃姆斯普林斯（Warm Springs）有过好时光。它坐落在梅里韦瑟郡的松树林里，位于亚特兰大西南约 75 英里（约 120 千米）处，这片土地最初属于克里克印第安人，传说他们会为前来寻找治愈之水的人让出安全通道。在美国内战之前的年代，不少南方权贵（例如约翰·C. 凯尔宏②和亨利·克莱③）都曾坐着马车来到这里，试图治疗消化不良、风湿和肝肾膀胱方面的慢性疾病。内战

---

① 约为 31 摄氏度。
② John C. Calhoun，1782—1850，生于南卡罗莱纳，美国著名政治家。
③ Henry Clay，1777—1852，弗吉尼亚人，美国参众两院历史上最重要的政治家与演说家之一。

和战后重建期间，客人销声匿迹，但到了 19 世纪 90 年代，佐治亚中部铁路经过这个小镇，沃姆斯普林斯重新迎来了辉煌。梅里韦瑟旅馆就是那时候开张的，它占地一千英亩（约 400 公顷），拥有网球场、男女水疗浴池和巨大的温泉游泳池。[37]

然而好景不长。糟糕的管理使得梅里韦瑟旅馆负债累累。与此同时，汽车的发明让游客能够跨越更远的距离，去那些更著名的温泉度假。这里就"荒废了下来"，一位游客回忆说，"灌木爬上了通往沃姆斯普林斯度假村的公路，到 1919 年……不复从前的优雅"。[38]

罗斯福不太在乎美学。1924 年 10 月，他怀着治愈脊髓灰质炎的希望来到了布洛切斯维尔的小火车站（很快这里就更名为沃姆斯普林斯站），陪伴他的是埃莉诺、米西·莱汉德和非裔美国籍贴身男仆欧文·麦克达菲。周围的景象——裸露的泥土路、摇摇欲坠的窝棚、无处不在的"白人"和"有色人种"的标志都没有让他泄气。"真是美丽的村庄。"他说。

埃莉诺可不这么认为。对她来说，沃姆斯普林斯无非是富兰克林康复的幻梦。梅里韦瑟旅馆简直一团糟。她回忆说，那里的私人木屋太不结实了，"墙板上的缝隙都能透光"。南方乡村生活看起来"艰难、贫困而丑陋"。种族主义甚嚣尘上，当地人虽然友善，但在她看来却太原始了。"我记得有一天我开车出去……买几只鸡，"她在自传中写道，"他们告诉我，我只能自己把活鸡抓回去，没人替我杀鸡拔毛，我简直吓坏了……在沃姆斯普林斯，那些鸡在我们的院子里跑来跑去，直到厨子在一片咯咯的叫声中把它们的脖子拧断再扔到锅里。不知道为什么，我连吃它们的胃口都没了！"[39]

埃莉诺很快离开了，富兰克林和其他几个人多待了几周。虽然度假村在冬天已经关闭，但游泳池依然开放。罗斯福急着开始自己的疗程，他会见了刘易斯·约瑟夫，这是个挂着手杖的瘦削青年，走路缓慢而沉稳。"你完全不用支架？"罗斯福问道。"现在不用了。"约瑟夫回答，他告诉了这位名人自己在沃姆斯普林斯的全部经历，最后传授了腿部康复的程序。[40]

温泉里没有魔药，它的特殊之处实际上是恒温和高矿物质含量（钙和镁）。这些矿物质增大了水的浮力，因此脊髓灰质炎患者能在相对轻松的状态下保持平衡，在池子里待更长时间。罗斯福能感觉到，热量舒缓了他的肌肉，矿物质托起了他的身体。"真棒，"他喊道，"我觉得我再也不想出去了。"[41]

约瑟夫提了个建议。"为什么不试试走两步呢？这里的水很独特，你很容易浮起来。"站在齐肩深的水里，罗斯福抓住泳池边缘，试着抬起比较强壮的右腿。腿微微动了一下——这既证明了他的意志力，也证明了水的天然浮力。罗斯福欣喜若狂。他的医生曾告诉他，不可能有进一步的改善了。他们说，如果前6个月里看不到进展，那将来也没什么希望。但刘易斯·约瑟夫已经证明了这套理论的谬误，罗斯福希望奇迹同样发生在自己身上。在那几周里，他吹嘘说，"我在4英尺（1.2米）深的水里走来走去，既不用支架，也不用拐杖，就好像我的腿完全没问题一样。"[42]

初次造访佐治亚，罗斯福对康复的乐观情绪达到了顶点。他永远不会放弃再次行走的梦想——虽然他后来对康复的信念再也没有此刻这般强烈，但在这一刻，一切皆有可能。找到了心目中理想的康复地点，罗斯福带着对未来的美好（但病态的）愿景离开了。"我要和乔治·福斯特·皮博迪先生好好谈谈，"他写信告诉母亲，

"我觉得可以在这里建立一个小儿麻痹症及类似疾病的疗养中心。"[43]

在沃姆斯普林斯停留期间，罗斯福和《亚特兰大日报》的记者共度了几天。这位记者打算写一个热门故事，描述名人如何勇敢对抗可怕的疾病。积极的故事还有利于佐治亚的经济，报方深知这一点。题为《富兰克林·罗斯福游向健康》的文章出现在《亚特兰大日报》的周日增刊和全国各大媒体上，故事把沃姆斯普林斯描述成为残疾者的麦加圣地，充满阳光、希望和治愈的力量。

他在水里游动，不时扎个猛子，有时候会用到游泳圈和水面上漂浮的气垫，最后爬到水泥墩上晒了一小时太阳浴。然后他穿好衣服，在美丽而阴凉的门廊上休息了片刻，下午又（开车）去欣赏他深爱的乡村风光。

文章总结道，对富兰克林来说，"沃姆斯普林斯的样样东西都'很好''不错''棒极了'。这样的精神让他在人生的前 40 年里达到了辉煌的高度，同样的精神会让他的身体和精神恢复到最佳状态，迎接未来的政治和财务挑战。"[44]

反响不出所料。几个月后罗斯福回到梅里韦瑟旅馆，发现这里已经有 6 位脊髓灰质炎患者，而且还有几十个病友正在赶来的路上。问题来了，旅馆没有相应的设施接待这些人，而普通的客人又吓坏了。有人觉得这些病人不雅观，有人害怕"染上"脊髓灰质炎。"普通客人会像看怪物一样盯着我们，"一位病友说，"他们集体要求（把我们）从旅馆和度假村里赶出去。"[45]

罗斯福尽了最大努力把这两群人隔离开来。他让脊髓灰质炎患者入住空置的独立木屋，在旅馆地下室里给他们安排了专门的餐厅，督促旅馆方在远离公众视线的地方修建了小游泳池。与此同时，他还告诉皮博迪自己打算买下这片地产，虽然埃莉诺·罗斯福和奥康纳强烈反对这个主意，他们都觉得这项投资风险太大并直言相告，这深深伤害了罗斯福的尊严。他"觉得……自己正在努力做一件大事，既能获得经济上的成功，又能从医学和慈善两方面帮助小儿（麻痹症）患者，但我们却挑起眉毛，给他泼冷水，"埃莉诺写信告诉朋友，"我们无能为力，只好假装赞成，尽力在他面前掩饰（消极的想法）。"[46]

但是对罗斯福来说，已经没有回头路了。1926 年 4 月，他签署了购买地产的合同。"我（和皮博迪一家）进行了愉快的会面，"他告诉自己的母亲，"看起来我似乎买下了沃姆斯普林斯。"这笔买卖包括旅馆、木屋、温泉和周围的土地，一共花了他 20 万美元，大约相当于他个人财富的三分之二，也是几年前皮博迪购入价格的两倍。埃莉诺没有干涉，她知道这件事对她丈夫有多重要。正如一位传记作者的描述："富兰克林平生第一次完全彻底地投入了一件事，他相信这件事对他自己和别人都有好处。"[47]

在巴塞尔·奥康纳的建议下，罗斯福把沃姆斯普林斯改成了一家非营利性机构，并命名为佐治亚沃姆斯普林斯基金会，这样它就有了资格接受免税的礼物和慈善拨款。从那以后，这家基金会成为了罗斯福毕生关注的焦点。他数十次造访这里，在这里建立了自己的家园，后来这所房子被称为"小白宫"；1945 年 4 月 12 日，他在这里因中风而逝世。他如此深爱着沃姆斯普林斯，埃莉诺相信，要不是他 1928 年当选了纽约州州长，他肯定会做这家机构的全职经理人。[48]

只有在这里，罗斯福才能展现出真正的自我，周围的人和他经历相似、感受相通、拥有同样的梦想。在这里，他不必隐瞒自己的脊髓灰质炎，也不必有任何的伪饰。对那些病友来说，他只是"罗斯福医生"，他可以坐着轮椅在庭院中散步，靠膝盖匍匐前进，把残疾的腿亮出来晒太阳，却不必感到耻辱。那些年他的信件里满是对病友的拳拳关爱，从详尽的医疗建议到鼓励的话语。1925 年，罗斯福的医生请求他"考虑一下让我取一些（你的）血样，以便制造血清来治疗病情严重的小儿麻痹症患者，"并补充说，"如果你不愿意这样做，我完全理解你的决定。"罗斯福答复说："你当然可以抽我的血。别的医生抽我的血比你狠多啦，所以你完全有权利这样做……放血后要喝多少鸡尾酒才能补充血液循环？"[49]

全美国的病人涌向沃姆斯普林斯——1927 年是 106 人，1928 年 151 人，1929 年 218 人。他们在这里得到的益处远不止理疗这一项。正如一位观察家的记录："沃姆斯普林斯让患者有机会认识陌生人、参加社交活动、结交朋友、约会、陷入爱河……新患者受到团体的欢迎。残疾不会让他们显得反常而孤单，在这里，残疾才是正常。"[50]

不过也有问题。比如说，他们的收费是每位患者每周 42 美元，这不足以覆盖基金会的运营支出，对宏大的扩张计划更是杯水车薪。另外，罗斯福对沃姆斯普林斯的狂热开始挤压他生命中的其他事情。"从 1925 年到 1928 年，富兰克林不在家的时间超过一半——4 年一共 208 周，他有 116 周不在家。"一位传记作者写道，"他竭尽全力想找到康复的良方。在这 116 周里，埃莉诺和他在一起的时间只有

4 周，而他的母亲只和他共处了 2 周。"[51]

巴塞尔·奥康纳和他的会面也减少了。那些年里，他和罗斯福的会面绝大部分都安排在沃姆斯普林斯，为此他得从纽约出发，坐上 24 个小时让人筋疲力尽的火车。有一次，奥康纳送了一张纸条给这位失踪的合伙人，哀求他偶尔回百老汇 120 号看看。这将表明"你真的拥有一家法律事务所并且真的在里面工作，"他还补充说，"事务所里真的很忙，我保证你的熟人一定对这里的繁忙印象深刻。"最后，奥康纳谨慎过度地在纸条边缘写道："请不要误解，无论如何，我的建议不代表我有任何不满。"[52]

不过有趣的是，这一段康复期为罗斯福的政治生涯带来了好处。当时的民主党内发生了激烈争执，罗斯福得以置身事外，同时他也避开了与正处巅峰的共和党争夺白宫。在这段闲暇时间里，他大量写信给民主党的忠实信徒，提供建议和支持，以政治家式的中立态度保住了自己的声望。与此同时，埃莉诺成了罗斯福的"公开发言人"，作为一位社交大师，她代表丈夫表态的同时也发挥了自己的独立性。[53]

1928 年，罗斯福的机会来了。那一年，纽约州州长阿尔·史密斯成为民主党的总统候选人，他面临的是一次艰难的——有人说是无望的——竞选。在之前的两次选举中，共和党候选人都取得了压倒性的胜利，而且他们这次提名的候选人赫伯特·胡佛是一位广受尊崇的商业领袖兼公仆。国家处于和平时期，经济形势稳健，而作为一位罗马天主教徒，史密斯必然会遭到宗教界投票者的抵制。他知道，如果在自己的家乡州纽约都无法得到支持，那他不可能赢得全国选举；他需要一位有魅力的人物代表民主党竞选纽约州州长——这个人就是罗斯福。

罗斯福勉为其难地参加了竞选。时机很糟糕，史密斯几乎必然在 1928 年落选，而且很容易拖累别人。干嘛要去冒这样的风险？而且，罗斯福不想干扰到自己的理疗，也不想离开沃姆斯普林斯。他自己计划的是 1932 年再重返政界，那时候他的腿应该好转了一些，佐治亚基金会的情况也会更稳固。

不过形势逼人。民主党领袖发出了公开的邀请，并且私下里保证提供财务支持。罗斯福告诉他们自己需要时间来完成康复疗程，结果对方回答只要他能赢，会有别人替他干州长的活儿；他抱怨说自己的资产都套在了沃姆斯普林斯基金里，结果收到了一张 25 万美元的私人支票，支票来自家资巨万的民主党全国委员会主席约翰·J. 拉斯科布。罗斯福退无可退，最终答应参选。[54]

这次竞选短暂而惨烈。10 月初，罗斯福被提名为民主党候选人，对手是时任纽约州检察总长的阿尔伯特·奥廷格；接下来的 4 周里，罗斯福四处募集选票。共和党的策略很简单：一方面强调全国的繁荣形势，另一方面打击罗斯福的残障。按照大老党①的说法，绝望的阿尔·史密斯不顾医生的建议，逼迫一位高尚的残疾朋友重返政治角斗场——甚至可能危及这位朋友的生命。共和党报纸在同一天开火，把罗斯福的参选描述成"可悲的""无情的""对罗斯福先生不公平""对本州人民也不公平"。阿尔·史密斯的回应后来成为美国政界的经典传说："州长不是杂技演员，我们选他当州长，不是为了让他表演后空翻或者前手翻。州长的工作是脑力劳动，毋

---

① GOP, Grand Old Party, 美国共和党的别称。

庸置疑，（富兰克林·罗斯福的）能力足以胜任。"[55]

拉票也是个问题。对罗斯福来说，重点不在于他的健康情况或耐力，而在于从某个地点前往下一个地点的后勤工作。每件事都得随机应变，随时可能出错。他的巡游车里装了一根钢杆，让他能够保持站立姿势，把腿部支架固定好。参加集会时，他需要靠别人的搀扶走完通往讲台的最后几步；他拄着手杖摆动臀部，大汗淋漓地走上讲台，然后跟公众开开玩笑自我解嘲。如果集会场所有楼梯或是空间狭窄，需要别人把他抬上去，罗斯福也泰然处之。选举日到来之前，他发表的演讲、参加的拉票集会都比对手多。"赫基默、方达、格洛弗斯维尔、阿姆斯特丹……斯克内克塔迪……还有……特洛伊①，"他对欢庆的人群说，"这位不幸的病人真是太可怜了，是吧？"

1928 年，罗斯福以极微弱的优势当选纽约州州长。与此同时，共和党在总统选举中取得了辉煌的胜利，史密斯连纽约州的选票都没保住。选举日那天，罗斯福在司机的陪伴下前去投票，记者全都围了上来。"不要给我拍照，孩子们。"他大声呼喊，摄影师们都听话地放下了相机。[56]

这场"绝妙的骗局"已经天衣无缝，罗斯福即将东山再起。

---

① 均为纽约州地名，代表罗斯福取得胜利的县。

3 “瘸子的钱”

1929 年秋，股票市场一泻千里。10 月 24 日，"黑色星期四"，华尔街爆发了恐慌性抛售。接下来两周里，股指下跌 40%，投资者损失总额高达 260 亿美元以上。虽然 1929 年的股市崩溃不是 20 世纪 30 年代大萧条的根本原因，但这次灾难的确暴露了美国经济的疲软。大牛市一去不返，艰难时日来了。

在政治界，经济形势逆转为罗斯福这样的民主党重臣带来了新希望。过去十年的经济繁荣都被归功于共和党，时至今日，面对现代历史上最糟糕的经济下滑，他们也有不可推卸的责任。大萧条的开始没有什么标志性事件，全国经济悄悄走上了下坡路。失业人数从 1929 年的 150 万人跃升至 1931 年的 800 万人。到处都有银行倒闭，食品价格下滑，迫使农民离开土地。到 1932 年，超过 3 000 万美国人在家待业，没有任何收入。城镇里出现了贫穷困苦的新标志：卖苹果的小贩在街头叫卖，流浪汉聚居的村庄人满为患，领救济的人排起的长队蜿蜒好几个街区。

无数人指责共和党总统赫伯特·胡佛将美国推入了大萧条的境地，更糟糕的是他还无力拯救美国。他的名字遭到羞辱。流浪汉用纸板搭建的贫民窟被称为"胡佛村"，翻出来的空口袋现在被叫做"胡佛旗"。那个年代流行一个笑话：胡佛问财政部长安德鲁·梅隆要一枚五美分的镍币，好给朋友打电话。"给你一毛钱，"梅隆回答，"够你给所有朋友打电话了。"记者罗素·贝克还记得，一位婶婶曾告诉自己："因为赫伯特·胡佛，人们缺衣少食；因为赫伯特·胡佛，我妈妈失业了；因为赫伯特·胡佛，无数男人走上绝路；失去父亲的孩子被送往孤儿院……全都是因为赫伯特·胡佛。"[1]

1932 年，罗斯福顺理成章地成为了胡佛反对者眼中的救星。他的家族政治声望卓著，危难时刻，他在纽约州州长的位置上干得有声有色。他是一位高效的竞选者，1928 年奇迹般的胜利和两年后一边倒地再次当选证明了这一点。1932 年，罗斯福获得了民主党的总统提名，硬仗似乎打完了，赫伯特·胡佛已经不战自溃。

和以前一样，关键问题是罗斯福的健康情况。他能承受紧张激烈的全国性竞选吗？经济环境如此糟糕，人们迫切需要强力的领导者，此时此刻，他能卓有成效地治理这个国家吗？罗斯福预见了这些问题，他同意让一群医生检查自己的身体，并将乐观的检查结果刊登在全国性杂志上。但问题没有完全解决。《时代周刊》的文章引用了某位与纽约政界关系密切人士的发言："虽然这位候选人的精神与心智足以胜任总统职位，但他的身体情况却完全不适合。"

哪怕不谈政治影响，这样的评论也够伤人的。有一次媒体难得地报道说罗斯福在 1932 年的某次拉票活动中摔倒，他回应说："有关我失去平衡摔倒的报道不属实。如你所知，我佩戴着固定膝盖的腿部支架，有一次我演讲时，支架坏了，我险些摔倒。"（事实上，罗斯福双腿都佩戴着支架，除此以外他还需要腋杖和手杖。）"坦率地说，"他愤怒地回应，"我完全看不出这些无稽之谈有什么意义，我的身体非常健康，我的日常工作量是三个普通人的三倍。"[2]

这样的逞能需要付出代价。1932 年，总统大选持续升温，罗斯福一家受邀参加白宫举办的州长表彰大会。夫妇俩来得很早，以便留出时间让富兰克林从豪华轿车里下来，进入接待室。不巧的是，那天胡佛来晚了。根据当时的一份记载："州长们都在等待，罗斯福不得不佩戴着支架勉强站立，他紧紧抓住埃莉诺的手臂，那是他唯一的支撑。罗斯福风度翩翩地与接待室里的其他客人交谈，但这的确十分痛苦，汗水从他的前额流下。白宫迎宾员两次请他坐下，都被他拒绝了，因为他不愿意在大家都站着的时候坐下来，显露自己的缺陷和虚弱。"罗斯福夫妇认为胡佛的迟到多少是故意的，旨在羞辱罗斯福，但事实似乎并非如此。这不是胡佛的风格，1932 年竞选期间，他从未提及罗斯福的健康问题。多年后胡佛写道："我非常敬佩（罗斯福）重新生活的勇气，靠着这样的勇气，他战胜了命运加诸他的缺陷。"他还补充道："罗斯福的朋友坚持隐瞒他的疾病，我认为这是个巨大的错误；因为显而易见，疾病对他的身体和精神都毫无影响。"当然，事实上，坚持隐瞒病情的是罗斯福自己。[3]

每一次拉票，投票者几乎毫不在乎罗斯福的残疾。他参加大选那一年，沉甸甸压在人们心头的是大萧条和它带来的不幸。对比胡佛的无能和沮丧，罗斯福昂扬的乐观主义稳占上风，这个国家正在挣扎着重新站起来，罗斯福无疑是一味理想的补品。大选当夜，他已经看到了压倒性的胜利，上床睡觉前，罗斯福罕见地向儿子詹姆斯透露了自己的忧虑。"我一生中只怕一样东西——火，"总统当选人说，"今晚我却发现自己在害怕别的东西。"詹姆斯问他怕什么，这位父亲回答："我怕我没有能力做好这份工作。"[4]

甫入白宫，罗斯福就成为脊髓灰质炎受害者及其家人眼中的偶像人物。和大多数美国人一样，他们看到的是罗斯福一手打造的镜头下的自己：战胜疾病的偶像，而不是永久性残疾的瘸子。和大多数美国人一样，他们找到了可信赖的领导，能够理解自己的孤单痛苦的人。"每次我在广播里听见你的声音，在媒体上读到你对身体残障的态度——你说那不过是'鸡毛蒜皮的小事'——我就受到了鼓舞，重新有了勇气，"一位佩戴腿部支架的小男孩的母亲写道，

"从某种程度上说，你的生活就是上帝对我的祈祷的回答。"[5]

公众对生理残疾的看法开始改变。过去人们认为瘸子毫无康复的希望，完全是家庭和社会的负担，最好把他们藏在楼上的房间里或是阴森森的专门机构里；而现在，公众对康复的看法比以前积极，很大程度上要归功于罗斯福的现身说法。媒体越来越倾向于把脊髓灰质炎受害者描绘为两种形象：要么成功打败残障，要么（症状最严重的患者）安然接受命运。患者通过艰苦的努力和"正确的态度"战胜脊髓灰质炎对身体的影响，这样的故事出现在《好管家》和《周六晚间邮报》之类的杂志上，暗示着公众逐渐把脊髓灰质炎看作一种暂时性的疾病，受害者有机会恢复健康。[6]

与此形成对照的是那些从精神上战胜疾病的故事，无法康复的患者乐观地面对现实，摆脱疾病带来的抑郁，找回生命乐趣。例如"乐观凯瑟琳"，她"在 1916 年的脊髓灰质炎大流行中死里逃生"，现在她"笑对厄运"，虽然她的身体十分虚弱，"得过 8 次肺炎"。还有"坚强乔伊斯"，"一位真正的斯巴达勇士，笑对艰难"。"快乐克里斯廷"，她"从来没有跳过舞，也不知道走路是什么感觉"，但她"快快乐乐地待在家里，她可以画点画，做做针线活，偶尔还能赚点钱，这让她很高兴，因为可以减轻妈妈的负担"。[7]

成百上千的脊髓灰质炎病友写信给罗斯福，寻求安慰和建议。和杂志上的故事不同，他们的信里看不到什么乐观情绪。很多人写信向他倾诉身为瘸子的羞耻感。一位少年问罗斯福："因为我打不好球……他们说我娘娘腔，我该怎么办？"一位妻子担心自己的丈夫，因为他走路有点跛，别人"以残忍的方式"戏弄他。一位大学生倾诉自己被"饶有兴味的陌生人"打量时感到的羞辱。一位母亲请求总统写几句话鼓励她的儿子，他"连饭都不肯吃了……因为现在他厌倦了这种病和它带来的影响"。[8]

还有人写信倾诉自己对经济的担忧。哪怕在好年景里，老板也不愿意雇用残疾者，大萧条期间更是雪上加霜。写信给罗斯福的人有的找不到工作（"现在竞争这么激烈，体格上的优势确实重要"），有的完全丧失了找工作的信心（"世界上没有瘸子的立足之地"）。脊髓灰质炎患者的妻子和父母写信给总统，因为他们失去了家园和农场，付不起医药费了。正如一位父亲写给罗斯福的信："我们以前有点儿小钱，打算用来修补房屋、添置家具、贴补家用。然后我儿子得了小儿麻痹症，花光了所有的钱，但给他治病我从来没省过一分钱。"[9]

20世纪30年代的政治家还会亲自回复大部分信件，包括总统。罗斯福回信给这些脊髓灰质炎患者，鼓励他们听从医嘱，永不放弃。他的信简短而程式化，永远乐观向上。"你非常勇敢，"他会说，"有了这样的勇气和决心，你一定会取得胜利。"有人指责罗斯福肤浅的说教只会给人虚假的希望，而那些人应该知道真相。不过，一位残疾学者研究了数百封罗斯福的回信后表示："写信给总统成了人们寻求安慰的一种方式，他们从总统办公室分享力量，至少暂时性地忘却瘸子的污名。分享与脊髓灰质炎抗争的经历，让写信的人相信自己的付出和努力是有价值的。罗斯福的回信轻如鸿毛，却又重于泰山。收信人会发现自己还拥有这么多东西，不再执着于失去的那些，虽然这样的时刻可能只有短短一瞬。"[10]

1928年罗斯福重返政界时，需要一个人来接手他在沃姆斯普林斯基金会的工作。他选择了自己在华尔街的律师合伙人巴塞尔·奥康纳，但实际上奥康纳对这份工作并不十分热衷。事实上，奥康纳对帮助"瘸子"毫无兴趣，除了罗斯福以外。他回忆说："我当时对这份工作毫无感情，无非是一位同事要去做新项目了忙不过来，于是我接手了他没干完的活儿。"[11]

然后奥康纳又雇了基斯·摩根（Keith Morgan），这位语速很快的保险推销员刚在 20 世纪 20 年代的大牛市里狠赚了一笔。正如他们与罗斯福的私人会晤中谈到的那样，摩根的工作是把沃姆斯普林斯的概念"卖给那些没听说过它的有钱人"。这主意听起来不错，因为私人慈善仍是超级富豪的游戏。但摩根走马上任是在 1929 年，也就是股市崩溃的那一年。突然之间，富人的数量锐减，而且剩下的富人可以拿出来做慈善的钱也大大缩水了。

大萧条期间，沃姆斯普林斯基金险些破产。捐款从 1929 年的 369 000 美元锐减到 1932 年的 30 000 美元。没有钱付账单，他们只好让新来的患者打道回府。当时公关行业飞速发展，绝望之下，摩根找到了一位在公关界堪称明日之星的朋友，他的名字叫卡尔·拜奥尔（Carl Byoir）。[12]

拜奥尔是犹太移民的儿子，在爱荷华州长大，他信奉一句格言，"成功的推销员擅长吸引注意力"。上大学的时候，他靠着卖年鉴广告赚了一大笔钱。进入哥伦比亚法学院以后，他创建了"童年之家"公司，出售意大利妇女玛丽亚·蒙台梭利①发明的学习系统的经销权，蒙台梭利学校风行美国应该归功于拜奥尔。随后他进入赫

---

① Maria Montessori，1870—1952。意大利幼儿教育学家，她创立的蒙台梭利教育法在 20 世纪上半叶风行北美，至今仍在世界各地普遍使用。

斯特集团①工作，很快扭转了该集团旗舰杂志《时尚》的销售颓势，方法是给销量最大的分销商现金奖励。1917 年美国参战后，拜奥尔加入了公众信息委员会（Committee on Public Information，CPI），当时全国意见并不统一，该机构的工作是向大众推销伍德罗·威尔逊的战争理念，任务十分繁重。CPI 有"不屈不挠的助推器"之名，它是一代公关先驱的练兵场，这些人里包括拜奥尔未来的搭档，富有传奇色彩的爱德华·伯奈斯（Edward Bernays）。

战争期间的公关工作让拜奥尔走上了该领域的巅峰。20 世纪 20 年代初，他推动了捷克斯洛伐克共和国的建立，随后又成功地让立陶宛得到了美国的认可。为了刺激"金发牌"护发产品的销售，拜奥尔创造了性感"铂金发"的不朽形象。一位观察家评论说，"卡尔·拜奥尔也许没法搬动大山，但他肯定有办法鼓动别人替他去搬山。"13

"城市服务集团"创始人亨利·L. 多尔蒂（Henry L. Doherty）是美国最大的天然气及电力经销商，他也是拜奥尔最重要的客户之一。多尔蒂以强硬著称，所以他雇用了拜奥尔来柔化自己冷酷无情的公众形象。广泛宣传的慈善活动似乎是个不错的开头。拜奥尔建议多尔蒂安排一次与基斯·摩根的私人会晤，多尔蒂抓住了机会。当时有流言说联邦贸易委员会很快会调查他在大崩溃前夕出售"城市服务集团"股票的事情，他觉得在白宫里交个朋友大概会有好处。

---

① Hearst，美国出版界巨头，总部位于纽约，旗下杂志包括《时尚》《时尚先生》《嘉人》等。

多尔蒂同意资助沃姆斯普林斯基金会的募捐活动。在一次头脑风暴会议上,拜奥尔提议举行全国性宴会来庆祝罗斯福的生日。第一个问题就是如何取得总统的认可。贸然使用他的名字很可能弄巧成拙,有人会把募捐看成党派性的活动,支持这样的活动等于让民主党成为瘸腿儿童的保护者;还会有人质疑亨利·多尔蒂这样的商界海盗在慈善活动中扮演的角色。但是,这些问题对罗斯福来说都无关紧要。他最在乎的是沃姆斯普林斯的窘境。"如果我的生日能带来帮助,那就放手去搞。"他告诉摩根。事情就这么定了。[14]

曼哈顿的华道夫-阿斯多里亚酒店免费提供了办公室,摩根在这里设立了办事处。宴会定在 1934 年 1 月 29 日举行,他只有不到两个月的准备时间。从公关的角度来看,拜奥尔必须把一位广受欢迎的总统和一种神秘而罕见的"儿童疾病"联系起来。他的想法是把罗斯福新政初期的乐观主义扩展到慈善领域,让人们庆祝一位关心不幸者的领袖的生日,拥抱即将到来的美好未来。活动标语"我们跳舞,也许他们就能走路"映射出了这个国家的希望。

作为一位曾经的记者,拜奥尔写信给全国媒体,请求他们寻找"当地愿意出任生日舞会总监"的市民领袖。要求"总监负责建立当地的筹办委员会、挑选舞场、把控全局、管理开销,每卖出一张票,全国委员会将收取 1 美元捐赠给沃姆斯普林斯基金。"[15]

拜奥尔密切关注各媒体的回音,回复较慢的媒体收到了他的第二封催促函。"时间紧迫,"信上写道,"请务必在 12 月 28 日前回复,伫候佳音。"一周后,拜奥尔给仍无回音的媒体发了电报:

小儿麻痹症每年都让成千上万的孩子变成瘸子,为了对抗这种疾病，全国几乎每一座城镇都行动了起来，以总统之名举办募捐生日舞会。只有寥寥几座城市还没有开展组织工作，您的城市正是其中之一。时间如此紧迫，恳请您尽快与我联系。[16]

到 1 月为止，全国各地成立了三千多个舞会委员会，绝大多数人觉得这样的成绩相当辉煌，但拜奥尔却十分失望。他期待的是这个数字的两倍，于是他转而求助于最可能支持这项事业的人——各地的民主党官员和被资助的受益人，包括巴塞尔·奥康纳的哥哥詹姆斯，他是缅因州班戈市的邮政局局长。"毫无疑问，那段时间我们所做的工作有 90% 是出于政治目的，"一位生日舞会策划者表示，"必须这样做。我们必须为自己的朋友而努力。"[17]

为了聚集人气，拜奥尔和大受欢迎的独眼飞行员威利·坡斯特一起走遍全国巡回演说，后者刚刚创造了环球飞行的速度纪录：7 天 19 小时。每到一站，拜奥尔都会举行媒体发布会，遍邀当地的民主党人，说明活动计划。对于小镇，他建议举办广场舞会、教堂晚餐和扑克牌局；而在大城市里，他推荐工人阶级在工会大厅举办舞会，富裕的上流阶级则举行正式晚宴。他争取到了让报纸刊登免费广告，让电话公司提醒用户参加活动，让百货商店在橱窗里展示各次活动的衣服鞋帽。[18]

1 月 29 日晚，他们迎来了辉煌的成功。从华盛顿州的普吉特湾到最南端的佛罗里达岛礁，全国共有六千多场晚会整装待发。在新罕布什尔州柏林市，滑雪者用红色的烟花拼成了一个巨大的"R"，代表罗斯福的名字。西弗吉尼亚的格拉夫顿放飞了 52 只洁白的鸽子，代表总统的年龄。芝加哥的学校和商店早早关门，旅馆大厅、搏击俱乐部、小酒吧、教堂地下室和卢普区的大酒店里，处处都有舞会。费城的宴会门票迅速售罄，举办者不得不把主场地挪到有一万个座席的大会堂里。在蒙大拿州的布朗宁，黑脚族①保留地里传来了部落的歌舞。

最盛大的场面出现在华道夫-阿斯多里亚酒店，5 000 位客人聚集在 4 个相连的舞厅里，52 位初入社交界的少女身着洁白的晚礼服，伴着直径 28 英尺（约 8.5 米）的巨型生日蛋糕出现在人们眼前。"在陆军、海军和海军陆战队士兵的簇拥下"，乔治·M. 科汉②献上了自己为晚会谱写的"特别曲目"，《这样的男人》。科汉的演唱于晚间 11:30 准时结束，总统在椭圆办公室里的发言通过广播响彻全国，他说："这是我有史以来最幸福的生日。"[19]

统计捐款、支付账单花了几个月时间。1934 年 5 月 9 日白宫举行了庆功宴，奥康纳和拜奥尔领导的委员会将一张 1 016 443 美元的支票交给了总统。此前奥康纳预估捐款大概有 10 万美元，拜奥尔比他乐观一点。罗斯福转头对他说，"卡尔，我敢打赌，明年你肯定超不过这个数。"拜奥尔接受了这个赌局，他知道好日子还在后头。[20]

在美国，针对特定疾病的慈善机构由来已久，其中最成功的是美国结核病协会，1907 年，他们创造了防痨邮票。

小小邮票，承载光明。

贴在每一封信上，

---

① Blackfoot，北美印第安人种族之一，居住在落基山脉以东。
② George M. Cohan，美国著名演员、剧作家、制片人、作曲者。

每一分钱都会帮助我们，

终结可怕的白色瘟疫。[21]

　　不过对美国慈善界来说，标志性的分水岭是美国参加一战。一夜之间，给予成为爱国者的责任。不光是超级富豪，每个人都有义务购买自由公债、资助美国红十字会。这家机构是准政府组织，靠着专业的募捐者和公关专家，它把自己的活动和战争直接联系起来；光是1917年这一年，美国红十字会就募集了"史无前例、令人震撼"的1.14亿美元善款。[22]

　　20世纪20年代，慈善机构进一步发展。教堂和大学雇用专业人员（其中很多是公众信息委员会的老手，例如拜奥尔）募集资金，建立大教堂（例如纽约的圣约翰神明大教堂）、增加捐给大学（例如哈佛和耶鲁）的善款。社区公益基金的概念生根发芽，一直发展到现在：市民组织和慈善机构以统一的名义征集善款。那个年代的研究表明，来自富人的大笔捐助（100美元以上）仍是善款的主要组成部分，但小笔捐款正在飞速增长。社区公益基金以吸引小额善款著称，1920年，他们通过各个渠道募集的善款总额是1 900万美元，到1929年，这个数字翻了三倍以上。[23]

　　大萧条改变了一切。慈善捐款突然干涸了。捐给高等教育的善款从1929年的9 200万美元锐减到了1933年的2 300万美元。1932年，社区公益基金募集的善款达到了1.01亿美元，随后逐渐下滑。股票市场崩溃后，巴塞尔·奥康纳被很多慈善家拒之门外。那些人都不愿意跟他见面，更别说捐款。一位工业家写信跟他说："我没有1 000美元，博士；哪怕我真有这么多钱，我自己家里用钱的地方也多着呢。"[24]

所以拜奥尔的成绩才如此耀眼。生日舞会活动采用最新的广告技术和公关手段，打破了传统慈善的困局。20 世纪 30 年代，你很难搞到大笔的捐款，秘密藏在小额捐助里面。捐一点儿东西，瘸腿的孩子就能重新走路，谁不愿意呢？关键在于通过现代媒体传达你的理念而且是向着亿万人——那些从未捐助过慈善组织的人，或者更确切地说，那些从未被请求过捐助的人。

拜奥尔的募捐活动充满了不屈不挠的乐观精神。和以后那些脊髓灰质炎基金采取的恐吓策略不同，他的行动反映出领导者本人的积极心态，他向支持者保证，时代会进步，我们的团结会战胜所有困难，"唯一需要恐惧的是恐惧本身"。正如《巴尔的摩太阳报》的描述，生日舞会是"一场革命性事件……象征着自新政开始以来对这个国家影响深远的社会变迁"。[25]

为了刺激公众兴趣，获得更多支持，舞会每年都有新花样。1935 年，沃姆斯普林斯基金重新站稳了脚跟，奥康纳宣布各地社区可以保留 70% 的舞会收入，用于照顾和治疗脊髓灰质炎受害者。次年，米高梅公司派出了旗下的三位巨星（珍·哈露、琴吉·罗杰斯和罗伯特·泰勒）前去华盛顿的庆典活动捧场，掀开了明星助阵慈善募捐的序幕，接下来几十年这样的模式大放光彩。[26]

不过，把慈善和罗斯福联系在一起也带来了问题。这位总统虽然很受欢迎，但对他的看法严重两极分化，两个主要党派的保守人士都对他不屑一顾。1937 年，他"打发走"美国最高法院的努力宣告失败；次年他试图清洗民主党内的"反动派"，又引发了一场政治地震。有的政敌拒绝支持与罗斯福联系如此紧密的慈善活动。

"我很乐意捐款给脊髓灰质炎基金，哪天都行，就罗斯福的生日不行。"一位共和党领袖之妻的抱怨是这些人的口头禅，"我觉得 1 月 30 日是美国历史上悲剧的一天。"[27]

有的人更进一步，指责罗斯福从善款中渔利。有的文章题为"瘸子的钱：谁从总统生日舞会中获利"，这些文章断言受益者正是罗斯福本人。"沃姆斯普林斯是我们州的，"佐治亚州州长尤金·塔尔梅奇一直很讨厌罗斯福，他说，"那地方根本就不是慈善机构。我有几次想把得了小儿麻痹症的可怜孩子送进那家医院，却从来没有成功过。"[28]

这些指控十分尖锐，生日舞会募集到的善款数缓慢下滑。1937 年，总统"赶走高院"的灾难性计划实施期间，卡尔·拜奥尔辞去了自己的无薪职位，据说他十分愤怒。是时候改变策略了，罗斯福仍是脊髓灰质炎之战的偶像，但他不再是主要的驱动力。是时候为这场运动去政治化了。

1938 年，罗斯福宣布成立无党派组织国家小儿麻痹基金会（NFIP）。他说，该机构的主要目标是寻找治愈小儿麻痹症的方法，同时为已有患者提供最好的治疗。那一天，站在总统身边的是他亲手挑选的基金会主席巴塞尔·奥康纳，奥康纳发誓要让新基金走上一条独立的道路。他说："对我们的未来，我充满信心。"

"国家基金"成为私人慈善机构的黄金标准，它也是有史以来最大的志愿健康组织。它在募集资金、公众宣传、照顾患者、资助医学研究等各方面都取得了成功，这一切将重新定义美国私人慈善活动的角色和行事方式。大部分成就都应归功于巴塞尔·奥康纳，他当之无愧。作为一位不屈不挠、善于捕捉机会的组织大师，他将利用摩根和拜奥尔创立的模式，把脊髓灰质炎变成这个国家的头号健康敌人：一方面它特别危险，另一方面攻克它的希望很大。征服脊髓灰质炎将成为这个国家的头等大事，也将是美国最伟大的医学运动。

奥康纳没有浪费一点儿时间。在曼哈顿租好办公室以后，他立刻拿出了一张组织结构表，其中包括三位副主席，一位负责"医学事务"，一位负责"公共关系"，还有一位负责"具体业务"——包括"募集资金"和"发展分会"。他的主要问题是钱。基金会需要大笔的启动资金，野心勃勃的长期计划更是烧钱。"为期一天的宴会可不够，"奥康纳说，"我不知道到底要花多少钱，几百万肯定打不住。"[29]

公关部门有专门的小组负责广播和电影宣传。基金会希望得到明星的支持，他们把目光投向了西边的好莱坞，那时的好莱坞和现在一样，是自由派民主党的堡垒。埃迪·坎特（Eddie Cantor）排在名单的第一位，这位老牌谐星擅长杂耍表演、滑稽喜剧和电影默片，他的作品《齐格菲歌舞团》给美国观众带来了无数流行歌曲，包括《黛娜》《如果你认识苏茜》和《乐起来》。坎特的眼睛又大又鼓，因此得名"班卓眼"，据说他是美国身价最高的演员，他曾出演《小富翁》和《阿里巴巴进城》等大制作音乐剧，同时还在每周日晚主持一档热门的全国性广播节目《蔡斯和桑伯恩时间》。

坎特出生在曼哈顿下东区，对政治兴趣浓厚，1928 年，他为阿尔·史密斯助选，20 世纪 30 年代，他出任了美国演员工会主席。

不过，他最推崇的政治家是富兰克林·罗斯福，他对罗斯福的态度简直可以称为虔诚。"他和罗斯福的亲密程度超越了有史以来的任何一位演员和总统。"在一本坎特传记中，作者写道，他们的友谊可追溯到遥远的过去，那时候坎特还在表演杂耍，罗斯福健康而年轻，是一位前途无量的政治家。[30]

坎特是国家基金会的理想合作者——他是一位忠诚的丈夫和父亲，在他的节目里，妻子艾达和 5 个女儿的夸张故事是最受欢迎的内容。听他的广播就像是和亲爱的叔叔分享趣事。"他让自己成为亿万美国人的'家庭成员'，"一位观察家表示，"以一种前所未有的方式。"[31]

1938 年，国家基金会与好莱坞的朋友们举行了一场策略讨论会，会上坎特为本年度的募捐活动提出了一条标语。"我们可以称之为'一毛钱进行曲'。"他说，这是戏仿当红新闻短片《时代进行曲》，该短片在电影院的正片之前播放。"我们可以请大家直接把一毛的硬币寄给白宫里的总统。"[32]

这主意看起来糟透了，国家基金会打算让罗斯福和脊髓灰质炎运动划清界限，坎特的提议完全与此背道而驰。如果提议的人不是他，大家肯定会置之不理。但他是埃迪·坎特：一位明星，总统的朋友，捕捉公众口味的大师。巴塞尔·奥康纳回忆说，当时他们别无选择，只能通知总统，"看他能不能接受"。出乎大部分人的意料，总统回答说："去干吧。"[33]

坎特身先士卒，通过广播节目启动了计划。他说："一毛钱进行曲赋予了所有人与总统并肩战斗的机会，包括孩子。"这位孤胆英雄很快有了响应者，杰克·本尼、平·克劳斯贝、鲁迪·威利、埃德加·伯根①紧随其后——这串名单还很长。当时艾拉·T. 史密斯负责管理白宫收发室，他收到提醒说信件会有少许增长。"两天后，"他回忆道，"简直是天塌到了我头上。平常我们每天大约要处理 5 000 封信件，在一毛钱进行曲启动的那天，我们收到了 30 000 封信，第二天 50 000 封，第三天 150 000 封。数不清的信潮水般涌来，美国政府简直就没法工作了，因为我们没法清理掉硬币给他们腾出足够的空间来。"[34]

一沓沓信件堆满了白宫的厅堂，信里掉出来的硬币散落在桌子和地板上。起先他们试图数清楚有多少钱，很快发现这是个不可能的任务；工作人员把硬币铲成一座座小山，称重后用卡车运往财政部。统计结果出来了，他们收到了 2 680 000 枚一毛的硬币，还有无数的小额支票和现金。"过了好些天我们才缓过气来，"史密斯补充说，"花了 4 个月才把各种零碎收拾干净。"[35]

从那以后，国家基金会的募捐活动就被称为"一毛钱进行曲"，一毛的硬币也成为抗争脊髓灰质炎的标志。坎特用信件淹没白宫的壮举无法重现，但募集硬币保护儿童健康的概念在这个国家深入人心；到 1946 年 1 月，美国发行了罗斯福硬币来纪念这位已故总统的 64 岁诞辰，一毛钱进行曲的影响力也到达了巅峰。美国铸币厂负责人利兰·霍华德表示，"新年伊始，人们就盼着能造出足够的新硬币，好用来支持征服小儿麻痹症运动。"[36]

前些年里，总统生日舞会募集的资金只有一小部分用于脊髓灰质炎研究。他们成立了医疗顾问委员会，由保罗·德克吕夫（Paul

---

① 均为当时的美国红星。

de Kruif）负责，这位科学作家的职业道路颇为曲折。在密歇根大学获得细菌学博士学位后，德克吕夫曾在洛克菲勒研究所工作过一小段时间；1922 年，他被西蒙·弗莱克斯纳炒了鱿鱼，因为他在杂志上匿名发表文章，批评美国的医学研究进展。四年后，德克吕夫出版了《微生物猎人》，详尽描述了微生物领域的重大发现，从安东尼·列文虎克①和拉扎罗·斯帕兰扎尼②讲到保罗·埃利希③和沃尔特·里德④。这本书今天仍在发行，它是该领域的经典作品之一，曾被译为十多种语言；以这本书为基础诞生了两部好莱坞电影和一部百老汇剧作，它激励了整整一代生物学家，包括阿尔伯特·萨宾和乔纳斯·索尔克。20 世纪 30 年代，托马斯·里弗斯回忆说，"保罗·德克吕夫也许是医学和科学领域最顶尖的作家，我推测也许正是这方面的杰出才能，让他进入了生日舞会委员会的顾问委员会。"[37]

德克吕夫认为自己富有行动力。而且在洛克菲勒研究所的那段日子里，他和西蒙·弗莱克斯纳结下了仇怨。弗莱克斯纳和洛克菲勒研究所的同事奋斗了 25 年，就是没找到治疗脊髓灰质炎的方法，对德克吕夫来说，要是自己能抢在他们的前面，还有比这更痛快的事儿吗？利用手里的资金，德克吕夫批准了十多个研究计划，最大的一笔资金给了纽约大学医学院的细菌学教授威廉·H. 帕克（William H. Park）。在美国，名望能跟弗莱克斯纳比肩的科学家不

① 荷兰贸易商与科学家，微生物学之父，改进了显微镜并建立了微生物学。
② 意大利生物学家，实验生物学的奠基者。
③ 德国细菌学家、免疫学家，预言了自体免疫的存在。
④ 美国军医，对黄热病的防治有杰出贡献。

多，帕克就是其中之一。更妙的是，他们俩是多年的宿敌。[38]

1934 年，在帕克的支持下，纽约大学雇用了一位年轻的加拿大研究员，莫里斯·布罗迪（Maurice Brodie），当时布罗迪正在研制一种脊髓灰质炎灭活病毒疫苗。和该领域的其他科学家一样，布罗迪采用的病毒来自受感染的猴子的神经组织，这也是当时的实验室获取脊髓灰质炎病毒的唯一途径。他用甲醛药剂（又叫福尔马林）处理了神经组织样本，希望部分抑制病毒的活性，同时保留它产生抗体的能力。

从某种程度上说，布罗迪的思路超越了时代。他的灭活病毒实验模式引领后来的乔纳斯·索尔克走向了成功。不过，在 1934 年，研制脊髓灰质炎疫苗的所有努力都是危险的早产儿。人们对这种疾病的了解实在太少。布罗迪完全不知道脊髓灰质炎病毒不止一种，也没有注意到将动物的神经组织注入人体有多危险。他最多就模糊地知道如何用甲醛正确地"处理"（或者说抑制）活病毒。

不过，帕克坚定地支持布罗迪。只凭这一点，他就获得了资金和业界的关注，一时间他成为耀眼的新星——最后也收获了无穷的耻辱。起先，布罗迪给 20 只猴子注射了自己的疫苗，结果相当乐观。有几只猴子产生了对灭活病毒的抗体，而且没有一只猴子染上脊髓灰质炎。按照医学传统，下一步帕克和布罗迪应该给自己注射疫苗。这时候没有出现任何问题，只是注射点周围的肌肉有些不舒服。然后，他们给十多个孩子接种了疫苗，据称所有孩子都是"父母志愿送来参加试验的"。1935 年，帕克和布罗迪在权威期刊《美国医学会杂志》上发表了研究成果，向科学界宣布他们正在实施疫苗人体试验。他们写道："猴子试验表明，注射用甲醛溶液处理过的病毒可以带来免疫力，而且该疫苗无感染性。我们给几位人类志愿者接种了疫苗，结果表明，它可能对人体是安全的，参加试验的是儿童。"[39]

"可能安全"？"用于儿童"？在今天，这些话听起来简直让人毛骨悚然，但在当时，刚刚意识到脊髓灰质炎可怕面目的公众却为之欢欣鼓舞。毕竟，帕克的名望盛极一时，而布罗迪看起来简直就是路易·巴斯德二世。事实上，儿童注射疫苗后没有出事的消息引起了联邦卫生官员的兴趣，当时他们正为脊髓灰质炎的小规模爆发头疼，于是他们邀请帕克和布罗迪扩大试验范围。据《文摘》杂志报道，"他们期待这些试验能证明新疫苗是否有效……我们已经知道它不可能把疾病传播给儿童，该试验相当安全。"[40]

结果却并未如此。试验的开展杂乱无章，以至于无法统计准确数字。当时的卫生官员不相信帕克-布罗迪疫苗有效预防了脊髓灰质炎，事实上，部分官员怀疑情况恰恰相反：疫苗诱发了少量病例。与此同时，洛克菲勒研究所的科学家无法重现帕克和布罗迪在JAMA上发布的研究结果。一位病毒学家回忆说，他们的疫苗"简直就是粗制滥造"。[41]

帕克和布罗迪为什么急着在儿童身上做试验？有科学家指责年纪较长的帕克，说"他简直容不得新人"，也有人归罪于负责实际工作的布罗迪，说他欺负帕克"判断力下降"。不过，大家一致同意，当时这两个人面临着很大的压力，他们想抢在竞争对手约翰·A. 科尔默（John A. Kolmer）之前推出疫苗，以免一败涂地。科尔默是费城的一位病理学家，1935 年，他正在集中火力研发自己的脊髓灰质炎疫苗。他采用的方法是利用化学物削弱活病毒，然后注入人体引发轻微的感染，从而让人获取免疫力。有人称为"女巫之酒"。[42]

科尔默是一位多产作家，以一系列的实验室技术教材而闻名。他的资金来自费城医院和医学院的联合资助。科尔默和总统生日舞会委员会毫无关系，后来我们发现，这其实是奥康纳和罗斯福的幸运。科尔默疫苗试验的开始时间与帕克-布罗迪试验几乎完全相同。在猴子身上做了几次简单的试验后，他给自己、两个儿子和其他 23 个孩子注射了疫苗。他宣称，"所有孩子的父母都出具了书面许可。"然后，科尔默的试验范围继续扩大，总计有一万名以上的儿童参与了试验。结果相当可怕。人们认为，他的疫苗至少引发了十多例瘫痪性脊髓灰质炎，其中九人丧命。在 1935 年的一次医学大会上，美国公共卫生局的詹姆斯·利克痛斥科尔默，就差说他是杀人凶手了。当时在场的与会者表示，科尔默站起来回答："先生们，这一刻我恨不得地板上裂开一条缝把我吞进去。"然后他坐下来，再也没有多说一个字。[43]

科尔默并不孤单。"疫苗完蛋了，"一位优秀的病毒学家表示，"同样完蛋的还有他们的职业生涯。"不过有的人比别人承受的痛苦更多。年迈的帕克很快就退休了，疫苗带来的重挫在他的光辉履历上只留下了小小的污点。1939 年，帕克逝世，他的同事和学生都痛心不已，他一生最出色的成就是彻底根除了白喉。但对莫里斯·布罗迪来说，疫苗的失败等于职业生涯的终结。这位年轻而脆弱的科学家成了试验失败的替罪羊，来自四面八方的责难统统落在他头上。被纽约大学解雇后，他在各种无关痛痒的职位上颠沛流离，渐渐销声匿迹。他也是在 1939 年去世的，终年 36 岁。官方宣布的死亡原因是心脏病，但有流言说他是自杀的，也有谣传说他死于自己的疫苗引发的脊髓灰质炎。[44]

帕克-布罗迪与科尔默的疫苗竞赛，其影响远超 1935 年所有观察家的想象。当然，从一方面说，它重挫了人们对安全高效的脊髓灰质炎疫苗的乐观期盼；不过从另一方面来说，它也激发了研究者的好奇心，科学家们希望搞明白，在重新启动疫苗研发之前，还需要弄清哪些东西。1935 年的疫苗竞赛以一种原始的方式预演了 20 年后乔纳斯·索尔克与阿尔伯特·萨宾的竞争，前者专注灭活病毒疫苗，后者则青睐活病毒疫苗。1935 年和 1955 年之间最关键的区别，也是致命的失败与巨大的成功之间的区别，在于相隔的 20 年间人们积累的无数科学知识。

德克吕夫很快就会退出舞台。1938 年国家基金会成立时，巴塞尔·奥康纳已经开始寻找其他医学顾问。为了避免重蹈帕克-布罗迪的覆辙，他邀请洛克菲勒研究所附属医院院长托马斯·里弗斯来领导基金会的科研委员会。根据里弗斯的回忆，当时奥康纳对他说："我是个外行……不过我觉得我们现在的研究工作似乎根基不太扎实，也许我们太急于在证据不足的情况下盖棺定论了。要不我们照优先级列个计划表，先集中火力研究最重要的东西，试着换换方向？"[45]

里弗斯看起来十分适合这份工作。在相对较新的病毒学领域，他被视作泰山北斗，尚在世的最伟大的先驱。诺贝尔奖得主约翰·恩德斯（John Enders）曾向里弗斯献上祝酒词："我谨代表业界同人敬给我们的圣父。"1888 年，里弗斯出生在佐治亚州的一座农场里，他的一生颇为曲折。从艾默理大学以优异的成绩毕业后，他进入了约翰·霍普金斯医学院，然后他被确诊患有致命的肌肉萎缩症。回家以后，里弗斯"基本只能等死"。不过他在巴拿马城的医院里找了一份工作，几乎全靠自学，他"做了85台大手术，完成150次验尸，还学会了如何使用……原始的X光仪。他甚至还会拔牙"。[46]

不知道为什么，里弗斯的病情无法解释地稳定了下来。他回到约翰·霍普金斯，以优异的成绩毕业，进入洛克菲勒研究所工作。在研究所里，他辅助完善了病毒的概念，将病毒定义为一组独特的致病媒介，与普通细菌区分开来。他编辑的书籍《滤过性病毒》和《人类病毒感染及立克次体感染》是该领域的经典著作。

里弗斯有时候很难相处。同事们说他"好斗""暴躁"，无法容忍反对意见。他对"犟脖子"的评价十分自得，公开表示自己喜欢痛快淋漓的争执。作为南方农民之子，他很难适应研究所里由城市犹太人占据主导权的局势。"在里弗斯的世界里，"一位作家表示，"从某种程度上说，每个人都是男孩——老男孩，聪明男孩，老好男孩，还有犹太男孩。"但这样的偏见没有蒙蔽他对才能的判断力。事实上，对巴塞尔·奥康纳来说，里弗斯最大的价值在于他有能力征召各大学实验室的人才，发起脊髓灰质炎之战。[47]

按照德克吕夫的行事风格，里弗斯没什么用处。德克吕夫一门心思只想找到"魔药"，药丸、疫苗、维生素，随便什么东西，砰一下解决掉脊髓灰质炎。但里弗斯认为，在考虑如何防治脊髓灰质炎之前，必须先认识到现有科学知识的巨大缺陷。1938年，里弗斯向科研委员会阐述了自己的研究计划，按照重要性列出了亟待解决的问题，其中包括很多基础性的内容。脊髓灰质炎的病理学机制名列榜首，病毒进出人体的途径列在第二条，第五条则是病毒的人际传播模式。最后一条也就是第十一条，是"制造出好的疫苗"。[48]

里弗斯的计划表为将来的研究奠定了基础。当务之急是完成基础的研究工作。资金如何支配由业内"专家"说了算。这样的策略意味着他们相信战胜脊髓灰质炎非一夕之功。世界上没有魔药，这场战斗需要时间和金钱，一路上必须有小规模的胜利来安抚大众的焦躁。

在里弗斯的领导下，顾问委员会资助了一些个人的申请，其中包括辛辛那提的阿尔伯特·萨宾（"脊髓灰质炎病毒如何进入人体"）和威斯康星的保罗·克拉克（"营养及饮食与所有传染病的关系"）。不过，大部分资金用于资助公共卫生项目和大学的实验室，耶鲁大学、约翰·霍普金斯大学和密歇根大学都成立了所谓的脊髓灰质炎研究小组，科学家们在一起协同工作。耶鲁和密歇根的研究组主要研究脊髓灰质炎的流行病学机制，包括人际传播和跨地区传播的途径，苍蝇、下水道、受污染的水和食物在疾病的传播中扮演的角色。霍普金斯的小组则专注于脊髓灰质炎的病理学机制，它在身体内如何蔓延，如何影响中枢神经系统。三个研究组都将汇聚当时的青年俊杰，为未来的脊髓灰质炎疫苗打下坚实的根基。霍华德·豪（Howard Howe）是霍普金斯的一位助理医学教授，他写信邀请朋友戴维·博迪恩（David Bodian）前来大学工作，夸耀即将到手的一大笔资金，你可以想象他当时的激动心情。"巴塞尔给了我们一份提案，"豪写道，"他承诺明年在银行里存入 30 万美元，用于为期五年的研究计划；他还表示，五年之后，只要基金会还活着能动弹，就会继续资助我们，数目和现在差不多。"[49]

战斗已经打响。

4 "他们应当行走"

1936 年，小弗雷德·斯奈特（Fred Snite Jr.）患上脊髓灰质炎的时候，刚满 25 岁。斯奈特来自芝加哥的富裕家庭，他是一位虔诚的天主教徒，毕业于圣母大学；那年春天，他和父母一起踏上了梦想中的环球之旅。刚一到达北平（现在的北京），他就觉得有点发烧，昏昏沉沉的，还有点胃痛。他怀疑是食物中毒，或者严重感冒，要不就是流感。第二天早上，他的右臂变得虚弱无力。斯奈特赶紧前往洛克菲勒纪念医院①，这座医院以主要资助者的名字命名。到达医院时，他几乎无法呼吸了；麻痹症状迅速扩散，腿部、喉部和胸部的肌肉都受到了影响。"斯奈特先生，我向您保证，"医院负责人告诉这位小伙子的父亲，"您的儿子在我们这里可以得到世界上最好的照料。"[1]

这不是吹嘘。这家医院素有"东方的约翰·霍普金斯"之名，汇聚了西方世界的顶级医生。给斯奈特看病的医生毕业于哈佛医学院。最令人震惊也最幸运的是，这家医院拥有当时中国境内唯一的一具铁肺。一位专家写道，"1936 年，全世界共有 222 具铁肺。北京那具是生产出来的第八具"，铁肺实际上是一个巨大的钢质盒子，重达 1 200 磅（约 544 千克）。它很原始，但的确有用。"呼哧呼哧，乒乒乓乓！铁肺的欢迎声在病房里回荡。"这位病人活了下来。[2]

1928 年，哈佛大学的医学工程师菲利普·德林克（Philip Drinker）发明了现代铁肺，这个密封的铁罐子会推拉胸腔，替代迫使横膈膜收缩和舒张的压力。德林克发明铁肺是为了辅助脊髓灰质炎患者渡过病情最危急的阶段，该装置设计用于短期使用，帮助那

① 原文如此，实际应为"北京协和医学院"。

些有望恢复自主呼吸的病人。它的目的是让病人恢复呼吸，而不是让无望恢复的病人苟延残喘。德林克说，铁肺的设计意图是"通过持续几小时甚至几天的人工辅助，让所有呼吸道麻痹的病人有机会恢复正常呼吸"。当时的社会刚刚开始直面这种可怕的新疾病带来的冲击，没人认真考虑过长期使用这种急救设备。[3]

弗雷德·斯奈特让大家看到了一种新的可能。他一刻都没有离开过铁肺，14 个月后，他开始了从北京返回芝加哥的危险旅程，媒体报道将其称为"现代最伟大的医学远征之一"。他乘坐"配有发电机的救护车"从医院前往火车站，然后被抬进"特制的行李车厢"，远行 900 英里（约 1 450 千米），跨越中国的广袤平原，抵达上海港。每到一站都有大批人蜂拥前来围观斯奈特，他被戏称为"疯狂的外国魔鬼"，人们惊讶地看见，他整个人都塞在奇怪的金属装置里，只有头露在外面。在上海，斯奈特一家和"医生、护士、护工组成的 25 人团队"一起登上了远洋客轮"柯立芝总统号"，踏上了回家的漫漫长路。"那具钢质呼吸器里藏着我最宝贵的财富，"老弗雷德·斯奈特表示，"我告诉儿子，我的全副身家如果不拿来救他的命，那就毫无价值。"[4]

年轻的弗雷德·斯奈特将面临怎样的命运？每个人都想知道答案。《新闻周刊》推测斯奈特会逐渐康复，"有朝一日这位囚徒会走出铁牢"。《时代周刊》则悲观地认为斯奈特会"继续偷生几年，直到无用的肌肉和关节越来越虚弱，无法支撑他的生存欲"。没人觉得斯奈特会长期生活在呼吸器里。这样的酷刑如果遥遥无期，那简直毫无可能活下去，是的，无法忍受，难以想象。[5]

但事实却正是另一番景象。几个月之后又过去了几年，斯奈特熬了过来。绑在胸口的便携式呼吸器让他能够离开铁肺一小会儿。公众兴趣越来越浓。1939 年，斯奈特前往法国卢尔德①，随行人员包括一位医生、五位护士、两位看护人、一位理疗师和一位负责维护呼吸器的机械师。媒体做了跟踪报道，斯奈特在卢尔德冰冷的治愈之水中沐浴。"如果上帝的意志是让我痊愈，那我会康复；如果上帝不愿意，那也别无他法。"斯奈特告诉记者："我觉得我有权请求上帝赐给我唯一的一样东西：面对这一切的力量。"[6]

没有什么法子能改善斯奈特的实际处境。"卢尔德之行结束后，"一位熟识他的牧师说，"弗雷德里克②顺从了命运的安排。"斯奈特一直躺在铁肺里，他没法自己刷牙、梳头、剃胡子，就连给自己擦鼻子都做不到。他失去了咳嗽的能力，所以护理者必须定期给他吸痰。进食的时候也必须按照呼吸器的节奏，呼吸器每四秒钟推动他的胸口起伏一次，每天 21 600 次。

但这只是故事的冰山一角。公众始终关注斯奈特，是因为他坚持要过"正常"的生活。他成为一位优秀的桥牌牌手，虽然他看牌得靠装在头顶的反光镜。他踏上跑道和大学橄榄球场，身后的拖车上放着备用的铁肺。"那天下午，他来到圣母大学运动场，全校都轰动了，"一位朋友回忆说，"客队进场，观众礼貌地欢呼；主队进场，欢呼声更大了；等到弗雷德里克进场，全场沸腾。"20 世纪 20 年代，克努特·罗克尼教练率领的"四骑手"曾称霸圣母大学橄榄球队后场；现在，斯奈特的追随者们尊称他为"第五位骑手"，他

① Lourdes，法国一座小镇，传说这里的泉水具有神圣的功效，会让病人奇迹般痊愈。
② 弗雷德的全名。

十分珍视这份荣誉。"他是圣母大学的传奇，""战斗的爱尔兰人社"① 曾有一份社刊这样写道，"我们学校有史以来最伟大的运动员之一。"[7]

1939 年，斯奈特与特雷莎·拉金（Teresa Larkin）喜结良缘，他们是在斯奈特患病之前认识的。两人的婚讯感动了全国——"铁肺里的男人结婚了"。斯奈特夫妇生育了三个孩子，每位孩子的出生都有媒体适时报道。时间流逝，斯奈特的健康问题越发严峻：胃溃疡、肾结石、心脏问题和骨骼退化接踵而来。1954 年，斯奈特逝世，终年 43 岁，公开的死因是"长期使用呼吸器"引起的心肺衰竭。或者用一位长期照顾他的护士的话来说，"在那个铁罐子里待了 18 年！"《时代周刊》写道，他的去世"是一位英雄的陨落。面对命运的玩笑，他付出了最大的努力挣扎求生、享受生活，这在美国历史上也是绝无仅有的"。[8]

当然，斯奈特不是普通病人。那个年代很少有成人罹患脊髓灰质炎，出现呼吸肌麻痹需要使用铁肺的病例则更少。他得到的资源也没有几个人能享受到。根据斯奈特父亲的估计，儿子的各种医疗费用共计超过 100 万美元。

不过这无关紧要，弗雷德·斯奈特成为那个年代脊髓灰质炎幸存者最有力的代言人——和罗斯福不同，他欢迎甚至鼓励公众探究自己的病情和健康状况。他定期拜访国家基金会，自称"被宠坏的孩子"，他代表所有脊髓灰质炎患者，因为"我知道他们的需求"。

从一方面来说，斯奈特代表着"精神超越肉体"的伟大胜利；

---

① 圣母大学的老牌运动社团，下设篮球、冰球、橄榄球等多个项目的运动队。

从另一方面来说，他的案例告诉我们，要让这样一具身体正常运转、保持活力需要花费多少金钱和精力。斯奈特不屈不挠的乐观精神除了虚幻的鼓舞以外还有何意义？人怎么能长期被困在这样的小型地狱里？基金会资助的呼吸器中心负责人回忆说："铁肺的发明原本是为了造福人类，但看到长期使用呼吸器的病人如此悲惨，护理者难免会开始思考，铁肺的存在真的是件好事儿吗……难怪病人会觉得自己死了还更好些，而且事实上，这样的病人什么都没法干，与死人无异。"9

当然，斯奈特既不需要国家基金会的帮助，也不需要他们的同情；他的情况十分特别。不过，他的动人故事完美契合了基金会宣扬的平等精神；基金会承诺不计成本地为所有脊髓灰质炎患者提供最好的照料，这位富有的年轻人多活了这么多年，其他人难道不应该得到同样的机会吗？

对巴塞尔·奥康纳来说，答案无疑是肯定的。他按照"企业模式"组建了基金会，然后宣布为所有人提供高质量的医疗援助。一般慈善机构的地方分会享有高度的自主权，但在国家小儿麻痹症基金会，重大事项全由奥康纳和他一手挑选的幕僚专家敲定。然后，具体任务再分配到基层有薪工作人员和无薪志愿者头上，这些人又分为两个部门：一个部门负责当地分会，另一个部门负责一毛钱进行曲。前一个部门的规模较小，主要负责完成总会下达的任务，满足本地区脊髓灰质炎患者的常规需求；第二个部门负责募捐，由成千上万的志愿者组成，其中大部分是女性，他们每年花几个小时集体行动，为一毛钱进行曲募集资金。捐款总额的一半上交给总会，另一半则留在本地社区。10

1939 年，第一个分会在俄亥俄州的科肖克顿成立了，当时大部分脊髓灰质炎幸存者都在自己家里苟延残喘。这样的人有多少？有人说大概 10 万人，有人估计是这个数字的 5 倍。1931 年报告新增病例 15 000 例以上，但在基金会成立的 1938 年，新增病例只有1 700 例。当然，有一点很清楚，脊髓灰质炎致残的总人数正在增长，而且他们中的大部分人全靠自己挣扎求生。那个年代，普通医院没有什么治疗脊髓灰质炎后遗症的设备，而且康复疗养的费用高得令人咋舌。那年头全国有医疗保险的家庭只有不到 10%，疗养院对脊髓灰质炎患者的收费大约是每年 900 美元，而全国的人均年收入才 875 美元。

地方分会是国家基金会的分支，也是总会扎根基层的眼睛和耳朵。需要帮助的人有多少？他们有什么需求？地方医院的设备足以应对脊髓灰质炎流行及其后遗症吗？地方上的医生和护士对这种病到底有多少了解？

答案常常令人沮丧。当时对脊髓灰质炎防治的基础支持简直不值一提——政府没有拨款给科研项目或是康复项目，也没有政府机构专门负责这件事，只有美国公共卫生局能提供一点可怜巴巴的指导和支持。几乎所有事情都得从头干起，大部分工作由国家基金会承担。

事实证明，这简直就是个无底洞。从 1938 年到 1955 年，基金会花了 2.33 亿美元照顾患者，占总预算的三分之二，这笔钱绝大部分用于支付患者个人的医药费账单。基金会官员说到做到，对于前来求助的人，他们从来不设收入门槛。基金会的目标是服务全社会，而不是做只针对穷人的慈善。"我们希望每个家庭尽最大的财力照顾患者,"总会告诉分会,"但并不要求他们证明自己的财力不足以满足医疗需求。如果脊髓灰质炎的高额医疗费用明显会带来过多困难,迫使家庭出售汽车、抵押房屋或是大幅降低生活水平,那分会应该提供帮助,支付全部或他们付不起的那部分账单。"最后,全国超过 80% 的脊髓灰质炎患者都能拿到基金会的大笔资助。[11]

不过,有些人得到的好处比别人多。虽然奥康纳很喜欢说"无论年龄、种族、宗教信仰和肤色,所有小儿麻痹症受害者都不应因缺钱而得不到照料",但事实上,种族真的有关系。在《吉姆·克劳法》① 仍占上风的年代,基金会没有胆量挑战南方的肤色红线。有一次埃莉诺·罗斯福提议在沃姆斯普林斯为"脊髓灰质炎黑人患者"修一个病区,结果别人告诉她说,"这样的事儿在佐治亚可不受欢迎。"从社会影响的角度来说,这样的举动会带来种族骚乱;从医学的角度来说也没什么好处。人们普遍相信黑人对脊髓灰质炎的"易感性"没有白人那么强,所以他们不需要那么多照料。[12]

但必须做点儿什么。忽略南方黑人会成为基金会的公关噩梦,也会影响罗斯福,他正在着手把黑人选民拉向民主党阵营,从传统上说,他们本来是共和党的支持者。1939 年,奥康纳解决了这个问题。农业大州亚拉巴马的塔斯基吉研究所完全由黑人组成,在罗斯福的授意下,奥康纳宣布基金会将捐助 172 000 美元给这家研究所,建立一个小儿麻痹症中心,"用于照顾有色人种"。两年后该中心开门迎客,罗斯福亲临现场,发表了主题演讲。"塔斯基吉的环境很好,"总统说,"每个元素都不可或缺,共同构建了这里的完美。"[13]

---

① Jim Crow laws,19 世纪末 20 世纪初美国南部及边境各州实施的种族隔离法律。

早在 1881 年，布克·T. 华盛顿已经资助塔斯基吉设立了一家医院和一所护理学校。此外，研究所最受敬仰的职员乔治·华盛顿·卡弗（很多人叫他"花生男"）正在寻找治疗脊髓灰质炎的办法，包括用花生油按摩受损肌肉。虽然大部分研究者觉得这种法子简直就是江湖骗术，但作为一位政治家，罗斯福采取了更温和的方式。"我有时候也会用点儿花生油，"他写信给卡弗说，"我相信它确实有所帮助。"[14]

塔斯基吉脊髓灰质炎中心设备一流，这是一座三层的小楼，配有健身房、支架调节室，还有 20 000 加仑（约 7 570 立方米）的疗养池。工作人员包括护士和理疗师，还有"全国仅有的两位黑人矫形外科医生之一"。最重要的是，塔斯基吉训练了数十位专业的医护人员，来照料分布在南方各个机构里的脊髓灰质炎患者，无论他们是黑人还是白人。[15]

20 世纪 40 年代，基金会在塔斯基吉投入了 100 万美元以上，这些资金代表着他们对所有脊髓灰质炎受害者的关爱，无论种族。不过与此同时，基金会官员似乎接受了"黑人的脊髓灰质炎问题不如白人严重"的观点。1946 年，研究部门负责人哈里·韦弗（Harry Weaver）就该项目向一位优秀的基金会受益人请教，并补充说："也许这个问题有点傻，但我确实有这么个印象，很多人觉得黑人得脊髓灰质炎的概率没有白人大。我非常希望听听你对这个问题的看法。"[16]

和韦弗持同样观点的人不少。黑人不容易感染脊髓灰质炎的论调可追溯到 1916 年，纽约脊髓灰质炎流行期间，当时一位政府官员宣布"黑人孩子多少有点免疫力；金发者比黑发者更易受到病毒侵染"。虽然纽约卫生专员黑文·埃默森很快戳穿了这条宣言，表示"本市的有色人种罹患脊髓灰质炎的概率与其他种族并无显著区别"，但黑人对脊髓灰质炎抵抗力更强的声音却不绝于耳。1946年政府针对部分美国家庭的调查显示，白人的脊髓灰质炎发病率的确高于黑人，也许正是这份报告进一步引起了韦弗的兴趣。但他没有看到，报告后面还有一份免责声明："不过，可能对有色人种的调查不如对白人那般详尽；或者这份报告的其他方面与针对白人的调查没有可比性。"[17]

韦弗的疑问得到的回应颇具启迪性。脊髓灰质炎研究先驱托马斯·弗朗西斯说，没有确凿的数据支持这个看法。"在1939年查尔斯顿的脊髓灰质炎流行中，白人的发病率是114/100 000，有色人种是147/100 000……1943年沃斯堡大流行，各种族的发病比例完全相当；1945年在田纳西州，基本还是这个结果。"弗朗西斯表示，如果非要说的话，其实从数据上看，黑人的发病率高于白人，因为"以前我们对黑人患者的统计没有对白人那么详尽"。

韦弗十分感激他的回答，同时也松了口气。"我会把你的信交给其他同事传阅，"他回复说，"我觉得他们会有兴趣的。"[18]

国家基金会的资金来自每年的募捐，也就是富兰克林·罗斯福生日前后的一系列活动。基本策略还是老样子：来自大人群的小额捐款，让亿万普通人加入这场运动。这些年主要的进步是他们征集了一支志愿者大军来募捐，也就是一毛钱进行曲。志愿者的工作简单而富有荣誉感。每年一月，他们开一两次会，然后开展募捐活动。困难的工作已经有人干了——纽约的官僚、本地分会的官员、致力于脊髓灰质炎康复的护士和理疗师、寻找疗法的研究者。

现在，募捐活动不光是为期一天的生日晚宴了。1939 年，总会倡议举行"一毛钱接龙"活动，让各城镇竞争谁能用硬币排成"最长的线"。基斯·摩根表示，这个噱头带来了"大约 20 万美元的捐款，我们称之为'新钱'"。次年，奥康纳说服好莱坞制片厂的头儿在院线里播映脊髓灰质炎宣传短片，同时让一位"一毛钱进行曲母亲"抱着捐款箱在观众中募捐。这些短片由基金会宣传部门出品，最令人难忘的一则名为《瘸子》。一位记者写道，短片开头是"一片乌云在空中蔓延，遮蔽了操场、农场和大厦，它带着不祥的征兆，冷笑着吞没了无数受害者。《瘸子》中可怕的阴影最终被国家基金会的志愿者驱散，后来我们知道，扮演志愿者的是一位十分年轻的女演员南希·里根。很多人被短片营造的气氛吓坏了，纷纷慷慨解囊资助基金会。"1941 年，单单从电影院的募捐箱里，一毛钱进行曲就拿到了 435 000 美元的捐款。[19]

然后爆发了珍珠港事件。随着国家进入战争状态，美国人又听到了爱国主义的召唤，请求大家购买自由公债，支持红十字会。奥康纳现在有点举棋不定。基金会是否应该暂停募捐活动？1941 年，全国报告的脊髓灰质炎病例近 9 000 例。全球笼罩在战争的阴霾中，在这样的时刻积极推动一毛钱进行曲的募捐活动是否过于自私？或者应该淡化处理一下？

基金会希望保持运动的势头，罗斯福也抱着同样的想法。在一份写给奥康纳的措辞尖锐的备忘中，总统表示"任何干扰"都是"非常不明智的"，他还补充说："征服小儿麻痹症的战斗……是我们所有人矢志追求的事业的核心部分。我最关心的是我们的男孩和女孩、年轻的男人和女人的健康。对我来说，这也是一条国防前线。"[20]

　　事实上，这份声明是总统在奥康纳的恳求下写的。它提供了基金会需要的东西：总统为脊髓灰质炎运动背书，赋予了它不亚于战争的重要性。那几年里，一毛钱进行曲打出政治中立的标语"脊髓灰质炎无党派"，获得了急剧扩张。在罗斯福的促成下，好莱坞全力以赴地为生日舞会摇旗呐喊。一家制片厂承诺在西海岸举办一场盛大的表演，由"朱迪·加兰演唱《电车之歌》，西纳特拉演唱《我想知道此刻谁在吻她》，还有克劳斯贝献唱一首老式的滑音代表作"。另一家公司答应派出杰克·本尼、安·谢里登（"美国甜心"）和一批"巨星"参加东海岸的活动。还有一家公司建议让默片明星兼前任"美国甜心"玛丽·璧克馥出任一毛钱进行曲"女性志愿者"的荣誉主席。罗斯福很欣赏这个主意，璧克馥如愿上任。[21]

　　虽然生日舞会已经基本恢复了元气，但现在主要的捐款来源是电影院的募捐箱。国家基金会密切关注这个渠道，每间剧院，每个地区，每家制片厂都在他们的掌握之中。一份机密的备忘录中写道："据不完全统计，1945 年，洛伊斯影院的募捐收入约为 530 000 美元，1944 年的数字是 444 000 美元……RKO 影院募集了约 232 000 美元，相比前一年的 199 000 美元有显著增长。"捐款金额不断攀升。1938 年，一毛钱进行曲的年募捐额总计 180 万美元，到 1945 年，这个数字增加到了 1 900 万美元，除了美国红十字会以外，没有哪家慈善机构有过这样的增长幅度。这些捐款有 40%（约 800 万美元）来自各地的电影院。[22]

　　不过那几年基金会还做了另一些事情。每年报告的脊髓灰质炎病例数量也开始上升，从 1941 年的 9 000 例增加到了 1944 年的

19 000 例以上，达到了 1916 年那次大流行以来的峰值。没人能解释确切的原因。有人怀疑是战场上归来的士兵将脊髓灰质炎病毒带回了家乡，有人觉得是战争引发的国内人口大迁徙（从农场前往防御设施）让数百万毫无抵抗力的人暴露在危险的新病菌面前，还有人觉得，美国人对清洁的狂热越演越烈，虽然这对控制其他感染至关重要，却可能以某种方式导致了脊髓灰质炎的增加。"脊髓灰质炎与贫穷、营养不良、恶劣环境并不明显相关。"1942 年，基金会的一项研究作出总结。如果非要说的话，情况可能恰恰相反。[23]

公众过了一段时间才注意到这一点。当时所有人都忙着支援战场、关注战争伤亡。但是，随着脊髓灰质炎患者的不断增加，基金会孜孜不倦的宣传慢慢开始产生影响。1944 年，一系列来势汹汹的大流行让美国人短暂地瞥见了可怕的未来。脊髓灰质炎以泰山压顶之势横扫毫无防备的社区，最严重的疫情出现在北卡罗来纳州希科里附近，这也是巴塞尔·奥康纳和国家基金会首次面对真正的考验。

疫情出现在 6 月初，也就是盟军登陆诺曼底的前夕。北卡罗来纳州西部的一个男孩病倒了，发烧、脖子僵硬。他匆匆赶往夏洛特纪念医院，结果被确诊为脊髓灰质炎。其他病例接踵而来，患者人数太多，隔离病区很快人满为患。汽车、四轮马车和救护车送来发烧的孩子，医院将他们安置在前院的军用帐篷里。周围的医院也不堪重负。"瘟疫如潮水般横扫卡托巴河谷，"《生活》杂志报道，"孩子们深陷痛苦之中，肢体虚弱，有的人无法吞咽甚至难以呼吸。从山顶的矿工村到谷底的工业小镇，从偏远的农场到城市的中心，瘟疫无孔不入。"[24]

他们的故事有一条共同的线索。时年 14 岁的艾迪·弗劳尔斯回忆起脊髓灰质炎来袭时背部的剧痛，短短几小时内，她的手臂和腿就瘫痪了。她没法坐起来，也没法自己进食。"太可怕了，"她说，"我觉得自己快死了。"9岁的艾利斯·多尔顿上床时抱怨头痛、脖子僵硬，晚上她醒来起夜，却重重地摔倒在地板上。"妈妈，快来帮帮我，"她哭喊道，"我摔倒了，爬不起来……我的腿不管用了。"两个女孩都被紧急送往医院，两栋房子都被隔离起来。一位卫生局工作人员告诉多尔顿一家："艾利斯的所有玩具和书籍都必须烧掉。去后面挑个大垃圾桶好好点一把火，把所有东西都烧掉！"[25]

恐慌笼罩了整个地区。公共活动被取消了，游泳池、电影院和图书馆关门谢客。希科里的夏天闷热难耐，开车的人却把车窗关得紧紧的。火车加速驶过这里，毫不停留。相邻各州的卫生官员警告北卡罗来纳居民保持距离。"脊髓灰质炎须知"出现在新闻、信箱和商店橱窗里："避免过度劳累、疲惫和骤冷，天气炎热时不要一头扎进冷水里……请格外注意个人卫生……饮用最干净的牛奶和水……别让苍蝇靠近食物……不要在被污染的水中游泳……尽量减少与其他儿童的接触……请勿前往疫区。"[26]

希科里是一座专营家具制造的小镇，拥有15 000人口，当时的媒体称为"脊髓灰质炎之城"。"外面的人把我们这当成了麻风村，看见我们就像看到麻风病人一样唯恐避之不及。"一位当地人回忆道。镇民向国家基金会求助，卡托巴县刚刚成立了他们的分会。消息传到纽约，巴塞尔·奥康纳决定亲自上阵。他觉得这场危机既是一次人道主义挑战，又是一个绝佳的公关机会，让基金会直面来势汹汹的疫情。希科里提供了这个舞台。

基金会同意为临时的脊髓灰质炎医院提供人员和设备，医院建筑是当地居民在附近的夏令营场地上搭建的。这个计划相当冒险。他们号召希科里人民接收全州的脊髓灰质炎患者，这意味着允许更多"病菌"进入这个已经深受其害的社区。瘟疫面前无英雄。事实上，一家当地报纸坦承："如果易感人群是成人而不是（我们的）孩子，恐怕所有人都会逃离这座小镇，从市长到扫大街的清洁工，无一例外。"[27]

基金会公开招募志愿者，数百人前来应征。"藏起让我们瑟瑟发抖的恐惧。"一位应征者说。商人捐献建筑材料来弥补战时配给制度造成的短缺，木匠、水暖工和电工自带工具前来帮忙，工地上安装了强光灯，人们夜以继日地工作。电话公司装好了交换机，家庭住户借出了电动洗衣机和真空吸尘器，一车车玩具魔术般出现。农民开着卡车送来肉类和蔬菜，在佩枪警卫的监督下，县里的囚犯清理了灌木，挖掘了水管。州长假释了 32 名女性囚犯，让她们帮忙干一些家务杂事。

这一切都发生在 54 个小时内：一座"粗糙松木板搭成的医院"拔地而起，配有入院处、厨房、洗衣房、实验室、手术室、隔离区、病房和理疗裙楼，矫形科护士从明尼苏达大学赶来，理疗师则来自约翰·霍普金斯。他们中的大部分人都是在国家基金会的资助下完成专业训练的。耶鲁大学脊髓灰质炎中心派出了一组流行病学专家来探寻此次爆发的源头。他们检查水源和下水道，捕捉苍蝇和昆虫，抽取病人血样——什么都试过了，就是找不到病源。基金会从新近建立的地区设备仓库里火速调来铁肺、水疗箱和医药补给。希科里的一位医生回忆，医院开张的第一夜，赶往这里的车辆川流不息。"救护车门一辆接一辆地打开，"他说，"紧搂着孩子的母亲伸直身体，将食指放在嘴唇上。'嘘，'她轻声说，'我们从夏洛特出来他就睡着了。'孩子已经死了。"[28]

和大部分脊髓灰质炎流行一样，凉爽的秋风吹走了北卡罗来纳的疫情。截至关门结业，临时医院收治了454名患者，其中来自卡托巴县的就有71名。据称那个夏天入院的患者有三分之二"彻底痊愈"。本次流行期间，基金会总计花费约40万美元，用于幸存者康复疗养的资金更是远高于这个数字。

当然，他们获得的关注是无价的。"希科里奇迹"成了未来募捐活动的金字招牌，这场行动被视作一场医学战争。患者微笑的照片传遍全国，宣传标题写道："你的一毛钱帮助了这些孩子。"

在北卡罗来纳州的大流行中，最年幼的患者肯尼思才刚刚7个月，小儿麻痹症让他的腿和背瘫痪了。他被紧急送往医院，治疗很快有了效果，三个月后他就完全康复，回到了家里。

还不到两岁的杰里刚刚开始学走路，但他的学习之路很快被脊髓灰质炎打断了。病魔侵扰了他的腿和背，但及时的入院治疗让杰里迅速康复。

这是三岁的朱迪。入院时他的脖子、背和腿都疼痛不已，专家的照料很快让朱迪完全康复。[29]

这是第一批海报儿童，脊髓灰质炎如今的代言人：年纪小、肤色浅、意志坚定、正在康复，而且很特别。正如北卡罗来纳一家报纸所言："如果你的孩子美丽、活泼、有个性、好动、精力旺盛、招人喜欢、可爱、富有领导力或是智商高于常人，那他或她罹患脊髓灰质炎的风险更大。（我们这儿）确实有病人比较笨、不招人喜欢，但这样的是极少数。"原因似乎是这样的，浅肤色招人喜欢的孩子通常更活跃、更喜欢跟人打交道。"在一群玩伴里，这样的孩子更好强，所以他们在泳池里会游得更卖力，在操场上会跑得更拼命，（于是）也更加疲累。而凡是疲累所到之处，脊髓灰质炎老头儿也不远了，他藏在暗处，伺机击倒筋疲力尽无法自保的受害者。"[30]

这套理论在卡托巴河谷广受认可，未来数年里它还会像野火一样蔓延全国。哪个脊髓灰质炎患者的父母不相信是真的？而读到这样的报道，哪位父母不会更感恐慌？那么，这个说法是哪儿来的？卡托巴人似乎知道。他们说，最先是"国家基金会……派到北卡罗来纳的小儿麻痹症专家说的"。[31]

对于那些在希科里脊髓灰质炎临时医院里待过的人来说，记忆里最鲜明的是一股奇怪的霉味儿，这样的气味在病房里挥之不去。"医生和护士我一个都不记得了，"50 年后，一位曾在希科里住院的病人说，可是"直到今天，湿羊毛的气味仍会让我想起往事。我忘不掉那些热敷带有多烫，简直就是折磨！"[32]

"所有幸存者都记得湿羊毛热敷带的气味，这真的很有趣，"另一位患者说，"那样的气味让你永生难忘。"有人还清晰地记得热敷疗法的细节。

他们量遍了我全身上下——脖子、肩膀、前臂、双手、躯干、大腿、小腿还有脚。为了贴合我的尺寸，他们裁了三套热敷带……一套……是拿军用毯子裁的；一套是某种……塑料；还有一套是棉毯……军毯放进压力容器里蒸得很烫很烫……

先把羊毛带子一片片裹在身上，用塑料盖起来，然后用棉毯整体固定。热敷要持续一个小时，然后取下来……再敷一套。

热敷时有两种感觉十分强烈。一种是痒……另一种是臭。[33]

热敷是伊丽莎白·肯尼护士（Sister Elizabeth Kenny）的招牌疗法，她是当时最受欢迎也最受争议的理疗师。1880 年，肯尼出生在澳大利亚的新南威尔士，她的早期职业生涯是在澳洲内陆一个特别偏远的地方担任乡村护士，那地方人称"永不村"（因为传说来到这里的游客都发誓说"永远永远不"再回来）。某一次，她邂逅了一位生病的小女孩，当时女孩疼得身体都扭曲了，而且有瘫痪症状。肯尼发电报向外科医生汇报自己观察到的症状，医生回复说："小儿麻痹症。无已知疗法。尽你所能减轻症状。"[34]

肯尼没有接受过正规训练，她不是护士学校毕业的，虽然她后来宣称自己有学历。她拥有的是对人类解剖结构的敏锐直觉，这是通过多年的观察锻炼出来的。直觉告诉她，治疗这些症状的关键是迫使患者身上受影响的区域放松下来。她眼里的小儿麻痹症更像是肌肉痉挛而非神经性疾病。肯尼从内陆归来，带回来了一个惊人的故事，她宣称自己治愈了 6 名残疾儿童，方法是用自制热敷带（在沸水中浸过的羊毛带子）热敷受损肢体，然后"重新教会"虚弱的肌肉恢复正常功能。[35]

公众的反应可想而知。澳大利亚的医疗机构拒绝承认这种疗法，但绝望的病人聚集到肯尼身边。接下来的数年，围绕肯尼疗法的争议从未停歇，一流专家组开始研究她的成果。1938 年，专家组发布报告谴责肯尼的疗法既草率又不科学，于是她离开澳大利亚前往美国。肯尼相信，她的非常规疗法在美国会更受欢迎。她说，美国医生"既保守又充满对未知事物寻根究底的好奇心，正是这样的好奇心让这个国家在几乎所有的科学领域都名列前茅"。[36]

时机似乎相当完美。脊髓灰质炎的病后康复仍处于十分原始的阶段。1916 年，罗伯特·洛维特写了一本该领域的拓荒著作，后来照顾富兰克林·罗斯福的也正是这位医生。书中洛维特推荐患者在病情急性发作期间彻底卧床休息，然后再洗热水澡、锻炼和按摩。后面那些年里，美国几位矫形外科医生提出了一套治疗方法，和后来肯尼据为己有的疗法十分相似，不过当时他们的声音被忽略了。20 世纪 30 年代兴起了一种新疗法，这种方法十分可怕，不禁让人想起弗兰肯斯坦博士：用木头夹板和石膏彻底固定病人的身体，以免肌肉和关节变形。"有一点很明显，"一位脊髓灰质炎专家回忆道，"长期彻底固定瘫痪肢体的论调风行一时，要证明这种疗法无效甚至可能有害，需要极其旺盛的精力。"[37]

极其旺盛的精力，说得一点都没错。伊丽莎白·肯尼之所以被称为"护士"，是因为她曾服务于英联邦护士队，这位非同凡响的人物收集朋友和敌人就像普通人收集邮票和硬币一样。"这位女性拥有诸多特质，她天生精明而倔强，自尊心强烈，而且巧舌如簧，"一位记者写道，"她简直就像飓风，体型庞大笨拙，白发浓密，面孔红润，嘴角坚毅。"肯尼总戴着招牌式的宽檐簪花帽，看起来"大约有 7 英尺（约 2 米）高……很壮"，一位病人回忆道。作为一位不知疲倦的自我推销者，为了配合自己气势逼人的体型，她为自己塑造出一个颇具传奇色彩的形象。她吹嘘说，"一战"期间，"我坐着黑船在危险地区待的时间比世界上任何一个女人都多"。来到美国那一年，她 59 岁，接受媒体采访时她会给自己减掉 6 岁以上。"诚实不是她的长处，"一位批评家表示，"她自称资深护士，却从未接受过基础的护士训练……同样地，她自称曾受邀前往英国几家医院工作，这也不是真的。在《美国名人录》里，她甚至替自己编造了一份大学学历。"[38]

人们对她的疗法接受程度不一，这是最客气的说法。带着被她治愈的病人写的推荐信，肯尼在纽约拜谒了巴塞尔·奥康纳。"他听了三个小时，"肯尼的传记作者维克托·科恩写道，"但是最后，她被告知基金会不做研究也不治病，他们只是为从事这方面工作的机构提供资金。"更糟糕的是，奥康纳请求基金会首席医学顾问托马斯·里弗斯抽出几分钟来听听肯尼的想法，里弗斯直接拒绝了。他说，那个女人对脊髓灰质炎几乎一无所知，"我实在受不了她"。[39]

抱有这种想法的不只里弗斯一个。《美国医学会杂志》傲慢的编辑莫里斯·菲什拜因给了肯尼同样的冷遇。"她进来的时候戴着那顶帽子，看起来简直就像纳尔逊将军①，"他讥讽道，"一看就像个疯子。"然后肯尼前往梅奥诊所，在这里她受到了更文明的对待。一位医生告诉她附近的明尼阿波利斯正在流行脊髓灰质炎，建议她去那儿当志愿者。肯尼完全可以拒绝，不过身心俱疲的她选择了接受建议。在明尼阿波利斯，她找到了几位愿意把病人托付给她的矫形外科医生。初步的成果振奋人心。"我们几乎不相信自己的眼睛，"明尼阿波利斯市市长回忆说，"曾经如坟墓般安静的脊髓灰质

---

① 18 世纪末 19 世纪初的著名英国海军将领及军事家。

炎病区现在竟充满了笑声！只消看一眼，我们就知道，这位面孔如花岗岩般坚毅的女人的确有一套。"[40]

这个领域亟须人道，肯尼带来了一线光明。她相信脊髓灰质炎不会损伤身体的运动神经元，只是会引发一系列痛苦的肌肉痉挛，造成肌肉严重扭曲。既然这是一种肌肉疾病而非神经性损伤，那长期固定患者肢体显然是最糟糕的主意。夹板和石膏只会加剧残疾而非预防，但热敷与温和的锻炼会解除痉挛，让病人重新学会使用"陌生的"肌肉，就像健忘症患者一样，靠身体和精神共同构建形象记忆，然后练习那些曾经最自然不过的动作。"无论她是否知道动物实验证明了她的部分观点，"一位支持肯尼疗法的医生表示，"她确实意识到了，只要瘫痪并非不可逆转，那么循序渐进的持续锻炼会有回报。那时候，得了脊髓灰质炎的孩子可能三岁就会戴上夹板，持续两年，直到孩子自己都忘了肢体的存在。如果你能让病人看到受损的肢体有相当的进步，你常常能让他们丢开拐杖，重新走路，不可思议地康复。"[41]

对很多人来说，肯尼护士老旧的脊髓灰质炎理论不值一提，真正重要的是她行之有效的临床疗法。亲眼看见过她治疗过程的人常常会受到感化。一位目击者回忆说：

有个小女孩大腿前面的一块肌肉失去了知觉，她严肃地告诉肯尼护士，说她画着十字谴责自己的股四头肌太过懒惰，她相信今天会有点进步了。

"啊，你的股四头肌病得很厉害，"肯尼护士微笑着回答，"但这次我们会让它恢复正常的，对吧……？"

然后，肯尼护士用流利得惊人的拉丁语向我们解释："上次接受分析的时候，医生说这位病人必须重新打开脑子和受影响肌肉之间的神经通道。要是她能像熟人一样和自己的肌肉说说话，做到这一点就会容易得多。"[42]

事实胜于雄辩。她经手的很多病人出现了明显的进步，其中包括一些被断言"毫无希望"的孩子。肯尼治愈的病人到底有多少，他们恢复的原因到底是什么，人们展开了激烈的争辩。肯尼坚称她的病人里80%的人完全康复，没有瘫痪，而接受矫形外科治疗的患者只有10%～15%的康复率，不过她从来没打算过证明自己的宣言。"我来到美国是为了教给大家我的治疗方法——而不是投身科研实验。"她这样宣布。不过，肯尼疗法的效果确实优于其他方式，她对孩子们的照料也尽心尽力，这无可否认。用明尼阿波利斯一位医生的话来说："如果我的孩子得了脊髓灰质炎，我会希望他接受肯尼法的治疗。"[43]

消息很快传开了。报纸和杂志把肯尼描绘成了一位不知疲倦的斗士，面对思想封闭的医生老爷们，她孤军奋战。卑微的女护士对决尊贵的男医生，她遭受的奚落越多，她的传奇就越伟大。《周六晚间邮报》将她尊为"来自澳洲腹地的治愈者"。《读者文摘》的文章题为"肯尼护士 vs. 守旧的医学卫道士"。她是"一位意志坚定的女性，没有时间玩政治"，文章写道，"但是她却不幸踩了某些人的痛脚"。《生活》杂志称她为"今日医学世界里最具争议性的公众人物"。一份民意调查征集"仍在世的最受尊崇的十位人物"，肯尼名列第九。1943年，她出版了自传，书名十分低调：《他们应当行走》（And They Shall Walk，典出《以赛亚书》40：31），甫一出版便畅销不衰。好莱坞以她为原型拍了一部致敬电影，由罗莎琳德·拉塞尔主演，肯尼曾为这位女演员年幼的儿子治过腿部"肌肉痉挛性麻痹"。根据一位影评家的描述，剧情中包含如下内容："① 接受肯尼护士治疗的脊髓灰质炎重度患者全都迅速而彻底地康复了；② 她能让70%佩戴矫形辅助装置的孩子摆脱支架……③ 如果由矫形外科医生来治疗，'每100个病人就有88个'会永远成为瘸子；④ 绝大部分矫形外科医生反对肯尼护士的方法并不予采用。"[44]

舆论把巴塞尔·奥康纳推到了风口浪尖。肯尼护士的杰出成就不仅应当得到承认，还应该得到资金。她的名望货真价实，一毛钱进行曲的亿万信徒站在她的身后。公众显然希望肯尼得到基金会的支持，这也是肯尼本人的愿望。问题在于谁掌握控制权。基金会的一位官员写道："肯尼小姐不会跟她无法控制的人共事，也不会跟她无法获得领导权的任何一个组织合作。"[45]

奥康纳和她的性子一样。肯尼真正惹他不喜欢的地方在于她高傲的独立性，她拒绝屈从于他，或者说拒绝屈从于任何人。奥康纳评价说肯尼有"耶和华综合征①"，这无疑是真的。"我有一个消息要传播给全世界，而我不会退缩。"她说。在肯尼看来，奥康纳只有一条路可走：老实低头，别提问题，资助她的项目，帮助她治愈世界。"奥康纳恨不得别人一听到他打喷嚏就跳起来，"她说，"但我可不会听他的。"[46]

奥康纳回忆道，资助肯尼护士实在是件令人烦躁的事情。大部

---

① Jehovah complex，分析心理学派中的一种神经性疾病，患者异常骄傲自负。

分脊髓灰质炎专家都觉得她是个江湖郎中。事实上，1944 年，美国医学会下属的委员会揭穿了肯尼吹嘘的治愈率，"蓄意歪曲真相"，并补充说，"没有任何证据表明肯尼疗法能够预防或减轻脊髓灰质炎引起的瘫痪"。在奥康纳看来，更麻烦的是国家基金会因此面临的财务风险，因为他们曾发誓说为脊髓灰质炎患者提供最好的照料，无论费用。正如一位分析家的解释："不让病人动弹的法子既简单又廉价：只需要一位护士就可以管理很多病人。新的肯尼疗法要复杂得多，也昂贵得多，但人们想要的就是这个。"对忧心忡忡的父母来说，肯尼疗法无可替代。[47]

20 世纪 40 年代初，基金会在强大的舆论压力下拨出巨款资助了一系列为期 9 周的肯尼疗法培训班，并为接受肯尼疗法的患者支付账单。但是对肯尼来说，这还不够。她指责基金会的培训班过于表面化，根本没做什么像样的培训，并决定亲自主办为期两年的培训课程。1946 年，基金会驳回了肯尼 84 万美元的资金申请，说她在明尼阿波利斯开办的机构伊丽莎白·肯尼研究所根本不值得浪费这么多钱。肯尼的反应不出所料，她愤怒地表示，"奥康纳手下的基金会根本就无视残疾儿童的哭号。"[48]

但肯尼的好日子快到头了，狡猾的奥康纳抢走了她的风头。两年才培训出寥寥几位治疗师，残疾儿童等不起，他们现在就需要帮助。重要的是尽快普及肯尼疗法——无论肯尼本人是否掌控局面。

1951 年，肯尼黯然离开美国返回澳大利亚，次年就去世了。讣告盛赞她是一位先驱，她常识性的疗法带来了脊髓灰质炎康复领域的革命。虽然有人回忆起她和国家基金会的激烈争执，但基金会的铁腕牢牢掌握着脊髓灰质炎运动的方向，肯尼的挑战无异于蚍蜉撼树。在肯尼临死前的几个月，她在欧洲的脊髓灰质炎国际研讨会上最后一次见到了巴塞尔·奥康纳。肯尼没有收到正式邀请，奥康纳也拒绝与她握手。考虑到他们之间的恩怨，这似乎是个悲伤却又恰如其分的告别。[49]

5 孩子上海报，母亲在行动

1945 年 4 月 12 日，罗斯福总统因脑出血在佐治亚沃姆斯普林斯的"小白宫"逝世。灵车离开沃姆斯普林斯那天，司机在佐治亚礼堂前停留了片刻，让工作人员和患者最后一次向总统致意。数百人出现在礼堂前，很多人坐着轮椅或是躺在担架上，浆得笔挺的衣服和病号服汇成了一片白色的海洋。"这个群体从未如此切实地出现在所有人眼前，"一位目击者回忆说，"孩子安安静静地站在中年人身边等待，现场没有一丝嘈杂。"一位音乐家出现在人群中，用手风琴奏出民歌"回家"，他的脸上泪水滂沱。这一刻，他们都是罗斯福的朋友。[1]

对亿万美国人来说，罗斯福是他们唯一认识的总统，或者至少是唯一记得的总统。他在白宫里干了 12 年，首次当选是在 1932 年，随后连任了三届。他领导这个国家走过了大萧条和"二战"，这是许多人生命中印象最深刻的重大事件。"他清晰地知道世界的走向，或者至少看起来他知道，"《生活》杂志写道，"一切都在他的掌握之中。"

罗斯福的死震动了国家基金会。他是基金会的缔造者和精神领袖，同时也是基金会募集资金的黄金招牌。多年来生日舞会项目为基金会带来数以百万计的捐款，罗斯福的死让这个项目戛然而止。更糟糕的是，基金会和好莱坞制片厂高层的关系也因此而疏远了，此前他们不遗余力地帮助脊髓灰质炎运动，无非是因为与罗斯福的私人关系。1944 年，他们曾如此许诺：

我们电影业决定联合起来，讨论以何种方式支持一毛钱进行曲，并借这个机会向尊敬的富兰克林·德拉诺·罗斯福再次致敬，他的卓越领导为这一人道主义事业作出了杰出贡献。[2]

　　罗斯福逝世后，局面急转直下。1946 年，各制片厂决定取消电影院里的募捐箱，转而直接向联合劝募会①捐款。一毛钱进行曲只收到了一张 30 000 美元的支票，奥康纳勃然大怒。基金会失去了最棒的捐款渠道。"太无耻了，"他咆哮道，"我相信电影院的顾客很高兴也很渴望捐款给一毛钱进行曲……所以那些院线拒绝设立观众捐款箱简直就是毫无理由。"事实上，院线方的理由十分充分。富兰克林·罗斯福已经死了。[3]

　　失去电影院的收入带来了沉重的打击。但长期来看，更麻烦的是联合式慈善的兴起，或者说"大慈善"，联合劝募会就是这种方式的代表。1945 年，国家基金会独力募集了 1 900 万美元，但是以后，他们或许得被迫跟其他较为弱势的慈善组织分享这块蛋糕，一毛钱进行曲差不多算是完蛋了。

　　奥康纳不打算坐以待毙。"二战"结束后，他开始不屈不挠地抨击联合式募捐，指责联合式募捐的鼓吹者正在扭曲美国的基本精神。"头脑的独立性、选择的自由性、在良知的指引下作出最佳选择的权利，这是每位公民不可剥夺的权利。"他谦逊地表示自己的主张与"五月花号的乘客、波士顿倾茶事件的参与者、独立宣言的签署者"一脉相承。靠着孤军奋战，基金会成为这个国家最成功的慈善组织；靠着孤军奋战，它让一种毁灭性的疾病得到了公众的密切关注；靠着孤军奋战，它终将获得最后的胜利。

---

① United Way，美国著名慈善组织，旨在联合多渠道力量服务本地社区，成立于 1887 年。

脊髓灰质炎十分独特，奥康纳面临的压力很大。这种疾病会让成千上万的儿童变成残疾，其中部分患者需要持续数年接受昂贵的治疗和照顾。它是美国唯一一种仍处于上升期的传染病，没有任何已知方法能够预防或治疗。如果脊髓灰质炎突然爆发，除了国家基金会，还有哪个慈善组织能立即送出援助？或者能负责任地满足每位幸存者的需求？或者组织一群科学家解开脊髓灰质炎之谜，将它从地球上抹掉？"我们不会抛弃我们的志愿者，"奥康纳承诺，"不会抛弃我们的医护人员，也不会抛弃我们宝贵的青年研究生。病人的福利不应仰仗那些'健康资本家'的慈悲，他们唯一的信条是'方便'，我们不会把任何一位病人留给他们去照顾。"[4]

各地分会很快收到了总会接踵而来的无数通知，反复提醒他们联合式募捐有多邪恶，再三警告说，如果有谁胆敢挑战基金会神圣的独立性，他们的分会资格将被吊销。基金会的宗旨从未更改：

一毛钱进行曲不会屈从于胁迫加入联合式募捐。

脊髓灰质炎病毒不死，一毛钱进行曲不止。

脊髓灰质炎病毒不知道什么叫预算。

所以一毛钱进行曲无法做出预算承诺。[5]

罗斯福之死标志着一毛钱进行曲的新方向。"后来我们发现，失去电影院的捐款渠道其实是件好事，"一位基金会官员回忆道，"因为它迫使我们扩展募捐范围，开拓新的募捐渠道。"基金会计划让公众进一步关注残疾儿童的困境，借此让家长（主要是母亲）更深入地参与到这场运动中。现在，与脊髓灰质炎的战斗应该成为每一个美国家庭的责任。"二战"结束后，中产阶级不断增长，以儿童为中心的文化越加鲜明，人们都想保护孩子，让他们健康成长。在这样的大背景下，脊髓灰质炎运动正当其时。[6]

那是婴儿潮的时代，美国社会空前繁荣，人口也出现了前所未有的增长。从战场上归来的老兵中最流行的歌是"让我弥补失去的时光"。大萧条期间，美国的结婚率和出生率跌到了历史低点，而从 1946 年开始，这个国家迎来了结婚率和出生率的井喷式增长。20世纪 40 年代，每个家庭的平均子女数量从 2.6 人跃升至 3.2 人。拥有 3 个孩子的家庭翻了一番，而拥有 4 个孩子的家庭是原来的 3 倍。十年间全国人口创纪录地增加了 1 900 万人。那个年代避孕知识正在迅速普及，这样的人口增长简直就是印度式的。

脊髓灰质炎同样也在增长。1946 年，全国报告病例高达 25 000例，几乎赶上了 1916 年那次大流行。此后的几年间，年新增病例震荡攀升，于 1952 年达到高点，58 000 例。对儿童和青少年来说，脊髓灰质炎现在变成了增长最快的传染病。从统计学上来说，罹患严重脊髓灰质炎的概率不大，留下永久性瘫痪的概率更小，致死的概率简直可以忽略不计。但从心理上说，脊髓灰质炎的影响重如大山。受害者的年龄这么小，留下的残疾又如此明显，看到这一切，统计学上的百分比就失去了意义。孩子戴着腿部支架蹒跚前行，或是坐在轮椅上，或是平躺在铁肺里，这样的场景让人触目惊心；没有任何方法能预防脊髓灰质炎带来灾难，而它又是如此神出鬼没，每个人都面临风险，简直令人毛骨悚然。

美国人很少像这样密集接触关于某种疾病的资讯，或者说从来就没有过。大部分信息来自国家基金会，他们的手法十分巧妙，一方面唤起公众对脊髓灰质炎的担忧，一方面宣传必将到来的胜利。基金会的公关部门现在有 30 个人，他们炮制出了无数的宣传手册和文章。20 世纪 40 年代，随便拿起一本女性杂志，或是走进某家诊所的候诊室，你肯定会看到这样的标题："致家长：小儿麻痹症须知""你能以什么方法帮助脊髓灰质炎运动""医生……我该怎么做？"事实上，在那个年代，关于脊髓灰质炎的新闻报道有很大一部分是软文，甚至有一部分是枪手作品，它们真正的作者是基金会纽约总部的公关人员。[7]

　　1946 年，一毛钱进行曲推出了第一位"官方"脊髓灰质炎海报儿童。这个主意颇具争议性，掀起了辩论热潮。该如何塑造脊髓灰质炎受害者？他应该愉快而乐观，还是恐惧而悲伤？他是应该完全康复、自信地走向明天，还是正面临残酷而不确定的未来？"希科里奇迹"活动拍摄了患儿康复过程中的诸多辛酸照片，以此为鉴，基金会选择了乐观的一面。海报上的孩子应该"生气勃勃，是脊髓灰质炎幸存者的理想榜样"，一位历史学家写道，"衣着整洁、容光焕发、精力充沛，只要得到大家的帮助，他就什么都不缺了。基金会的策略颇具压迫性，工于心计，但为了消灭脊髓灰质炎，这么做是值得的，他们的策略成功了。"[8]

　　第一位海报儿童是 6 岁的唐纳德·安德森，他来自俄勒冈的一座小镇，1943 年被确诊为脊髓灰质炎。当地医生这样形容他的症状："颈部轻微僵硬，左臂虚弱，右臂明显虚弱，双股严重虚弱，右股完全无力。"波特兰的圣兄弟会残疾儿童医院有基金会资助建立的脊髓灰质炎专区，唐纳德被送到这里时情况非常糟糕，几乎完全瘫痪。经过 7 个月的治疗，他出院了，"脖子和手臂上戴着支架，背上也有护具支撑"。但是，他至少能走路了。[9]

一毛钱进行曲的志愿者给住院的唐纳德拍了一张照片，照片里的小男孩透过婴儿床向外张望。这张照片感动了当地的很多人，他"渴求的目光"和"大大的眼睛"似乎很符合人们心目中的印象：脊髓灰质炎总是侵扰最无辜的生命。更妙的是，唐纳德显然很享受聚光灯的照射。"尽管有很多人向他表示关爱，他却没有恃宠而骄，"基金会的一份备忘录写道，"他有点喜欢炫耀。不过，虽然他很听话，可是如果家长或护士命令他做什么事，他就会摆出一副'我听话是给你们面子'的滑稽表情。"[10]

巧合的是，安德森一家刚刚搬到了俄勒冈的沃姆斯普林斯①，这无疑是个绝佳的引子，很容易让人们想起罗斯福。（这名字"严格地说是用词不当，不过很棒！"一毛钱进行曲的一位官员写道，他表示这座小镇"比谚语里的钻井工还冷。②"）小男孩的父亲在一家锯木厂工作，他们一家很穷，所以医药费全部由基金会承担。"要是没有一毛钱进行曲，"男孩的母亲承认，"我们一家独自面对脊髓灰质炎，那一定会是悲惨而心碎的经历。但现在，我们的故事有了美丽的结局。"[11]

一毛钱进行曲 1946 年的海报登出了唐纳德的两张照片：康复前后的对比照。第一张照片里，唐纳德还只有三岁，他站在医院的婴儿床上，靠绷带和护具支撑。第二张则是他的近照，小男孩"不需

---

① Warm Springs，俄勒冈地名，与前文提到的佐治亚的沃姆斯普林斯同名。原意为"温泉"，对应后文的牢骚，是一句俏皮话。

② 美国南方谚语，colder than a well digger's ass/but，直译为"比钻井工的屁股还冷"，形容某地非常寒冷。

要任何辅助，轻快地大步前行，浑身散发着自信"。海报的宣传词并不完全真实。唐纳德的确在稳定进步，不过速度很慢，而且他是否能够完全康复还很成问题。现在他上学了，能骑自行车，能玩普通孩子的游戏。但1948年的一份内部备忘录对唐纳德的整体情况是这样描述的，"只是有所改善"，还有："唐纳德每天接受理疗锻炼……他佩戴着背部支架以支撑虚弱的右腹部。为预防畸形，也许稍后仍有必要对他的部分脊椎实施椎间融合术……目前仍受影响的部位包括腹部右侧肌肉、左臂、颈部左侧和躯干左侧。"[12]

当然，国家基金会的对外宣传要振奋人心得多。唐纳德·安德森，他曾经命悬一线，但靠着无数普通美国人的捐献，一毛钱进行曲帮助他逃脱了死神的魔爪，重返健康。他的存在弥足珍贵，亿万美国人通过他的进步看到了自己的慷慨解囊结出的硕果。"唐纳德没有残疾，他战胜了脊髓灰质炎。"一毛钱进行曲骄傲地宣布。海报男孩的时代来临了。[13]

"你想在铁肺里度过下半生吗？"20世纪40年代的父母常常这样警告孩子。短短一句话道尽了脊髓灰质炎蕴藏的危险。孩子乞求家长同意自己去游泳或是去外面玩的时候总会听到父母这么说；孩子不肯睡午觉或者不愿意洗手的时候，父母也是这么说；孩子跳过小水塘或是和朋友分享蛋筒冰激凌的时候，父母还是这么说。[14]

每年6月，人满为患的脊髓灰质炎病房照片和空旷得瘆人的海滩照片就会如时钟般准时出现。报纸像播报棒球赛分数那样持续刊登受害者数据，包括年龄、性别、瘫痪部位。1946年，为了帮助遏制本地的疫情暴发，《明尼阿波利斯时报》刊登了这样一则公益广告："喂，小伙伴们！待在家里玩吧。别走远了，家里也有很多很棒的游戏可以玩。"父母小心翼翼地关注孩子的情况：有没有喉咙痛，有没有发烧，有没有打寒战，胳膊腿有没有哪儿疼。有的父母每天都给孩子做"脊髓灰质炎测试"，脖子能转吗？脚趾头能扭动吗？下巴能碰到胸口吗？[15]

针对脊髓灰质炎患者父母的研究表明，很多父母都很自责，因为他们觉得没有保护好自己的孩子。"美国价值观里有一个很重要的假定，"这位研究者写道，那就是"厄运很少降临到准备万全的人头上。"既然一直有人在警告美国人消灭病菌、保持卫生、让孩子充分休息、远离人群有多重要，那么脊髓灰质炎的出现无疑会引起强烈的愧疚感。是不是家里不够干净？全家人是不是不该出去度假？我怎么会让他去看电影呢？正如一位父亲所说："完蛋了，是我的错。我脑子里全是这样的念头，我就是这么想的。理智对我说，我们没法控制这样的事情。我们知道，确实控制不了。可愧疚依然挥之不去。"[16]

脊髓灰质炎似乎颠覆了战后的文化。对这一代的父母来说，把家安在郊区，家里满是孩子的欢笑，这不再是个幻梦。他们具备了所有条件：房屋抵押贷款、成片的社区、学校、公园、高速公路，甚至还有海量书籍教育他们如何做好父母，因为这活儿正在变得越来越复杂。"做父母"似乎从来是件生而知之的事情，而现在，美国的爸爸妈妈们开天辟地头一回得到了这么多的指导。"他们是第一波受到儿科医生本杰明·斯波克熏陶的父母，在他们眼里，养育孩子不再仅仅出于本能，而是一件有意识地去做的事情，你应该做好这件事，所以你应该阅读这方面的书籍，深入思考，彼此讨论……"一位记者回忆说，"'二战'后的年代生机勃勃，但这种可怕的疾病突然扰乱了他们的生活，破坏了这些年轻父母理想中的家庭生活。脊髓灰质炎打破了他们的幻梦。"[17]

《斯波克育儿经》于 1945 年首次出版，事实上，读过这本书的人应该没那么恐惧脊髓灰质炎，因为斯波克在书中明白地表示，公众对脊髓灰质炎的恐惧虽然可以理解，但显然是杞人忧天。他指出，除了特别严重的病例以外，"大部分罹患脊髓灰质炎的儿童不会出现任何瘫痪症状。出现瘫痪症状的患儿中有相当一部分随后会痊愈，而且，即便是未能完全康复的患儿，也有一大部分会出现明显的改善"。当然，斯波克鼓励父母学习应对脊髓灰质炎的常识。"没有必要惊慌失措或者完全禁止孩子接触他人。"他建议说。保持冷静，不要反应过度，"如果你打算下半辈子都这么小心翼翼地看着你的孩子，那你干脆连马路都别让他过"。[18]

毫无疑问，斯波克的建议是金玉良言，但却很少有人能听进去。报纸头条成天都在咆哮，"脊髓灰质炎爆发""脊髓灰质炎恐慌""脊髓灰质炎的死亡之路"，你确实很难听进去那些冷静的意见。1946 年疫情暴发期间，《新闻周刊》报道说："上周，芝加哥年仅六周的男婴和堪萨斯城 62 岁的老农都染上了脊髓灰质炎，他们分别是这两座城市里最年轻和最年老的受害者。"结果，斯波克医生的中肯建议能为读者提供的抚慰微乎其微，父母发疯般渴望保护好自己的孩子，却完全无能为力。这正是当时美国父母面临的窘境：本地报纸和全国性杂志的报道让你觉得疫情十分严峻，但你却什么都做不了，只有深深的无力感。[19]

不过他们还有别的选择。既然担忧无济于事，检疫隔离似乎也毫无效果，那么如果父母想要保护自己的孩子，最好的办法大概是帮助科学家找到对付脊髓灰质炎的疫苗，或者进一步找到治疗它的方法。这样的研究工作需要花很多钱，靠传统渠道的小额捐款筹到这么多钱可不容易。基金会需要更加积极的募捐方案，这套方案以保护儿童和父母参与为核心，依靠无数热忱的志愿者来完成。"我们唯一愧疚的，"巴塞尔·奥康纳表示，"是我们做得还不够多。但我们还年轻，请再给我们一点时间。"[20]

虽然现代美国鼓励父母双方都要投入精力养育孩子，但从传统上说，人们还是期待母亲付出更多努力。母亲是家庭的主要缔造者，承担着大部分的家庭责任，同时也应该活跃在保护家庭健康的最前线——这也是老好人斯波克医生所极力提倡的。所以，国家基金会顺理成章地专注于将家庭主妇和打零工的母亲发展为脊髓灰质炎运动最理想的马前卒：她们有一定的空余时间，而且有充分的理由支持这项事业。对那个年代女性志愿者的深入研究表明，相对于投身其他慈善活动的志愿者，加入一毛钱进行曲的女性志愿者更倾向于将自己的任务视作身为父母的责任，她们通过这种方式保护自己所爱的人免遭儿童流行病的侵扰。[21]

伊莱恩·怀特洛（Elaine Whitelaw）曾是一名记者，后来投身募捐事业。在她的领导下，国家基金会创建了妇女分部，专门负责征集管理女性志愿者。1945 年，曾经日进斗金的电影院募捐箱岌岌可危，怀特洛引入了第一批替代方案：一毛钱进行曲时装秀。这场"时尚盛典"在华道夫-阿斯多里亚酒店举行，时间通常安排在罗斯福生日前后；接下来三十多年里，这场时装秀日渐发展为最盛大的年度社交活动之一。时装秀上群星荟萃，琼·芳登、格蕾丝·凯利

和玛丽莲·梦露①穿戴着最新的帽子、围巾、手套、裙子、手袋、
鞋子、皮草和珠宝闪亮登场，参与活动的设计师包括加州的乔治·
凯、伦敦的劳伦斯，还有莉莉·达什和克里斯汀·迪奥。舞台由萨
尔瓦多·达利和亚历山大·考尔德亲自设计，娱乐节目由厄莎·凯
特、艾齐欧·平扎和"吉卜赛玫瑰"罗丝·李倾情奉献。1950 年，
怀特洛请来了"美国戏剧界第一夫人"海伦·海丝主持盛会，到这
时候，一毛钱进行曲时装秀已经成了国家级的盛典，《生活》
《Look》《城里城外》《妇女居家伴侣》《时尚芭莎》《好管家》
《Vogue》《小姐》《妇女家庭杂志》等刊物争相报道。[22]

　　海伦·海丝之所以答应加入，背后有一个悲伤的理由。她的女
儿玛丽曾是一位志向高远的女演员，却在前一年死于脊髓灰质炎，
年仅 19 岁。海丝为时装秀增添豪华大气的现场效果，怀特洛则负责
处理具体事务，从娱乐节目的选择到组建赞助委员会（成员包括小
威廉·蓝道夫·赫斯特②的夫人和格洛丽亚·范德堡③），再到感谢
金边臣公司提供香烟、施格兰酒厂提供苦艾酒，事无巨细，无一遗
漏。时装秀的一份开场脚本上写着："开幕……观众席灯光渐
弱……巴塞尔·奥康纳致欢迎辞并介绍从观众席中走出的海伦·海
丝……海丝小姐走向海报儿童……把他抱起来……海丝小姐和孩子
走上过道……鼓掌。"[23]

　　时装秀的理念很快传播到了其他地方。1947 年，一位一毛钱进
行曲的志愿者给怀特洛写了封信："亲爱的伊莱恩，我有坏消息要

---

①　均为 20 世纪四五十年代的当红女星。
②　William Randolph Hearst Jr.，传媒业大亨威廉·蓝道夫·赫斯特的次子。
③　Gloria Vanderbilt，范德堡家族成员，20 世纪中期美国著名艺术家、女演员。

告诉你。我们打算在水牛城举办时装秀，我们的活动十分精彩，相比之下，你在纽约办的秀就变成乡下赶集啦。"毫无疑问，这样的愿望十分美好，虽然现实未必能满足她们的雄心壮志；不过她们的活动，还有巴尔的摩、达拉斯、芝加哥和旧金山的类似活动为脊髓灰质炎运动募集了数百万美元。[24]

事实上，怀特洛的好戏这才刚刚开场。1949 年，她说服了珠宝商哈利·温斯顿拿出海量的珠宝收藏来举办全国性的巡回展出，"珠宝宫"。只要捐一点点钱给一毛钱进行曲，你就能欣赏到世界上最珍贵的石头：探索之链、东方之星、希望钻石、杨克钻石。怀特洛的手下举行盛大的游行，组织缝纫茶会织成特大号的"脊髓灰质炎毯子"（后来的"艾滋被子"正是起源于此），马拉松式直播呼叫中心电话募捐，这些花样后来都成为现代美国慈善的常规手段。[25]

不过最棒的主意来自基层。20 世纪 40 年代末，一毛钱进行曲的几个分会尝试着挨家挨户地拜访募捐，结果十分乐观。志愿者们迅速地募集到了捐款，因为他们的目标是那些最不会拒绝他们的人——他们的邻居和朋友。1950 年，亚利桑那州马里科帕县分会把这个主意扩展了一下。1 月 16 日，晚上 7 点整，凤凰城热闹起来。汽笛声划破天际，汽车喇叭喧嚣鼓噪，探照灯点亮夜空。女人们挎着购物袋、捧着带金属盖的玻璃瓶出现了，她们的任务是走遍城市里的每个社区募捐，私人住所、公寓甚至市中心的酒店都是她们的目标。活动持续了一个小时。

这不是什么突然袭击。报纸、商店橱窗、布告栏和广播里都有一毛钱进行曲的广告。活动开始之前的白天，街道上一直回荡着基金会的宣传，孩子回家的时候也带回了传单。信息很简单："点亮门廊的灯，今夜为脊髓灰质炎而战！"

这项计划其实是逼出来的。1949 年，马里科帕县的一毛钱进行曲募集了 68 000 美元，一半留在当地，一半送往基金会。相对于庞大的支出，这笔钱简直就是杯水车薪。随着脊髓灰质炎的不断增加，本年度马里科帕县分会支出了 76 000 美元，用于医药费、物理治疗、设置专科门诊、交通、矫形支架、拐杖和矫形鞋。国家基金会的紧急拨款填补了部分赤字，但以后该怎么办呢。"我们已经没有资金了，"一份内部备忘录上写道，"我们必须靠即将到来的一毛钱进行曲活动来实现收支平衡。"[26]

脊髓灰质炎母亲行动就是这样诞生的。1950 年那个 1 月的晚上，超过 2 300 名志愿者走上街头，从 42 228 位捐款者手里募来了 44 890 美元——平均每笔捐款约为 1 美元。她们没有放过任何一个社区。"在凤凰城西南部，我们针对少数族裔开展了大量公关工作，"一份报告中写道，"以前从未有人请求过那里的黑人母亲和墨西哥母亲积极参与这样的社会活动。"这个法子看起来很管用。"很多人全家出动，站在窝棚或是简陋的屋子前面，举着蜡烛、灯笼甚至火柴迎接前来募捐的妈妈们……这些看似机会较小的地区总共贡献了 2 414.02 美元的捐款。"[27]

这个主意为何如此成功？分会官员表示，原因之一是募捐对象正是脊髓灰质炎运动的天然支持者。"脊髓灰质炎来袭时，最痛苦的是整个家庭的灵魂，"有人表示，"也就是母亲。"还有一个原因非常简单。"女人天生喜欢只花一点点时间精力的事情，"一位分会官员解释说，"我们只要求她们参加一次组织大会，工作一个小时。"此外，她们"不需要单独上门拜访，独自面对可能的拒绝。

不需要推销任何东西。愿意捐款的人会打开门廊的灯欢迎她们。"[28]

国家基金会注意到了这个活动。几周内总会就下发了 1951 年在全国范围推广母亲行动的通知，以凤凰城的活动为蓝本，不过由总会统筹。公关部门为各地分会摄制了一则短片，妇女志愿者微笑着将一袋袋钞票倒到桌子上，一个沉稳的男声解说道："提醒人们即将到来的大日子……寻找本地的广告主……努力再努力……向公众宣传……把标语贴遍城市……母亲是活动的主角……我们的行动只持续一天，所以不用担心过犹不及。"[29]

过犹不及似乎不太可能。基金会给每个分会下发了周密性堪比军事行动的"计划指导书"。指导书里分别介绍了如何推广、如何征募志愿者、如何领导志愿者、如何划分区域和如何保障后勤。组织结构包括活动主席（将军）、各区上尉、小区域中尉、街区管理员和奋斗在一线负责实际募捐的妈妈们。家里的门廊上没有灯或者没有电的人可以在窗口留一支蜡烛，住在公寓和酒店里的人可以在门外放一只鞋。城市、郊区和农村有各自的计划指导书，不过对资金的管理是一样的：

> 行动结束后，以街区为单位，在管理员的督导下清点捐款。每位中尉将本区域的捐款装在信封里，和统计表一起交给你。然后，你在统计表的背面签字确认，再将所有信封装进分会提供的大袋子里。警察会护送你前往母亲行动总部。[30]

一位观察家跟随"行动的母亲"踏上了为期一小时的募捐之旅，结果深受震撼。"大概有四分之三的门廊上亮着灯。"她报告称，人们十分乐意捐款，因为这让他们感觉良好。有一座房子漆黑一片，只有门廊的灯亮着。志愿者紧张地敲了敲门，一位老妇人出现在门口。"我想这是你要的东西。"她递给志愿者一张一美元的钞票。"在那一刻，盲人和正常人之间的鸿沟被填平了，志愿者学到了盲人的常识：盲人点亮灯火只是为了帮助他人。"[31]

这些志愿者绝大部分是中层和上层阶级的女性，她们募捐的区域离自己的家很近。事实上，虽然凤凰城从穷人手里募到了捐款，但一毛钱进行曲对流动性较强的贫穷社区兴趣不大，有的志愿者觉得那些地方危险而陌生："很多工人住在大杂院里，要么就是门廊上没灯，要么就是从街面上根本看不到他们的房子。"此外，公众越来越倾向于认为脊髓灰质炎喜欢侵袭小镇和整洁的郊区，家境富裕的孩子更容易染病。[32]

尽管如此，仍有亿万人加入了这场运动。母亲们行动起来对抗脊髓灰质炎，这成为战后美国永恒的印记。每年1月的一个晚上，妇女们抽出一个小时，组成这个国家有史以来最庞大的慈善军团，多年后母亲们反对核试验和环境污染的行动正是以此为蓝本。母亲保护孩子的天性掀起了声势浩大的运动，这真是再自然不过了。[33]

她们的战果十分辉煌。从1951年到1955年，国家基金会筹集了2.5亿美元的捐款，比此前五年总捐款的两倍还多。捐款的增加有一部分是因为公众越来越期盼研发出脊髓灰质炎疫苗，但基金会内部人员知道真正的决定性因素。正如募捐部门一份备忘录中所说："从1951年到1952年，一毛钱进行曲的募捐额稳定增长；然后，随着母亲行动在全国铺开，捐款直线上升……现在，母亲行动成了一毛钱进行曲规模最大的活动。"[34]

如果说脊髓灰质炎捉弄了中产阶级的幻梦，那么它对科学之神的捉弄更让人哭笑不得。20 世纪前半叶是现代医学的黄金年代。新发现不断涌现，科学界确认了大量的致病微生物并发展出了相应疗法。从生化方面寻找病源和疗法的进程始于 1910 年，保罗·埃利希发现一种含砷化合物可治疗梅毒；随后到了 20 世纪 30 年代，人们发现磺胺类药物可治疗细菌感染，科学界热情高涨。1941 年，牛津大学的两位科学家霍华德·弗洛里和厄恩斯特·鲍里斯·钱恩提纯了亚历山大·弗莱明早前发现的青霉素，人体试验圆满成功，这鼓励了英国和美国制药厂大量生产这种药物。青霉素成为第一种真正的抗生素，它能消灭多种细菌，却不会毒害人体。青霉素被尊称为"有史以来最棒的药物"，不久后它就被用来治疗各种疾病，从致命的肺炎到普通的喉咙痛。[35]

虽然青霉素的光芒遮蔽了其他很多发现，但意义重大的医学进展还有很多。1943 年，罗格斯大学生物学家塞尔曼·瓦克斯曼和他的研究生助手阿尔伯特·沙茨发现，土壤里有一种微生物叫做链霉菌，它产生的抗生素能帮助控制肺结核——史上最致命的感染之一。这种抗生素被命名为链霉素，临床试验证明，它对肺结核有显著疗效，与其他药物配合使用效果更佳。到 20 世纪 40 年代中期，抗生素疗法已经受到全世界大学、研究所和商业实验室的普遍追捧。此外，美国政府头一回在生化研究中扮演了积极的角色，国立卫生研究院获得的拨款激增。现在，医学似乎即将实现最不可能的目标：创造一个没有致命传染病的世界。"这样的世界真的存在吗？"一位科学家问道，"我们相信答案是肯定的。"[36]

现在的势头的确很乐观。美国人的预期寿命从 1900 年的 49 岁延长到了 1950 年的 68 岁。最中肯的推测称，这样的改善 80% 来自"45 岁以下人群死亡率的降低，尤其是婴儿和儿童"。而死亡率降低主要是因为饮食品质的提高、个人卫生的改善、更积极的公共卫生措施和抗生素的引入降低了传统致命疾病（例如肺炎和肺结核）的危害。1900 年，排在美国死亡原因第一位的是传染病；到 1950 年，情况变了。这个年代有了餐巾纸、漱口水、巴氏灭菌牛奶、净化过的水、神奇的药物和消毒剂，人类与病菌的战争似乎终于迎来了辉煌的胜利。[37]

　　但是也有例外，脊髓灰质炎名列榜首。更干净的环境无法阻止脊髓灰质炎的扩张，曾经扫除了细菌感染的神奇抗生素对病毒无能为力。所以，美国人对脊髓灰质炎抱有两种心情：一方面害怕它的威力，另一方面又相信它终将消失。这个国家刚刚度过了一场经济萧条，在世界大战的两条战线取得了胜利。科技正在飞速发展，未来属于原子能和电视机、太空旅行和奇迹般的灵药。实验室似乎能解决一切医学问题，美国人可以通过支持一毛钱运动为脊髓灰质炎之战贡献自己的力量，剩下的事情就交给科学。

6　乔纳斯·索尔克的学徒生涯

1947 年夏天，宾夕法尼亚州有 10 个孩子在外扎营过夜时生了病。他们的症状十分相似，带着危险的征兆：发烧、反胃、腹痛、喉咙痛、肌肉无力。营地主人担心出现最坏的情况，他们联系了国家基金会，基金会迅速派来了一位受资助的专家，密歇根大学教授小托马斯·弗朗西斯。

弗朗西斯一直在研究美国的脊髓灰质炎疫情。过去这些年里，他去过伊利诺伊、内布拉斯加、爱达荷和得克萨斯的里奥格兰德谷。作为一位训练有素的流行病学家（有人认为他的水平冠绝世界），他四处调查时带着移动实验室，配有试管、注射器、捕蝇器和保存样品的干冰盒。他的工作是弄清脊髓灰质炎如何进入特定社区并四处传播。他自己坦承，这很大程度上是个科学猜谜游戏。[1]

宾夕法尼亚的谜语特别难猜。儿童聚集的夏令营里有很多可能的致病因素：密切接触、相对孤立、卫生情况恶劣、苍蝇和昆虫、被污染的食物和水、频繁游泳、身体疲劳。弗朗西斯尽了最大的努力。通过分析粪便样品和喉部拭样，他确定了营地里广泛存在脊髓灰质炎病毒。又有 10 个孩子被确诊，不过大部分人的症状比较轻微。人们对营地设施进行了详细检查，却没有发现明显的病源。营地"运营状况非常良好，"他写道，"卫生情况良好。游泳池的水经过了加氯消毒，食物经过精心烹调，厨房没有问题。"虽然弗朗西斯列出了两个可能存在问题的地方——"供水系统"和"牛奶供应"，但他找不到决定性的证据来解释疫情的爆发。为什么脊髓灰质炎会侵袭这座营地？为什么有几个孩子染上了小儿麻痹症，而和他们近距离生活在同一环境中的其他 250 个孩子却安然无恙？弗朗西斯无法解释。[2]

困惑的人不只他一个。1947 年，自人类首次发现脊髓灰质炎病毒已经过去了整整 40 年，脊髓灰质炎仍是科学界的未解之谜，而且解决它的希望似乎日渐渺茫。"最近我待在美国，""二战"结束后，杰出的澳大利亚病毒学家麦克法兰·伯内特曾写道，"在这里我有极好的机会和那些致力于脊髓灰质炎研究的人碰头，讨论目前我们对此种疾病的了解。总体而言，我觉得很多研究者都有一种挫败感……如何预防小儿麻痹症，这个问题仍悬而未决，我们甚至不知道它到底能不能被解决。"[3]

科研停滞不前，于是热情的大众纷纷给科学家出主意。阿尔伯特·萨宾收到了一大堆信，有人说脊髓灰质炎来自腐烂的水果，有人说都是因为马粪，还有人责怪"惊天动地的喷嚏"和吸烟的孕妇。忧心忡忡的父母警告彼得·奥利茨基说，最近的脊髓灰质炎大流行是因为"成熟的玉米""鸟粪"和"奶油多层蛋糕上的霉"。一位妇女写信告诉他自己昨天晚上收到的"脊髓灰质炎天启"："我脑子里和白天一样乱，这时候一个声音告诉我：'它来自甲虫。'我吓得从床上坐了起来，纷乱的脑子里突然冒出一个念头，'土拨鼠'。"还有人热心提供了自己的疗法。俄亥俄的养犬人诚挚地提出狗粪可以治病，柏林的医生说自己的法子一准有效：给脊髓灰质炎病人注射他们自己的尿液。这位医生表示，他靠这个法子成功治疗了黄疸、疱疹和腮腺炎。他还一本正经地列出了注射尿液可能带来的副作用，包括感染、关节疼痛、精神抑郁、喉咙痛和发烧。

阿尔伯特·萨宾兢兢业业地给他们回信。有时候他会情不自禁地用尖锐的措辞指出，您的建议完全不科学，或者纯粹是个傻主意，或者二者皆有。不过对这种神秘疾病进行疯狂的猜测，其实萨宾自己也这么干过。他曾经相信脊髓灰质炎和饮食有关，可能是因为缺乏维生素 B 和 E，所以母乳中的"特殊化学物"也许能治好这种病。[4]

既然科学界对这种疾病所知甚少，那么任何想法似乎都不算太离谱。弗朗西斯对家蝇和被污染的牛奶在疾病传播中扮演的角色特别感兴趣。当时乔纳斯·索尔克还很年轻，他的研究工作清苦闭塞得就像斯巴达人一样，他认为食物和花粉过敏可能削弱身体对脊髓灰质炎的抵抗力。声望卓著的科学期刊上发表的各种文章声称这种疾病和青霉素、污染、家养宠物甚至 DDT 有关。在英国，科学家精心研究了"温度、降雨和蒸汽压"，最后沮丧地总结说，"要预测脊髓灰质炎的发病率"，"气象数据"毫无意义。[5]

最具代表性的也许是基金会受益人的"进度报告"。加州大学的一个研究组试图在家畜身上寻找脊髓灰质炎病毒，结果没有成功。威斯康星的研究组无法解释男孩的发病率为何高于女孩，他们只能猜测是激素的影响。明尼苏达的小组研究了"脊髓灰质炎重度患者是否因为营养不良才更容易染上这种疾病"，结果答案似乎是否定的。基金会还资助了"各种各样的化学疗法"，包括"尿素化合物和有机腐质"。（"结果证明，这些东西都一钱不值……停止拨款。"）他们甚至还资助了不少秘密研究项目，例如利用眼镜蛇的毒液和箭毒来封锁脊髓灰质炎病毒进入神经系统的通路。"太危险了，"拨款委员会报告说，"客观地说，结果并不乐观。"[6]

面对这样的局面，巴塞尔·奥康纳在国家基金会里设立了一个新职位：科研督导，坚韧的哈里·韦弗坐上了这个位置。"二战"期间，奥康纳大部分时间都承担着美国红十字会的领导工作；战争结束后，他又把全部精力放回了基金会。脊髓灰质炎研究的停滞不前让他深感不安，于是他决心理顺基金会的研究计划；这显然会激怒科研界的受益人，在那些人眼里，只要侵犯一点点他们的独立性，那简直就是对科学传统的无情挑衅。[7]

韦弗面对的是一场硬仗。有的受益人认为压根就不应该设置这个职位，他们不需要任何人的"督导"；而有的受益人则警告他最好小心行事——我们是按照不同方向开展研究的独立个体，不是"马戏团里听口令表演杂耍的海豹"。韦弗公开呼吁科学界应该"有组织地制订计划""集思广益"；而在私下里，他评价说自顾自的行为非常自私，研究界太缺乏合作。和几位受益人交谈之后，他向奥康纳捅破了那层窗户纸："真正在努力解决人类脊髓灰质炎问题的人少得可怕。"[8]

他说的没错。1938 年托马斯·里弗斯掀起的轰轰烈烈的脊髓灰质炎运动无疾而终，现在似乎谁都对这事儿不着急了。事实上，正如睿智的戴维·博迪恩后来承认的："我们当时研究脊髓灰质炎的大部分人主要的驱动力是好奇心，病毒与宿主如何互动，这方面有很多未解之谜，我们想搞清楚的是这个，而不是在有生之年找到实用的解决方案。"[9]

韦弗有一个计划。他希望依靠疫苗征服脊髓灰质炎，虽然 20 世纪 30 年代科尔默和帕克-布罗迪的疫苗都遭遇了惨痛的失败。按照他的想法，人类别无选择。我们显然无法将脊髓灰质炎从周围的环境中彻底清除，也无法对患者进行有效的检疫隔离。谁也没法阻止脊髓灰质炎病毒进入人体，而一旦它侵入人体，我们也没有任何药物或者化学物可以抵御它的进攻。[10]

新出现的抗生素对细菌感染疗效极佳，却似乎无法对抗病毒。韦弗认为，唯一合理的解决方案就是利用疫苗刺激免疫系统，在这种致残病毒发起进攻之前产生足以抵御它的抗体。这个计划还有其他好处。韦弗认为疫苗计划让他有机会招募一批新的人才——不墨守成规、没有任何偏见和预设观点的年轻研究者，他们会和他一样感受到问题的紧迫性。[11]

在乔纳斯·爱德华·索尔克身上，他找到了自己正在寻求的东西。

乔纳斯·索尔克在纽约的犹太移民文化中长大。他生于 1914 年 10 月 28 日，是三个兄弟中最大的一个；索尔克最初住在东哈林区，后来又在布朗克斯区住过，最后搬到了皇后区最边缘的洛克威海滩。这样的搬家路线反映出他父亲丹尼尔的微薄收入，丹尼尔来自俄罗斯，连小学都没有毕业，只好在曼哈顿时装区打一份零工，替女顾客设计颈饰和上衣。"他有点像《推销员之死》里面那个威利·罗曼，"丹尼尔最小的儿子李·索尔克写道，"生意上一败涂地，却仍相信成功很快就会降临。"[12]

成功没有降临，不过丹尼尔从未流露出自己的失望。作为一个友善但有疏离感的男人，他把抚养孩子的大部分责任留给了妻子多拉，家用一直紧巴巴的。多拉也是个没上过学的俄罗斯移民，孩子们记得最清楚的就是母亲总是无休无止地逼着三个儿子上进。"她希望我们几个能走到更高的地方，"乔纳斯回忆说，"所以她鼓励我们学习，而且对我们保护过度。"儿子们戏称她是"女公爵——一家之主"。[13]

可以说她的三个儿子都成了医生：乔纳斯是医学研究者，赫尔曼当了兽医，李成为了心理学家。不过很显然，头生子在多拉心目中有着特殊的地位，她觉得自己的大儿子是个神童，而乔纳斯也毫不客气地接受了这个评价。"我有一张自己 1 岁时的照片，"他说，"你一定会注意到那个小婴儿一脸的好奇。我觉得自己小时候好奇心十分强烈……我喜欢观察和思考。"[14]

12 岁时，索尔克进入了汤森·哈里斯中学，这是一所专门招收天才学生的公立高中。19 世纪，商人兼外交官汤森·哈里斯创立了这所高中和纽约市立学院，很多移民父母没有钱也没有足够的名望送自己的天才儿子上顶级私立学校，多年来这所中学就是他们的梦想起飞之地。有人觉得汤森·哈里斯是典型的精英选拔：每年有数千人申请这所学校，但他们只录取词汇笔试和数学笔试的前 200 名。20 世纪 20 年代，汤森·哈里斯里充满了犹太气息，每个学生都和乔纳斯·索尔克一样野心勃勃。"就好像终于有人发明了一项运动，"一位记者写道，"犹太人有机会拿世界冠军。"[15]

汤森·哈里斯中学的格言是"学习学习再学习"。在这里，原本应该学四年的课程压缩到了三年，超过一半的学生主动退学或是无法通过考试，不过最后留下来的人一定可以进入纽约市立学院（CCNY）。对工人阶级的移民家庭来说，市立学院代表着高等教育的巅峰。考进去很难，但不用交学费；竞争很残酷，但规则很公平，谁也不会因为出身的不同而获得额外的优势。到 1930 年，市立学院里80%以上的学生是犹太人。事实上，顶级的全国性大学兄弟会1913 年就在市立学院关门大吉，他们抱怨说"希伯来元素太多了"。[16]

市立学院的硬件勉强算是二流。学校里没有研究性实验室，图书馆数量不足，教职人员里也没什么知名学者。这所学院的特殊之处在于，它的学生来到这里的过程异常艰苦——"一群早熟的男孩，"詹姆斯·特劳布回忆自己的市立学院生涯时写道，"父母溺爱着他们，同时又控制着他们。这些男孩苍白而脆弱，凶猛好争辩，固执己见，敏感幼稚，胆小害羞。"从20世纪30年代到40年代，这些男孩中涌现出了一大批天才，包括8位诺贝尔奖得主和数位博士学位获得者，除了加州大学伯克利分校以外，没有任何一所公立大学这方面的成绩能和CCNY匹敌。[17]

索尔克进入市立学院时还差一个月才满16岁，对于一个连跳几级的大学新人来说，这是个正常的年龄。他回忆说，当时自己想学法律，但母亲却不同意。她"总有办法把我逼成这样：只要我想说点什么反对她的想法，每次都会结结巴巴词不达意。所以她觉得我肯定当不了好律师"。这也许是真的，不过索尔克第一学期在法学预科班的成绩不如人意，或许也是原因之一。他的法语拿了个D，英语是C，历史得了B。

CCNY对考试成绩的计算十分精确，"涨点分数"的主意在这里简直就是异端邪说。如果哪个学生所有课程平均分能拿到B，主要课程能拿到B+，那就是优等生了。虽然这两个标准索尔克都没有达到，不过在第二年转去医学预科班以后，他的成绩的确提高了。他的生物一直能拿到B，成绩单上共有七个A——大约每学期一个。成绩最差的一科是个人健康（体育），通常只能得D。[18]

索尔克上大学的时候正是大萧条的顶峰。激进主义在CCNY的学生里盛行一时，反映出纽约犹太社区内部的政治潮流。学生报纸《校园》上总是刊登左翼人士请愿集会的消息，有一次，报纸惹得保守派校长弗雷德里克·罗宾森冲出办公室用雨伞猛戳抗议者，引发了一片混乱。"罗宾森在校园里大肆行凶，"报纸头条惊悚地写道，"愤怒的校长袭击学生。"

市立学院的自助餐厅成了意识形态的战场，不同政治主张的人们各自狂热地捍卫自己的地盘。1934年，也就是索尔克大学生涯的最后一年，一些运动员成立了"学校俱乐部"，旨在捍卫校园免遭政治干扰。"有人说学校俱乐部的成立意味着学生法西斯主义抬头，"学生年鉴上写道，"那个学期在悲伤的氛围中结束了。"[19]

在后来的岁月里，索尔克会热情洋溢地描述市立学院对他的职业生涯有着多么重大的影响。但实际上，从最乐观的角度来说，在市立学院的四年，他和学校的联系其实十分表面化。在CCNY，除了日复一日的上课、预习和考试以外，他几乎没有参加其他任何活动。政治抗议是当时校园里的主旋律，可是描述校园抗议的文章数不胜数，他的名字却从来没有出现过。他没有加入任何俱乐部，没有承担任何职务，没有获得任何荣誉，没有参加任何运动，也没有交到任何一位终生挚友。每一年的年刊照片下面都留了位置给毕业生写下自己的成就，索尔克的是一片空白。在市立学院，他没有留下任何看得见的脚印。[20]

进入医学院时，索尔克19岁，这个年纪的大部分学生才上到大学二年级。这时候，索尔克戴着厚厚的眼镜，长着一头稀疏的棕发，身高5.9英尺（约180厘米），体重130磅（约60千克），比刚进入市立学院时高了5英寸（约13厘米），重了20磅（约9千克）。虽然父母砸锅卖铁给他凑了1 000美元的学杂费，但索尔克很快就会靠奖学金和勤工俭学付清自己的支出。有生以来头一回，他基本上全靠自己了。[21]

他的大学成绩刚好够上纽约大学（NYU）医学院。纽约大学只有三栋局促的小楼，坐落在第一大道尽头；这所学校的名声不好也不坏，有几位著名的校友，例如征服黄热病的沃尔特·里德，还有不多但仍在增加的研究骨干，包括公共卫生专员威廉·H. 帕克和病毒专家小托马斯·弗朗西斯。纽约大学的学费相对较低，更棒的是它不歧视犹太人。[22]

光这一点就够特别了。周边地区的大部分医学院招生都非常苛刻——康奈尔、哥伦比亚、宾夕法尼亚和耶鲁。1935 年，耶鲁大学从 501 位申请者中录取了 76 名学生，参加竞争的犹太人共有 200 个左右，最后入选的只有 5 位。院长的指示相当明确："录取的犹太人不要超过 5 个，意大利天主教徒只要两个，黑人一个都不要。"对索尔克和千百个和他一样的人来说，纽约大学是唯一的选择。[23]

相对于本科时代的枯燥学习，索尔克更爱医学院带来的挑战。他几乎每门课程都很优秀，解剖学、细菌学、化学、生理学、病理学和药理学都拿了高分。和大部分医学院一样，纽约大学当时也更新了课程，更加强调实验室工作和临床应用。比如说，索尔克第一学期的课程为期 3 个月，包括每周 3 小时的解剖课、10 小时的显微解剖实验和另外 10 小时的大体解剖实验。院长特许索尔克参加教职工的研讨会，用院长的话来说，"他表现出的知识储备远超一般在校生"。不过在所有的学习活动中，实验室工作给索尔克的生命指明了新的方向。在杰出的生化学家基斯·卡南的鼓励下，索尔克第二学年离开学校，前往卡南的实验室继续学习。1936 年，他回到纽约大学医学院，在外科、妇产科、儿科和预防医学科临床实习，同时在托马斯·弗朗西斯的指导下进行选修学习，当时弗朗西斯已经开始试验一种流感灭活病毒疫苗。索尔克回忆说，与弗朗西斯的合作激发了他对人类免疫力的极大兴趣。[24]

在纽约大学，索尔克的毕业照下面写得满满当当。事实上，年刊的简介里写了很多他个人的成长和学院的成就。

在那可怕的第一年里，他欺负我们不懂事，教了我们点儿化学知识……他很喜欢我们，从那以后他就一直和我们待在一起……他似乎在第一大道的每一间实验室里都待过，无一例外……他能直呼名字的老师大概比谁都多。……他获得了西奈山医院的实习机会，谁也不觉得奇怪……按照现在的速度，大概两年后他就会成为教授。[25]

毕业后第二天，索尔克与纽约社会学院的在读硕士生唐娜·林赛结为连理。他们俩是在马萨诸塞州的伍兹霍尔认识的，当时林赛在那里度假，索尔克则在当地的实验室里度夏。两边家庭都不看好这段婚姻。林赛毕业于史密斯学院，是美国大学优秀生联谊会成员，多拉·索尔克不肯相信这位淑女有可能成为犹太人。而富有的曼哈顿牙医埃尔默·林赛则认为索尔克社会阶层太低，比唐娜以前的求婚者差好几个等级。

最后，埃尔默同意了这门婚事，不过有两个条件。首先，必须等到索尔克有资格在请帖上写"医生"头衔后才能举行仪式；其次，新郎必须提高自己的社会地位，比如说，先起一个中名。经过一番激烈又有些滑稽的磋商，这对夫妻选择了"爱德华"作为索尔克的中名，这也是英国皇室最爱的名字。1939 年 6 月 9 日，唐娜·林赛成了乔纳斯·爱德华·索尔克医生太太。[26]

在曼哈顿，没有哪家医院的地位比得上西奈山，尤其是在纽约的犹太人眼里。索尔克的一位朋友回忆说，想进这家医院实习，"简直就和进纽约洋基队一样……全国医学院里只有最顶尖的学生才敢申请。250 个碰运气的人里面只有 12 个会被录取……每个人都有特别之处。那里容不下胆小鬼。"[27]

索尔克很快做出了自己的成绩。虽然他决意投身研究工作，但作为临床医师和外科医生，他也展现出了非凡的技术。不过对同期进入医院的人来说，索尔克是实习生及住院医师主管，他在这个职位上展现出的领导能力才是他们记住索尔克的理由。对这批年轻人来说，1939 年他们最关心的事情不是医院的命运，而是欧洲的未来。希特勒入侵波兰让整片大陆陷入了战争。几位实习生戴上徽章表达自己对盟军的支持，但院长却让他们别这样。他说，医生不能扰乱病人的情绪。

实习生转而寻求索尔克的支持，索尔克建议所有人都戴上徽章以示团结。这个策略奏效了，上面再也没有干涉他们。"索尔克是一个很坚定的家伙，"一位实习生回忆说，"对于我们和医院之间的原则性问题，他从不让步，比如这件事，还有其他事。"[28]

到底是什么激发了索尔克对政治的兴趣？这里面有几个因素：大萧条、法西斯主义在欧洲的崛起，还有每天在医院里遇到的烦心事儿。不过，最重要的因素似乎是唐娜·林赛·索尔克的影响。

唐娜在史密斯学院时就是社会及政治运动的狂热支持者，毕业后她沿着这条路走了下去，进入了一所以左翼见解闻名的社会学院。"我的母亲是一位活动家，"达雷尔·索尔克说，"一部分是因为她对弱者深怀同情，而另一部分，我怀疑是因为对自己早期特权生活的叛逆。她为我父亲日益增长的人道主义忧虑提供了一个政治出口。"[29]

1938 年这对夫妇初遇时，索尔克几乎不关心实验室外面的任何事情。几个月后，他开始参加政治集会，签名请愿，加入"共产主义预备"小组，领导西奈山医院的抗议活动。在大萧条的年代，这些行动不算出格，也没什么危险，当时斯大林领导下的苏联被视作抵抗希特勒德国的堡垒，左翼激进主义盛行一时。但在以后的岁月里，社会政治情绪会发生戏剧性的变化，带来新的恐惧、新的敌人和残酷的斗争。索尔克不会想到，十年后他的职业生涯险些毁于一旦，因为他给国家带来了"安全风险"，甚至在那场风波过去之后，他对自己当时面临的危险仍不甚明了。[30]

1941 年末，索尔克在西奈山医院的实习期即将结束，他写信给以前的导师托马斯·弗朗西斯，希望得到一份工作。当时弗朗西斯刚刚离开纽约大学，前往密歇根大学公共卫生学院担任流行病学系主任。他正在试验一种新的流感疫苗，索尔克希望参与这项研究工作。"和您共事的那段经历让我获益良多，难以言表，"他告诉弗朗西斯，"我衷心希望您的新实验室里能有我的一个位置。"[31]

话虽这么说，但密歇根大学并不是索尔克的第一选择。他试图寻找西奈山医院的研究性职位，却遭遇了失败，这家医院不喜欢雇用本院的实习生；他还联系过洛克菲勒研究所，但那里似乎不太欢迎犹太人。他的妻子唐娜刚刚找到了一个社会工作者的职位，父母殷切盼望索尔克在自己家附近开一家私人诊所。[32]

出路越来越窄，索尔克只好申请了国家科研委员会的津贴，这笔钱能让他在密歇根大学进修一年。这时候弗朗西斯伸出了援手。"索尔克博士很有灵性，"他写信给负责津贴审批的朋友，"我十分敬重他的能力，若有机会和他一起工作，我非常欢迎。"然后，弗朗西斯还提供了必要的担保："虽然索尔克博士是犹太人，但我相信他十分擅长与人相处。"[33]

津贴解决了一个问题，但新问题很快出现了。现在国家处于战争状态，军队里需要医生。珍珠港事件之后，纽约征兵局"建议"索尔克申请陆军医学委员会的职位，并警告说，如果他不听话，就把他划到"Ⅰ-A"组去——意思是"可即刻入伍"。

索尔克在回信中坚称，将津贴用于流感研究"对战争有直接的好处"，征兵局却拒绝接受这个看法。"我对您一直从事的高尚工作没有任何轻视之意，"负责征募索尔克的那位上校回信说，但他认为，医生"有更重要的事情要做……（你们）应该出现在急救现场，而不是投身于科研工作。"[34]

神通广大的弗朗西斯博士再次伸出援手。他刚刚被任命为陆军流感委员会主席，利用这个身份，他努力争取不让索尔克入伍，他说，索尔克是"一位至关重要的研究者"，他的研究领域"对国防十分重要"。几周后，索尔克从纽约写信报告了好消息："特此奉告，我已被本地征兵局列为Ⅱ-A组（因职业原因延期入伍）。周六午后我就可以带着行李包裹出来了。"[35]

托马斯·弗朗西斯（他的朋友通常叫他 T. F. 或是汤米）是迅猛发展的病毒学领域的先驱。他在宾夕法尼亚州西部长大，父亲

是一位钢铁工人，同时还兼职牧师，弗朗西斯在阿勒格尼学院获得
学士学位，1925 年获得耶鲁大学医学学位。随后，他进入洛克菲勒
研究所，加入了研制细菌性肺炎疫苗的精英研究组。不过很快他就
换了研究方向，当时托马斯·里弗斯是洛克菲勒研究所的偶像人物，
他告诉这位年轻人："听着，弗朗西斯，这个国家研究肺炎的人多
得要命，但没人……了解人类流感。干嘛不换个方向，抢在别人前
面去研究这种病毒呢？"[36]

　　弗朗西斯成为第一个分离出人类流感病毒的美国人，他还首次
将这种疾病传播给了小鼠，为研究者提供了廉价而充足的实验资源。
他还发现了一种新型流感——B 型流感，促使学界更快研制出了更
有效的疫苗。"我觉得从这件事儿里你能看出来，"里弗斯说，"我
为什么如此欣赏汤米·弗朗西斯。"[37]

　　里弗斯并不孤单。"二战"的到来让身在密歇根的弗朗西斯进
入了公众的视野。美国征召了史上最大规模的军队，士兵的健康成
了个大问题。来自全国各地的士兵在拥挤的营地里共同生活、训练，
带来了传染病暴发的隐患。根据"一战"期间的可怕记忆，大家最
担心的是流感。

　　那时候美国人对流感没什么了解，以前的全球大流行基本没有
波及美国。然后到了 1918 年，西班牙流感来袭，之所以叫这个名
字，是因为传言西班牙是这场灾难的起源。病魔横扫欧洲，击倒了
前线的士兵，不过死亡率并不高。出于目前尚不清楚的原因，疫情
在暮春时消退了，随后又凶猛地卷土重来，这次的流行更为致命，
战场上无数人因此丧生，影响范围直抵波士顿港，直至夏末。保守
估计，4 个美国人里就有一个染上流感，至少有 50 万人丧生。从大

洋洲的西萨摩亚到阿拉斯加的爱斯基摩村庄，流感无孔不入，所到之处哀鸿遍野。到年底，它已经侵染了全球半数人口，每20个人就有1个丧生，医学调查者表示，"史上从来没有任何一种疾病在这样短的时间内收割了这么多生命"。[38]

这种流感的可怕之处不光是致命，还因为它特别容易侵染抵抗力最强的人群：年轻成人。毫无疑问，这些人之所以会成为受害者，战争是一个很关键的原因。"军队的居住条件十分拥挤，卫生情况极端恶劣，"一位分析家写道，"而且很多军队会快速地从某地前往另一个地方。这正是空气传播型病毒的理想环境。"此外，"很多士兵压力很大、筋疲力尽、营养不良——这样的人最容易被感染。"1918年，美国海军报告称流感发病率高达40%，陆军是36%。一位医生访问了波士顿西北的帝文斯堡，他看见马车将病人送往基地医院。"他们被安置在小床上，"医生写道，"直到填满所有病床……他们的脸很快变成了青紫色，撕心裂肺地咳一阵，吐出的痰带有血斑。到了早上，停尸房里的尸体就像木材一样堆积成山。"死于流感的美国军人多达44 000人，几乎相当于战死的人数（50 000人）。[39]

冬天过去，流感也销声匿迹，它的离开和到来一样迅速而神秘。虽然接下来20年里，美国再也没有出现过严重的流感疫情，但是当国家再次加入一场世界大战，军方领导仍担心流感会卷土重来。军队需要安全有效的疫苗来对抗这一潜在威胁，他们很自然地将目光投向了美国流感领域的一流专家：托马斯·弗朗西斯。

当时大部分病毒学家偏爱活病毒疫苗理论。按照琴纳①和巴斯

---

① Edward Jenner，英国医生，以研究及推广牛痘疫苗、预防天花而知名，被称为免疫学之父。

德的传统，他们相信，要刺激身体在血液中生成高浓度的抗体，从而让人体对某种特定疾病产生强大而持续的免疫力，最好的方法是使用内含精心削弱过的活病毒的疫苗。他们认为，关键在于让体内产生低强度的天然感染，这一点灭活病毒疫苗做不到。

弗朗西斯却有不同的意见。他反驳说，获得免疫力不一定要通过天然感染。如果经过了恰当的制备，灭活病毒疫苗能够骗过免疫系统，让它相信身体正在遭受敌人的侵袭。关键在于将病毒彻底灭活（或者说杀死）的同时不破坏它刺激身体产生保护性抗体的能力，这是一种精妙的平衡。在纽约大学，弗朗西斯尝试过用紫外光杀死病毒；到了密歇根以后，他还尝试过甲醛溶液，这种液体通常用于防腐。到那时候为止，实验结果尚无定论。[40]

陆军委员会选择弗朗西斯几乎是必然的。首先，他已经有了自己的实验室，运转良好，进展顺利。其次，他的灭活病毒疫苗相当安全，而活病毒的鼓吹者可不敢这么保证。经过适当灭活的病毒不可能恢复毒性，在军队中引发疫情。所以，就算弗朗西斯失败了，那也没什么大不了的，他的疫苗不会带来灾难。

1942 年春，索尔克一家来到了安娜堡。战时市面萧条，大学提供的宿舍条件又简陋得吓人，于是夫妇俩在城外租了一间旧农舍。"这里让我想起大萧条期间听说过的那些'回归土地'运动。"一位前来拜访的朋友评论道。当时唐娜忙着把自己种的蔬菜装进密封罐里，而乔纳斯正在砍柴火。根据 FBI 的"可靠"消息，他们俩在政治上依然活跃，不时参加激进运动，发表的言论用一位线人的话来形容："偏左得厉害。"[41]

唐娜很快找到了一个社会工作者的职位，而乔纳斯发现这里的研究环境简直就是为他量身打造的。弗朗西斯不但拿到了陆军的丰厚资金，还获得了国家小儿麻痹基金会的一大笔钱，"用于训练病毒学家、研究病毒性疾病"。这让密歇根研究所崭露头角——他们有能力征募新的教职员工，吸引一流的研究者，雇用最棒的技师，让实验室旧貌换新颜。[42]

对索尔克来说，一段意义重大的学徒生涯开始了。他会在密歇根花费 6 年时间，沿着学院的阶梯往上爬——他觉得速度太慢了——从博士后到研究助理再到流行病学助理教授。每年弗朗西斯都会给征兵局写一封信，请求延长索尔克的 Ⅱ- A 延期时间，他恰如其分地形容说这位助手"不可替代"。而每一年，索尔克都会从弗朗西斯手里接过更多的职责，因为后者身为陆军流感委员会主席，总要花费数周四处奔波。"那是我生命中最忙碌的一段时光，"索尔克回忆说，"那时候我才 29 岁，汤米不在的时候，实验室就由我全权主管……责任相当重大。"[43]

和弗朗西斯一样，索尔克也更偏爱灭活病毒疫苗。这种方法曾成功消灭了霍乱、伤寒和白喉等细菌性疾病，他觉得它没道理对付不了病毒性疾病。在实验室里，索尔克和同事埋头苦干，一方面大力改善用于杀死流感病毒的福尔马林——这是个不断试错的枯燥过程，另一方面努力研制提高疫苗威力的佐剂。他们知道，流感病毒有很多种，针对某一类病毒的免疫力不一定能有效抵御其他类型的病毒，所以他们努力搜集全国已有的各型病毒，希望尽量扩展疫苗的普适性。[44]

当然，陆军给了研究者们一个特别的机会：在严格设置对照的条件下进行大规模的人体试验。1943 年秋，数千位士兵参与了流感疫苗试验。半数士兵注射了含有"灭活"A 型病毒的疫苗；另外一半注射的是无害的安慰剂。结果相当乐观。注射过真疫苗的士兵当季流感感染率明显低于另一组。灭活病毒引发了强烈的抗体反应。[45]

但下一步的实验就没这么成功了。灭活病毒疫苗的思路没有问题，问题在于病毒本身。流感病毒十分狡猾。A 型病毒会出现明显的抗原变异：病毒本身会不断变化——有时候会带来灾难性的结果，例如 1918 年的大流行。所以，只有包含了当季流行的病毒类型的疫苗才能发挥效果，这实在是需要猜测和运气。生性谨慎的托马斯·弗朗西斯深知这一点，所以他不愿意过度吹嘘自己的成果——以及自己本人。有人私下里问他流感疫苗到底有没有效果，弗朗西斯回答："我相信，如果遇到的病毒与疫苗中采用的病毒相似，那么应该会有保护效果。"他补充道，退一万步来说，"我相信疫苗至少没有害处。"[46]

时间流逝，弗朗西斯和索尔克的师生关系日渐淡薄。作为新进研究员，索尔克越来越渴望自己的工作得到公众认可，他希望实验室发表科研文章时自己的名字能出现在前面，希望自己被视作一位资深研究者。正如弗朗西斯回忆的："他曾经对我说：'人人都知道你是谁。你的名字排在前面还是后面无所谓。'要知道，他的这种心态无可厚非。有野心不是什么坏事儿，尤其是他的能力的确很强。"[47]

大部分情况下，弗朗西斯默许了索尔克的要求。不过他表示，有时候索尔克的野心超越了界限，问题来了。"我记得他写了一篇论文，"弗朗西斯说，"我觉得里面有些结论不够扎实。于是我跟他说了，但他觉得就算没有过硬的数据，也有必要把推论写出来……

我告诉他这不是我们这儿做事的方式。然后他说，不管我怎么说他都会把文章发出去。我告诉他，如果他非要这么干，那就别在这儿待了。就是这样。"[48]

索尔克没有反驳弗朗西斯的说法。"我很努力，大家都看得到，"他坦承，"我希望独立开展工作，以我的方式来做事。"弗朗西斯以谨小慎微著称——他保守谨慎，对宏大的理论总抱着怀疑的态度，害怕犯错。一位资深同事抱怨说："汤米那家伙总是优柔寡断。"他拥有流行病学家的本能——"他更感兴趣的是控制疾病，而不是学术思辨。"[49]

而此时的索尔克走的路子要随心所欲得多。"也许有时候我会从数据里得出一些看似虚浮的结论，"他说，"但我看问题的观点和他们不一样……我在努力试图阐明人和病毒之间的互动关系，而在这个领域里，传统上一般把二者视为孤立的。我喜欢推论，因为我总觉得有推论才会激起学界的思考和讨论；我喜欢预测，因为我觉得预测才是科学思考的精髓。但事实上，推论和预测在病毒学领域都没什么市场，对此我深表遗憾。"[50]

索尔克对导师最激烈的批评也只到这个程度，他欠弗朗西斯的太多了。但年青一代里其他一些研究者觉得弗朗西斯简直就是老古板，他的技术早已落伍，还喜欢指手画脚。"你看到汤米最近在《细菌学评论》上发的论文了吗？"一位朋友写信给索尔克，"我从来没见过这么混乱的讨论……真奇怪他竟然能当上那地方的头儿。"[51]

战争结束时，索尔克觉得自己在密歇根的路走到了尽头。他仍是一名研究助理，年薪 4 700 美元，没有终身教职，工作没有保障，朝不保夕。唐娜最近又不再工作，回家照顾他们 1944 年出生的第一个孩子彼得。

困窘之下，索尔克迈出了危险的一步。他没有征得弗朗西斯的同意，私下里接触了派克-戴维斯公司的领导层，这家药厂想生产流感疫苗，索尔克希望出任他们的兼职顾问。弗朗西斯发现了这件事儿，勃然大怒。他指责索尔克挖了整个研究组的墙角，然后相当伪善地教育他研究工作需要美德和牺牲。"接受这样的职位，"弗朗西斯在备忘录中尖刻地写道，"会直接损害我们系的整体前景，却让个人得益，这不公平……如果索尔克博士这样认为……那他必须离开。"[52]

索尔克让步了，他有自己的苦衷，因为他无处可去。而弗朗西斯很了解索尔克的才能，他也舍不得赶走索尔克。一个月后，索尔克接到通知，他可以选择是否去战后被占领的德国，调查流感在美国士兵中的传播情况，这显然是弗朗西斯递来的橄榄枝。这是索尔克第一次离开美国。在法兰克福，他用缴获的纳粹党卫军信笺写信给弗朗西斯——"希特勒万岁。"他还在信里开玩笑，说他们的辛苦工作有了回报。"我确信，接种过疫苗的士兵情况良好，"他还补充说，"美国军队负责的区域里没有任何流感爆发的苗头。"[53]

1946 年，索尔克被提升为助理教授，薪水也略微增加到了每年6 000 美元。弗朗西斯知道这还不够，不过他说自己已经尽力了。熬过了 6 年的学徒期，索尔克需要自由。他申请过加州大学和凯斯西储大学的职位，都没有成功，他还联系过西奈山医院的教职，但对方提供的薪水太低。随后在 1947 年，匹兹堡大学有了一个职位，他们刚刚成立了一个病毒研究项目，需要一位主任。

　　这个职位含金量不高。匹兹堡大学在研究界根本就不入流，虽然招募委员会告诉索尔克"有其他几个人"正在考虑这个职位，但实际上如果他拒绝了，对方根本没有其他选择。结果，索尔克接受了他们的招募，他看到了这个职位的前途，别人却只看到堕落，同事们深感震惊。"汤米·弗朗西斯觉得我做了个错误的决定，"索尔克回忆道，"人人都这么认为。我还记得当时有人问我：'看在上帝的份上，匹兹堡都有啥啊？'而我回答：'我想我是陷入爱河了。'"[54]

　　离开之前，索尔克给弗朗西斯写了一封诚挚的感谢信。他从导师身上获益良多，在密歇根接受的训练为他以后征服脊髓灰质炎的工作奠定了根基。对灭活病毒疫苗的信心，用甲醛处理病毒的实验，佐剂的应用，大规模测试的技术——这一切都来自他与汤米·弗朗西斯的合作。"以前我曾说与您合作简直就是接受'炮火的洗礼'，"索尔克写道，"您以身作则，高标准严要求，磨炼了我的性格，铸就了我的力量，我觉得其他任何方式都无法达到这样的效果。我知道，'弗朗西斯门下'的标签曾为我带来了很多机会，未来它还将带来机会，而我希望，以后我做出的一切能够对得起这个称号。"[55]

　　8 年后，乔纳斯·索尔克与托马斯·弗朗西斯的职业道路将再次交会，到那时候，整个世界都将成为他们的舞台。

　　1883 年，一本畅销的城市指南形容匹兹堡是"美国的大火炉"，美国工业革命的发动机。"事实上，这座城市最漂亮的时候可以形容为烟雾缭绕，"那本书补充道，"而最糟糕的时候，就成了世界上最黑暗、最破败、最令人沮丧的地方。"[56]

　　60 年后，这段评价仍然没有过时。匹兹堡是美国众多钢铁企业的大本营，周边有许多矿业小镇，例如煤崖镇、煤溪镇和煤谷镇；这里还是美国最阴郁的城市之一，以呛人的废气而著称。冬天的逆温现象让空气里的废气和煤烟无法升上高空，整座城市几乎看不到太阳。天空太昏暗，白天也得点亮街灯。20 世纪 40 年代的一份研究表明，匹兹堡的肺炎和其他呼吸道疾病发病率高居美国前列。当地报纸喜欢引用詹姆斯·帕顿的话来描述自己的城市，这位传记作家大约 80 年前曾从这里蜻蜓点水地路过。他写道："匹兹堡就是揭掉了盖子的地狱！"[57]

这个地区的历史上满是巨额财富与血腥的劳工斗争故事——卡耐基、威斯汀豪斯和弗里克都从这里起家，霍姆斯特德罢工发生在这里，美国钢铁工人联合会和莫莉马贵①也诞生在这里。1947 年，也就是乔纳斯·索尔克来到匹兹堡的那年，这座城市发生了两次煤矿罢工，一次为期三个月的电工罢工，还有一次长达 27 天的停电，这样的停电在美国历史上也是第一次，整座城市陷入了停顿。不过众所周知，匹兹堡的上流社会善于对市政问题和社会暗涌视而不见——除了安德鲁·卡耐基以外。索尔克写信告诉朋友："匹兹堡的狭隘观念十分令人震撼。"[58]

不过，黑暗中也有光明。"二战"结束后，新一代的政治掮客（他们的领袖人物是梅隆银行帝国的继承人理查德·梅隆）和大卫·劳伦斯市长提出了宏大的城市重振方案，史称"匹兹堡复兴计划"。该计划的重点是投入大量资金升级本市的公园和图书馆，控制污染，在匹兹堡大学建立世界级的综合医学院。[59]

---

① Molly Maguires，19 世纪美国煤矿工人社团，曾领导多次劳工运动。

医学院带来的好处一目了然。人人都觉得现在的匹兹堡医学院太差劲了，而前景一片光明。作为费城和克利夫兰之间唯一的一所医学院，它要为这个地区超过 600 万的人口提供服务。不过医学院的建筑年久失修，没有大型附属医院，也没什么像样的研究者或执业医师。索尔克回忆说，在匹兹堡医学院，最让他震惊的是他发现自己的大部分同事"当老师只是兼职，他们的收入主要靠私人诊所，既没有时间也没有意愿进行基础研究"。[60]

还有种族歧视的问题。医学院里没有担任终身教职的犹太人。"学生的民族成分十分单一，"一位观察家写道，"每个班只有几个犹太人，两三个女性，剩下的全是盎格鲁-撒克逊男性。"有趣的是，筛选犹太申请者的工作由本地一些优秀的犹太人来完成，这些人大部分是医生和商人，他们以个人名义给学校写推荐信，然后管理层就会不假思索地批准。这些人不光接受了定量配给名额的系统，他们根本就控制着这个系统。[61]

新上任的医学院院长威廉·麦克尔罗伊认为这样的局面亟待改变。"没有亲身经历过的话，你很难理解当时的局面，人们普遍对医学院缺乏兴趣，"他回忆道，"有人捐了 500 美元就觉得自己大方得不得了。"麦克尔罗伊的方式温和而坚定。他遍访本地富有的精英阶层——梅隆和查尔方特家族，卡内基基金会和西屋电力，说服他们做出了此前压根就没考虑过的举动：打开钱包，捐助医学院。麦克尔罗伊利用他们的捐款支持研究工作，开设新的终身教职，吸引一流人才，其中包括广受好评的精神病学家阿瑟·米尔斯基和世界一流的儿科医生本杰明·斯波克。一位合作者表示，麦克尔罗伊的规划是"让匹兹堡成为国家级的医学院，能与哈佛匹敌"。[62]

麦克尔罗伊对未来的把握极佳。他认为病毒学很快就会兴起，这个领域一方面足够年轻，新来者还有机会，另一方面又足够流行，可以吸引到外来资金。他提议在学院里成立一个病毒研究项目，资金主要来自私人资助。1946年，匹兹堡医学院收到了国家小儿麻痹基金会提供的3万美元启动资金。麦克尔罗伊需要有野心的研究者来领导这个项目，匹兹堡内部没有合适的候选人，于是他四处寻找，最后雇用了乔纳斯·索尔克。

实际上麦克尔罗伊提供给索尔克的只有病毒研究项目和医学院的职位，但他许下了承诺，这一点很快就会成为两人共同的痛处。"我没有太多东西可以给他，"麦克尔罗伊回忆说，"分配给他的实验室还没有完工，薪水一般，我承诺为他提供自由的环境，尽我所能替他寻求经济支持。真的，我觉得乔纳斯来这儿完全是出于信任。"[63]

部分地说，情况的确如此。索尔克显然是被麦克尔罗伊描述的美好未来所吸引。但现在还有很多工作要做，很多资金需要争取。"密西西比河东边有个都市圈，"索尔克表示，"那里的富裕社区成天都在聊环保和文化复育。"他希望麦克尔罗伊不要局限于本地的捐助者，索尔克想要自己应得的东西。[64]

但他需要的一切迟迟未能到位。在密歇根的时候，索尔克的工作环境十分宽裕，设备齐全，周围有很多同事和后勤职员。而在匹兹堡，他只有医学院旁边市立医院地下室里两间空荡荡的屋子，唯一的一位职员是"秘书兼技师"。没有研究生可供他教导，三位研究员同事的主攻方向是植物病毒，而索尔克对这方面毫无兴趣。

他完全可以一走了之。汤米·弗朗西斯欢迎他回到安娜堡，但索尔克知道自己没有回头路。匹兹堡为他提供的正是他在密歇根无法得到的东西：独立建立自己实验室的机会。所以他奋力向前，用一位同事的话来形容，"打起了游击战"，四处争取场地、资金和尊重。他从莎拉·梅隆·斯凯夫基金会手里搞来了一小笔添置设备的钱，开始缓慢地占领医院地下室——"这周添个柜子，下周加个办公室。"这些胜利诚然微不足道，但他慢慢有了信心。"一切进展良好，"1947 年 11 月，他写道，"我觉得人们终将认识到这里的无限潜力。"[65]

几周后，索尔克为麦克尔罗伊准备了一份详尽的备忘录，阐述"未来数年"的研究计划。这份计划书单倍行距，共有 7 页，里面写着他打算研究的疾病和希望筹到的资金。单子上依次列出了脊髓灰质炎、流感、麻疹和普通感冒，其中前两项着墨最多。[66]

流感这个课题很合适。这是索尔克最擅长的领域，陆军同意他把研究流感的资金带去匹兹堡，他自己也希望在这边继续研究。索尔克告诉麦克尔罗伊，他的目标是"研制出……能有效预防未来疫情的疫苗。"[67]

那脊髓灰质炎呢？索尔克在这个领域完全就是新手。多年后他坦承："别人都在扯大旗作虎皮，所以我觉得我也应该提一提脊髓灰质炎。"还有个更好的解释，他自己私下里也承认了，"脊髓灰质炎研究"这几个字对美国最大方的私人基金有着强大的吸引力。他写道，"我希望国家小儿麻痹基金会有兴趣支持我列出的项目"。[68]

这份备忘录最有意思的地方不在于它谈到了哪些有关脊髓灰质炎的事情，而在于它没有提到哪些事情。索尔克花了好几页来阐述脊髓灰质炎的诊断和评估方法，却对"疫苗"只字不提。考虑到他以后的成功，这样的遗漏似乎很奇怪。事实上，备忘录中长篇大论地谈到了脊髓灰质炎研究的进展有多么缓慢，自洛克菲勒研究所的西蒙·弗莱克斯纳以来几乎毫无建树。1910 年，人们觉得安全有效的脊髓灰质炎疫苗几个月后就能问世。当然，事情没有这样发展，在那以后，科学界遭遇了重重障碍，很多研究者甚至开始怀疑到底能不能找到有效的疫苗。人类真的能够获得对脊髓灰质炎的免疫力吗？1947 年，这个问题仍悬而未决。

7 通往疫苗之路

佐治亚沃姆斯普林斯的康复研究所里有一间脊髓灰质炎名人堂，陈列室的墙上挂着17座青铜半身像，其中15位是科学家，最著名的是阿尔伯特·萨宾和乔纳斯·索尔克。另外两位虽然在科学上是外行，却依然备受尊敬，他们便是巴塞尔·奥康纳和富兰克林·德拉诺·罗斯福。这四个人代表了脊髓灰质炎在大众心目中的整体印象——勇敢的受害者、热忱的基金会领袖和用疫苗拯救生命的卓越研究者。

这间博物馆里没有哈里·韦弗的半身像，也没有太多对他的赞美。和所有曾在国家基金会工作过的人一样，他生活在领袖人物投下的巨大阴影中。但哈里·韦弗有其特别之处。1946年至1953年担任基金会科研督导期间，他找到了那15位脊髓灰质炎专家和其他科学家，成功地将他们四处散落的智慧与精力凝聚起来（有人抱怨说他太专注于脊髓灰质炎），向着一个目标前进。领导脊髓灰质炎运动的是拥有强大感召力的奥康纳，而从科学上构架成功蓝图的是冷静高效的韦弗。

韦弗没有漂亮的文凭，他的职业生涯大部分时间都在底特律的韦恩州立大学教解剖学。有一段时间他研究过脊髓灰质炎和营养之间的关系，这个课题曾经风行一时，最后却无疾而终。在大部分人眼里，他最特别的地方是"恰到好处的大胆与无畏。"作为一位科学家，他不惮于要求别人去做他自己做不到的事情。"搞科研的时候，"托马斯·里弗斯说，"你身边常常需要一个哈里这样的人，你知道的，他能……鼓励人们换个角度看问题。换句话说，他是一位分析家。哈里·韦弗在这方面干得很漂亮。"[1]

韦弗认为脊髓灰质炎研究是一门应用科学——为特定问题寻求

特定的解决方案。对他来说，解决脊髓灰质炎的方案就是成功研制出疫苗，而之所以到现在还没搞出疫苗，显然是因为基金会在科研方面的失败领导。多年来，基金会的受益人各自为战，还常常互相保密，他们不管别人发现了什么，慢腾腾地研究早就搞明白了的东西，实在让人痛苦。韦弗觉得，不是所有人都这样，但这么干的人太多了。是时候改变一下了。

疫苗已经成功征服了其他病毒，例如天花和狂犬病。如果疫苗能有效地赋予人类对脊髓灰质炎的抵抗力，那这种疾病很可能就会寿终正寝，因为人类似乎是它唯一的天然宿主。对韦弗来说，疫苗采用活病毒还是灭活病毒根本就无关紧要，实际上基金会情愿同时资助两个方向的研究。重要的是扫除多年来阻碍脊髓灰质炎疫苗问世的障碍。

这并不容易。大笔资金支出、管理和反馈的方式必须作出重大变革。韦弗知道，现在医学院已经取代了独立的研究所，成为生物科研界的主要力量。"事实上，"他写道，今天，那些较好的医学院"更像是从事科研的研究所，而非训练医生和教师的学校。在某些医学院里，支持科研的外来慈善资金也许等于甚至超过了支持其他活动的所有资金。"[2]

韦弗写道，问题在于，现在这些"外来慈善资金"带来的好处不如当初了。医学院管理层很快发现，获得外来的大笔科研资金固然很有面子，但实际上可能造成入不敷出，关键在于间接支出。"接受了外来资金，"韦弗说，"研究机构就必须扩充基础设施，增加管理人员、技术人员和行政人员，用于维护和公共事业的钱也更多，我这里提到的也只是一部分。"[3]

就任前几周，韦弗就开始着手解决这个问题。哈佛大学生物系向国家基金会提交了拨款申请，基金会方面已经批准，但学校管理层却不乐意接受，他们抱怨说这笔拨款会增加很多日常开支。韦弗同意支付部分间接开销，具体数额按照他自己写的一个复杂公式来计算。于是哈佛接受了这笔钱。[4]

后来韦弗简化了这个流程。他征得托马斯·里弗斯和巴塞尔·奥康纳的同意，给基金会的每笔资助都加上了一笔"预留份额"，这样就"不再需要我那劳神费力的公式了"。新规则是这样的：

10 000 美元及以下的拨款，额度增加 46%。

10 001~30 000 美元的拨款，头 10 000 美元增加 46%，其余部分增加 38%。

30 000 美元以上的拨款，头 10 000 美元增加 46%，10 001~30 000 美元的部分增加 38%，其余部分增加 6%。

这些资金可用于"有利于研究机构作出更多发现的深度研究"，并不受限于受益人最初的预算方案。"我们相信，"韦弗说，"新政策创造了良好的机制……更合理地支付研究项目的开销。"这个说法基本上没人反对。[5]

韦弗还着手改革基金会从 1942 年开始实行的长期资助政策。这样的资助最长可达 5 年，它让研究者得以开展更大型的项目。韦弗发现，问题在于基金会根本没怎么追踪受益人的研究进展。"我们的医学顾问委员会不去追踪受益人的年度进展，也不关心他们下一步打算干嘛，"他抱怨说，"要想解决脊髓灰质炎问题，这样可不行。"[6]

韦弗希望长期资助能够更灵活一些。为期 5 年、总额 10 万美元的资助就一定是每年拨 2 万美元吗？他觉得没必要这么死板。他说，什么时候拨多少款应该根据目前的情况，由基金会和受益人共同决定。但韦弗也要求对受益人实行问责制。有突破性进展的项目应该追加资金以示鼓励，而那些原地踏步或进展甚微的项目可以提前中止拨款。关键是把钱交到正确的人手里。[7]

间接支出拨款和长期资助将改变美国医学研究的方式。其他基金会和政府很快就学到了这套模式。哈里·韦弗把资助变成一门艺术。

要制造出有效的疫苗，必须解决三个基本问题。首先，研究者必须确定脊髓灰质炎病毒到底有几种。其次，他们必须为每种类型的病毒找到安全稳定的供应源，以用于疫苗生产。第三，他们必须搞清脊髓灰质炎真正的发病机制——它进入中枢神经系统的路线，以确定疫苗起效的确切时间和地点。要解开脊髓灰质炎之谜，这三个问题基本而关键。

实际上，这些问题多年来一直困扰着科学家。韦弗所做的是确定整个计划的轮廓，为大家指明方向。在他看来，第一步该干什么十分明确。就任科研督导几个月内，他就启动了基金会历史上最具野心的项目：归类全世界所有已知的脊髓灰质炎病毒。成功的疫苗必须为每一种类型的病毒都提供免疫力，而现在没人能确定病毒到底有几种。这项工作需要耗费庞大的后勤资源。他们要定位数百种病毒株，将它们送到专门的实验室，然后进行烦琐枯燥的详细研究。

有的病毒非常稳定，例如天花；而有的病毒十分多变，例如流感，流感疫苗几乎每年都需要更新换代。脊髓灰质炎属于哪种？西蒙·弗莱克斯纳仍坚称脊髓灰质炎病毒只有一种，澳大利亚的研究者觉得至少有两种，还有人猜测至少有三种。谁都想知道答案。

当然，要找到这个问题的答案，路只有一条：动手归类。为了监督项目进程，韦弗成立了一个委员会，里面既有早已成名的研究者，例如约翰·霍普金斯的戴维·博迪恩、密歇根的汤米·弗朗西斯和辛辛那提的阿尔伯特·萨宾，也有一些新手，例如匹兹堡的乔纳斯·索尔克。

委员会的资深成员并不负责具体的归类工作，他们的任务是制定基础的科学规则，为结果的合理性背书。具体工作由无名小辈来承担，理由很充分：基金会能找来干这活儿的人只有他们。归类病毒的工作十分枯燥无趣，弗朗西斯和萨宾这样的大牌通常会把这种活儿交给技师或者研究生去干。这不是通往诺贝尔奖的捷径，事实上，正如韦弗本人所坦承："我知道，整个医学研究领域再也没有比这更无趣的事情。要得出最后的结果，必须无数次机械式地重复一套完全相同的技术流程，测试一个又一个病毒，每周7天，每年52周，整整3年。"[8]

既然如此，那为什么还有人愿意干这活儿？韦弗前往匹兹堡拜访索尔克，十分慷慨地抛出了他的条件。索尔克会连续数年拿到基金会的一大笔资助。医学院因此支出的所有间接费用都可以向基金会报销，包括维护费、公共事业费和保险。虽然索尔克最有兴趣的病毒不是脊髓灰质炎而是流感，但现在的时机恰到好处。"韦弗带来了一条出路，"索尔克回忆道，"匹兹堡最初吸引我的是开放与自由，但后来证明这只是一种幻象。然后韦弗出现了，他愿意提供资金、项目、人员和设施，而且这一切都由我做主。"[9]

现在，索尔克已经抢到了先机。1948 年，他收到了基金会的第一张支票，金额是 41 000 美元，其他途径的资金也接踵而来。陆军重新开始资助他的流感研究，他一直对这方面很有兴趣；莎拉·梅隆·斯凯夫基金会同意资助他的实验室，支付"非脊髓灰质炎研究"的开销。[10]

索尔克的实验室位于匹兹堡市立医院，这里也是治疗传染性疾病的地区中心。"二战"后的岁月里，青霉素之类的"魔药"广泛使用，医院里的人大幅减少，所以空出来了很多没用的地方。索尔克很快占领了这些地盘。到 1949 年，他已经占据了整整两层楼，其中一层是实验室、办公室和玻璃器皿消毒室，另一层专门用来养猴子，包括"通风设备、笼子、清理笼子的设备和一台焚化炉"。讽刺的是，脊髓灰质炎病区现在是医院里最大的病区，这个事实不断提醒着他们时间紧迫。一位护士回忆说："救护车在外面排起了长队，每天都有十六七个新入院的病人。我们有一位住院医生晚上从来没在床上睡过安稳觉，最多和衣在小床上躺会儿。我们护士也从来没回过家。要离开那地方，你必须经过几个房间，然后你总会听见孩子哭喊着请求来个人替他读信，或是要杯水，要不就是问你她怎么动不了了，你实在狠不下心一走了之。那里充满了悲伤、恐惧和无助的愤怒。"[11]

索尔克的事业蒸蒸日上。从 1949 年到 1953 年，他从基金会获得了近百万美元的资助，另外还有用于间接支出的 25.5 万美元拨款。陆军的流感研究资金和其他一批较小的捐款合计也有 14 万美元。在那些年里，他的实验室拿到的外来资金占整个医学院的 90%

左右。[12]

　　索尔克用第一笔钱雇用了"关键人员"和"次要参与者"。他挑选的是那些既与他志同道合，又像他一样痴迷于工作的人——他们会把眼下的枯燥工作视为伟大事业的基石，他们的机械劳动将带来拯救生命的新疫苗。团队的早期成员包括细菌学家吉姆·刘易斯、总技师拜伦·本内特、动物主管托尼·彭科和办公室主任洛兰·弗里德曼。刘易斯负责对付猴子：接种病毒、抽血、解剖、采集组织。他还负责从这些灵长类动物身上切除器官，以备培养脊髓灰质炎病毒之用。本内特负责管理设备、处理刘易斯提供的组织和血样。本内特喜欢喝酒，他曾在陆军医疗队服役，因此得了个"少校"的绰号；在同事眼里，他是实验室的"中流砥柱"，"喜欢一个人独自干活"。洛兰·弗里德曼是匹兹堡本地人，她来应征索尔克的私人秘书时以为这是份临时的工作，结果她却在这里干了40年。[13]

　　到这个庞大的计划成功启动时，一个关键的问题已经有了部分答案。现存的脊髓灰质炎病毒有几种？戴维·博迪恩表示至少有三种，1949年，他发表了自己的成果。博迪恩的研究打破了"所有脊髓灰质炎病毒都一样"的幻象。但是，由于他的实验采用的样本数量较少，那么如果扩大样本范围，也许还会发现更多种类的病毒。如果真是这样，比如说基金会的归类项目发现了4种、5种甚至15种不同的脊髓灰质炎病毒，那么疫苗研制就会面临大麻烦。

　　索尔克的实验室完成了大量测试工作。利用脊髓灰质炎患者及其家人的粪便、喉部培养样品和死亡患者的神经组织，他们仔细检查了数十种病毒株。索尔克收到的很多样本来自基金会的其他受益人——

　　来自弗朗西斯博士实验室：得克萨斯、马奥尼、赫鲁堡、明尼苏达

　　来自萨宾博士实验室：欧贝、腾、沃尔、里克、芬、弗洛、霍普克、霍夫、皮尔

　　来自保罗博士实验室：罗森塔尔、邦内尔、格里奇、瑟尔

　　来自博迪恩博士实验室：科迪、埃尔金斯、史密斯、格林利夫、威克利、维特尔[14]

　　每份样品都附有简单的说明，例如："明尼苏达病毒源自依斯琳·蔡斯太太尸体解剖获得的组织，解剖日期：1946 年 7 月 24 日。疫情发生时患者居于明尼阿波利斯，延髓型脊髓灰质炎发作三日后死亡……样品以玻璃安瓿封装，干冰冷藏。"[15]

　　或者，"马奥尼病毒……源自一只恒河猴，该恒河猴摄入了帕特里夏·马奥尼、玛丽·马奥尼和弗雷德·马奥尼三人的混合粪便悬浊液。粪便采集日期：1941 年 9 月 10 日。以上三人居于俄亥俄州阿克伦市，曾接触脊髓灰质炎患者但并未患病。该病毒已依次传播了 6 只猴子，玻璃安瓿封装，干冰盒冷藏。"[16]

　　后来我们发现，马奥尼病毒是毒性最强的一种。是否应该用它来制造脊髓灰质炎疫苗，哪怕是灭活病毒疫苗？未来的几年里，围绕这个问题发生了激烈的争执。

　　归类项目从 1949 年进行到了 1951 年。基金会的总花费超过 120 万美元，其中很大一部分用于购买和照顾实验用的猴子。这笔钱解决了一个大问题。猴子对脊髓灰质炎研究非常重要，它是科学家研究这种疾病最常用的实验动物。但猴子的价钱很贵，也很难搞到。

很多猴子在运输途中死亡，活着到达目的地的猴子情况也很糟糕，经常患有肺炎和痢疾，而且一般都营养不良。正如托马斯·弗朗西斯在一封写给基金会的信里发的牢骚："你们每送来100只猴子，就有2只死在了路上，还有3只会在到达实验室几天后死掉。而且这些猴子的整体情况实在让人失望。"研究者经常扫荡本地的动物园，寻找淘汰下来的动物，有的科学家甚至要求基金会搞点儿怀孕的母猴，希望自行繁育试验用猴子。一位基金会官员回忆道："他们简直疯了，恐怕他们很想研究一下该怎么在没有猴子的条件下继续干活。"[17]

大多数研究者偏爱来自菲律宾的食蟹猕猴（cynomolgous monkey），因为它会出现近似人类的脊髓灰质炎病程，病毒通过口腔进入身体，然后在消化道中繁殖。但这种猴子稀少而娇气，所以美国的实验室把目光投向了印度恒河猴，这种猴子供应更为充足，身体也更加强健。

印度政府很乐意效劳。出口恒河猴有利于经济，既能赚到外汇，又能促进当地就业。需要有工人去抓猴子，再把它们"用扁担挑到最近的火车站，运往新德里"，然后恒河猴会坐上飞机，跨越4 000英里（约6 500千米）来到伦敦，最后再送往纽约。此外，政府官员也希望野外的恒河猴会因此减少一些，因为印度10%的庄稼都是被猴子破坏掉的。[18]

但是也有问题。猴子在印度是神圣的，有人担心在抓捕、运送过程中以及抵达实验室以后，猴子得不到外国人的善待。曾经发生过这样的悲剧，390只猴子在伦敦机场窒息而死，印度官员险些因此禁止出口猴子。作为应对，国家基金会答应监控抓捕和运输过程，承诺这些猴子会得到善待，而且仅用于脊髓灰质炎研究。[19]

双方的交涉极有成效。1949 年，基金会在荒芜的南卡罗来纳建立了一个特殊机构，人称奥卡提农场，专门处理国外运来的猴子。兽医筛查疾病，营养师监督饮食，一旦猴子情况稳定，就会被卡车运往北美各地，送到基金会受益人手里。（"我们希望每个月能得到50 只情况良好的食蟹猕猴，体重 3~5 磅（约 1.3~2.3 千克）。"汤米·弗朗西斯的这份申请书颇具代表性。）每只猴子的成本约为 26 美元，包括运输费用。一位观察家表示："从某种程度上说，奥卡提就是猴子的缩微版沃姆斯普林斯。"[20]

光是病毒归类项目就牺牲了 17 000 只猴子。流程一般是这样的：将脊髓灰质炎人类患者的粪便样品注入猴子脑部，然后每天让猴子运动，观察有无明显的脊髓灰质炎症状。一旦出现瘫痪，就将猴子杀死，取出大脑和脊髓获取脊髓灰质炎病毒。然后，将含有病毒的组织-血清混合物注入健康的猴子脑部。科学家认为，已经接受过 I 型病毒注射并顺利康复的猴子应该对其他所有 I 型病毒免疫。"然后，将未知类型的病毒注射给猴子，如果它很容易被感染，那就意味着这种未知病毒应该属于 II 型或 III 型……接下来再重复这个过程，用同样的未知类型病毒来测试已经对 II 型或 III 型病毒免疫的猴子。"[21]

毫无疑问，归类项目让索尔克与基金会的联系更加紧密，但它同样标志着索尔克在论资排辈的脊髓灰质炎研究领域地位低下。在归类委员会的一次会议上，索尔克早早地意识到了这一点。当时他就程序问题提出了一个疑问，他觉得自己的态度相当谦逊。"阿尔伯特·萨宾……转身冲着我说：'索尔克博士，以你的学识不该问这样的问题啊！'"索尔克回忆说，"那简直就像一记响亮的耳光。我能感觉到现场的抗拒、敌视和反对。从那以后，我每次参加委员会的会议，总有同样的感受。"[22]

索尔克忍气吞声接受了"新人合作者"的身份。他前往辛辛那提拜访萨宾的实验室，说了些恰到好处的恭维话，甚至还在萨宾家里过了一夜。他不吝溢美之词地感谢萨宾送来的论文副本和待分类的新病毒。但他的努力收效甚微。萨宾不太看得起索尔克，这一点从未改变。他觉得索尔克不过是国家基金会手下一个跑腿的，野心勃勃但是资质平庸，为了出人头地对哈里·韦弗俯首帖耳。早年间萨宾曾写过一封信给索尔克，他审查了归类项目的一篇论文草稿，然后提到了一个问题，这个问题预示着他们以后的分歧。"你在很多地方提到了国家基金会，特别致谢，诸如此类，"他写道，"我个人认为这样做十分欠妥……整个项目的确是国家基金会资助的，这很明显，我觉得没必要专门感谢他们提供的帮助。"[23]

归类项目的最终结果十分让人安心。戴维·博迪恩的预测没错，接受测试的196种脊髓灰质炎病毒株可以完美地归为三种不同的类别，脊髓灰质炎病毒"家族"非常小，这真是件幸事。

Ⅰ型病毒涵盖了82%的病毒株，Ⅱ型占10%，Ⅲ型占8%。研究者给每个类型的病毒起了个绰号，Ⅰ型病毒叫"布伦希尔德"，这是博迪恩实验室里一只黑猩猩的名字；Ⅱ型病毒叫"兰辛"，以纪念密歇根州兰辛市的一位已故患者；Ⅲ型病毒叫"里昂"，与它同名的洛杉矶小男孩也死于脊髓灰质炎。[24]

虽然有的研究者仍怀疑可能存在其他类型的脊髓灰质炎病毒，但时间会证明他们的谬误。阿尔伯特·萨宾就是怀疑者之一，他认为索尔克忽视了脊髓灰质炎病毒可能有亚种，这在其他病毒中很常见。这一回，索尔克不再低头了。萨宾的马后炮真的很伤人。索尔克的名望或许比不上萨宾，但他确信自己的工作全面而详尽，无人能及。"我对流感病毒很熟，我当然知道病毒有亚种，"他反击道，"我相当确定，脊髓灰质炎病毒没有什么亚种。"事实上，有证据表明脊髓灰质炎病毒"抗原结构同质性极强"。争议到此为止。[25]

现在有一点可以确定。成功的脊髓灰质炎疫苗必须为全部三种病毒提供免疫力。研究界向前迈出了一大步，但关键问题还没有解决。经过 40 年的试错，我们还没有成功培养出可用于疫苗生产的足够多、足够安全的脊髓灰质炎病毒。此前所有的尝试都失败了。

这并不是因为我们不够努力。1907 年，耶鲁大学一位默默无闻的生物学家罗斯·哈里森作出了一个发现，有人盛赞为"西方医学史上最重要的十大发现之一"。那就是组织培养的概念：在宿主（植物、动物或人类）体外培育活细胞的能力。两位声誉卓著的研究者写道："哈里森的发现让我们得以在细胞层面甚至分子层面上研究活生生的有机体，从而促进了现代疫苗的发展，包括脊髓灰质炎疫苗、麻疹疫苗、流行性腮腺炎疫苗和狂犬病疫苗……事实上，正是因为有了组织培养，过去 50 年里我们对疾病基本机制的了解比过去5 000 年都多。"[26]

组织培养看起来非常适合脊髓灰质炎研究，和其他病毒一样，脊髓灰质炎病毒也只存在于活细胞中。但通往成功的道路颇为曲折。1936 年，洛克菲勒研究所的萨宾和彼得·奥利茨基证明了我们的确能在试管里培养脊髓灰质炎病毒。真是个好消息。不过坏消息是，它只在神经组织中生长。[27]

　　之所以出现这个结果是有原因的，只是当时没有人知道。当时研究所里普遍采用的是西蒙·弗莱克斯纳的"MV"病毒，这是一种高度嗜神经性的病毒株，只能在神经组织里生长。萨宾和奥利茨基的实验用的也是这种病毒，所以他们再次证明了这个错误的观点：脊髓灰质炎病毒无法在其他地方生存。

　　于是研究者陷入了窘境，因为他们已经知道，如果把猴子的神经组织注入人体，就会引发脑脊髓炎，也就是脑部和脊髓发炎。如果萨宾和奥利茨基是对的，脊髓灰质炎病毒只能在危险的神经组织里生长，那么我们该如何采集病毒来制造疫苗？至少就脊髓灰质炎而言，靠组织培养获得安全病毒的路走进了一条死胡同。

　　事情到这儿就卡住了。同时挑战西蒙·弗莱克斯纳和美国最负盛名的研究所里两位灯塔式人物的智慧，这并非易事。"他们的研究一丝不苟，所以我完全没有怀疑过，"托马斯·里弗斯回忆说，"天哪……我认识的每一位病毒学家都相信他们，可能只有哈佛的约翰·恩德斯是个例外。"[28]

　　今天，约翰·恩德斯是医学史上最受尊崇的人物之一，不过在20世纪40年代，他还不怎么出名，这已经是最客气的说法了。恩德斯1897年生于康涅狄格州，父亲是一位著名的银行家；"一战"期间恩德斯曾入伍服役，后来他短暂地从事过地产业，还上过英国文学的研究生，最后在1930年拿到了微生物学的博士学位。获得哈佛的终身教职后，他开始了长达一生的病毒性疾病研究，特别是麻疹和流行性腮腺炎。和很多同事不一样，恩德斯没有医学博士学位。"早年间没什么人注意到恩德斯，因为他是个很安静的人，发论文也很低调，"里弗斯说，"但只要你关心一下他的研究工作，你就会知道他是个细心谨慎、手段巧妙的研究者。"[29]

1947 年，恩德斯离开学校，转而担任波士顿儿童医院传染病实验室主任。有人很不理解这次跳槽。"大部分有抱负的科学家会觉得这是在走下坡路，或者至少是走错了方向。"一位同事回忆说。但恩德斯可不这么想。对这位不拘小节、独立自信的布莱明①来说，社会地位的降低和薪水的减少根本无关紧要。他已经 50 岁了，他要的是最适合自己的研究环境。[30]

恩德斯在儿童医院旁边的空房子里占了 4 个房间，建立了实验室。他的一小部分资金来自国家基金会给哈佛的 20 万美元研究经费，这时候国家基金会几乎还不知道他的存在。实验室的第一批成员里有两位有志于病毒性疾病研究的儿科住院医生，弗雷德·罗宾斯和汤姆·韦勒。这两人都曾在"二战"中服役，后来又进入了哈佛医学院。他们俩对脊髓灰质炎都没什么兴趣。在儿童医院，罗宾斯开始研究消化道疾病，而韦勒试图在体外培养水痘和流行性腮腺炎病毒。[31]

1948 年，体外培养技术正在迅猛发展。青霉素和链霉素之类的抗生素投入使用，有效地防止了细菌污染，培养基更容易保持无菌环境。实验室采用了新技术缓慢地滚动试管，使得试管内的组织能够接触适量的液体和空气。汤姆·韦勒发现，如果定期（每 4 天左右）更换营养培养基，组织会存活更长时间。[32]

那一年恩德斯实验室的大突破主要来自科学直觉。"有一天，汤姆和我正在准备一套新的培养基，"弗雷德·罗宾斯说，"恩德斯

---

① Brahmin，波士顿老牌的上流绅士阶层，以谨慎、低调的作风著称。

博士建议说，实验室冰箱里存了一些脊髓灰质炎病毒，不如试着培养一下，我们照办了。"培养基里既有神经性的胚胎组织，也有非神经性的。四份注入了水痘病毒，四份注入兰辛Ⅱ型脊髓灰质炎病毒，还有四份是空白对照组。

韦勒和罗宾斯对试验结果没什么信心。萨宾和奥利茨基都失败了，我们凭什么能成功？但恩德斯有一种直觉。"我内心深处一直觉得，"他回忆道，"既然我们在消化道里找到了这么多脊髓灰质炎病毒，那它一定能在神经组织以外的地方生长。"他补充道，"而且，我是一个很固执的人。"[33]

他的本能是对的。兰辛病毒株不光在神经组织中生长，还在皮肤、肌肉和肾组织中成功繁殖。接下来几个月里，针对Ⅰ型和Ⅲ型脊髓灰质炎病毒的组织培养同样获得了成功。西蒙·弗莱克斯纳错了，同样错了的还有萨宾和奥利茨基。科学界花了整整40年，无数次走进死胡同，终于解决了脊髓灰质炎领域最大的谜题之一。

这个发现意义重大。现在研究者可以在试管里培养脊髓灰质炎病毒，而不是在猴子的脑子或脊髓里，于是他们能够更好地观察被脊髓灰质炎感染的细胞内部发生了什么变化。更重要的是，他们现在能够安全地培养出足够的脊髓灰质炎病毒，不再需要担心动物神经组织带来的污染，批量生产疫苗因此而有了可能。"我就告诉你一句话，"托马斯·里弗斯回忆道，"他们的成果一鸣惊人……就像一声炮响。"[34]

恩德斯相当冷静。事实上，脊髓灰质炎从来就不是他最感兴趣的研究领域。他更钟情于其他病毒，尤其是麻疹，后来他还发明了广受欢迎的麻疹疫苗。但是，脊髓灰质炎让低调的恩德斯一举成名，对此他有些不自在。1953 年，他入选了美国国家科学院，次年又获得了诺贝尔生理学或医学奖。（欧内斯特·海明威和莱纳斯·鲍林也是在 1954 年拿的诺贝尔奖。）斯德哥尔摩发来官方通知时，恩德斯明确表示，除非让两位年轻同事罗宾斯和韦勒并列为获奖人，否则他不会接受这个奖项。他的慷慨行为成了科学界的榜样，未来大家会用这个标准来衡量其他研究者，很多人都没这么大方，尤其是乔纳斯·索尔克。

1951 年，研制脊髓灰质炎疫苗面临的两大障碍已经被清除。研究者已经确定脊髓灰质炎病毒共有三种，每种都能安全地在非神经性的组织中培养。短时间内重大突破接踵而来，人们重新燃起了希望，也许我们能够预防甚至治愈脊髓灰质炎。

当然，在人体测试开始之前，还有很多工作要做。人们对科尔默和帕克-布罗迪的悲剧记忆犹新，大家都知道不能操之过急。此外，脊髓灰质炎疫苗的有效性仍有争议。一代人的研究表明，脊髓灰质炎病毒通过鼻腔进入人体，然后绕开血液系统，直接进入中枢神经系统。如果真是这样，那么刺激血液产生抗体、赋予身体天然免疫力的疫苗似乎没什么用处。

这套观念要追溯到西蒙·弗莱克斯纳的早期研究，他提出的各种脊髓灰质炎理论根深蒂固，多年来一直统治着整个研究领域。他的研究所仍是脊髓灰质炎研究的主力军，他把研究所当成了个人的封邑，小心翼翼地守护着自己的地盘。正如洛克菲勒研究所病毒学实验室主任彼得·奥利茨基私下里向一位同事吐露的："弗莱克斯纳博士坚信脊髓灰质炎研究是他的禁脔，我们部门（和我自己）只有受邀才能进入这片领地。"[35]

到 20 世纪 30 年代，弗莱克斯纳对成功研制出脊髓灰质炎疫苗已经不抱希望。他仍坚信脊髓灰质炎病毒通过鼻腔直接进入中枢神经系统，于是他鼓励奥利茨基着手研究"化学阻断"。这个设想很简单：用化学物保护鼻腔，防止脊髓灰质炎进入人体。"保护鼻子，预防脊髓灰质炎"成为他们的口号。

1936 年，萨宾和奥利茨基恪尽职守地在猴子身上做了"鼻腔阻断"试验。与此同时，亚拉巴马州的公共卫生官员用苦味酸（一种有毒的酸）溶液和明矾在志愿者身上做人体试验。让人失望的实验结果促使科学界采用了更强效的化学物。第二年，多伦多疫情暴发期间，他们给孩子喷了硫酸锌。结果证明这种化学物无助于遏止脊髓灰质炎流行，反而导致了几个孩子"显著而彻底的永久性嗅觉丧失。"[36]

事情看来很清楚。萨宾坦承："我们没有任何证据证明喷洒化学物能预防人类脊髓灰质炎。"但这场闹剧却带来了始料未及的好处。"化学阻断"的惨败迫使研究者重新审视脊髓灰质炎到底是如何进入人体的。[37]

萨宾冲在最前线。在 1941 年的一次突破性实验中，他采集人体解剖材料，证明了脊髓灰质炎患者的消化道里有大量脊髓灰质炎病毒，但鼻腔里却很稀少。他"四处奔波"，多萝西·霍斯特曼回忆说，她第一次见到萨宾是在田纳西州一家医院的太平间里，"他带着全套设备，解剖的流程极其复杂……一件工具从来不用第二次，以免样品互相污染。结果毋庸置疑，人类脊髓灰质炎与鼻腔通路无关……这种感染不是通过鼻腔传播的。"[38]

在约翰·霍普金斯大学，霍华德·豪和戴维·博迪恩采用了另一种方法。他们切除了一只黑猩猩的嗅觉神经，然后给它口腔饲喂了大剂量的脊髓灰质炎病毒。正如研究者所料，黑猩猩很快被病魔击倒了，这同样证明了脊髓灰质炎不是通过鼻腔传播的。[39]

弗莱克斯纳的理论被推翻了。现在，研究者认为病毒通过消化道进入人体，而非鼻腔。这个发现又燃起了人们对疫苗的新希望。如果脊髓灰质炎病毒通过口腔进入人体并沿着消化道下行，那它在进入中枢神经系统之前必然会经过血液。如果真是这样，那么设计用于提高血液中抗体水平的疫苗，应该能在病毒造成严重后果之前把它干掉。

多萝西·霍斯特曼是第一批将目光投向这个方向的研究者之一，她是耶鲁大学脊髓灰质炎研究组的成员。"我着手研究这个问题的时间很早，"她回忆道，"1943 年纽黑文疫情暴发期间，我采集了医院里每一位病人的血样。我记得很清楚，一共测试了 111 份血样……其中只有一份检出了脊髓灰质炎病毒……这个概率可不算高，所以我们觉得病毒进入血液也许不是很常见的事情。"[40]

不过，霍斯特曼对那唯一一位血液中检出病毒的患者很感兴趣。那是一个 9 岁的小女孩，"如果不是疫情暴发，医院大概永远不会发现她得了脊髓灰质炎"。除了轻微的颈部疼痛以外，小女孩没有表现出其他任何脊髓灰质炎的症状。霍斯特曼开始怀疑，会不会是这样：只有在患者表现出明显身体症状之前的一小段时间，脊髓灰质炎病毒才会出现在血液中？

为了验证这套理论，霍斯特曼开始在黑猩猩身上做一系列实验。她通过口腔给它们饲喂脊髓灰质炎病毒（"天然的感染途径"），目的是确定病毒是否会出现在血液中，如果会出现，那具体是什么时间。结果相当惊人。饲喂几天内，血液中就检出了脊髓灰质炎病毒。
1953 年，耶鲁杰出的医学史家约翰·F. 富尔顿在一封给霍斯特曼
的私人信件中盛赞道："你的研究成果是我自 1930 年进入耶鲁医
学院以来在这里见到的最激动人心的发现，它对你的研究领域和
整个科学界都有不可估量的意义……也是医学史上浓墨重彩的
一笔！"[41]

戴维·博迪恩也在霍普金斯独立得出了与霍斯特曼几乎完全相
同的结论。这是怎么回事？以前的研究者为什么没发现血液里的脊
髓灰质炎病毒？答案简单得要命：他们等了太长时间才开始检测。

一旦脊髓灰质炎进入血液，体内就会产生将它摧毁的抗体。所
以，只有在抗体形成之前那个短暂的酝酿期内，你才能在血液里检
测到脊髓灰质炎病毒。在少数情况下，病毒会进入中枢神经系统，
导致瘫痪甚至死亡。但哪怕它进入了神经系统，血液里也不再有病
毒的踪迹，因为血液中产生的抗体已经将它彻底扫除。

这个谜题至少在理论上得到了解答。研究人员找到了免疫系统
对抗脊髓灰质炎病毒的时机（感染早期）和战场（血液中）。"这意
味着，"约翰·保罗表示，"侵入血液的少量病毒有可能被血液中循
环的相对少量的抗体消灭。再进一步说，这意味着我们有可能阻断
病毒进入中枢神经系统……突然之间，如何赋予人体免疫力的问题
迎刃而解，甚至比我们预期的还棒。"[42]

我们将通过疫苗征服脊髓灰质炎。

现代脊髓灰质炎研究之父西蒙·弗莱克斯纳活得不够久，他没
有看到自己长期坚信的大部分理论一个接一个崩塌。他激起了科学
界对脊髓灰质炎乃至整个病毒学的兴趣，这方面他的成就无人能及。

但是同样地，他也制造了脊髓灰质炎研究领域的壁垒，将新方法、异议和新思想拒之门外。在 1946 年发表的一篇论文中，弗莱克斯纳仍坚称脊髓灰质炎病毒只有一种——他的整个职业生涯一直在坚持和捍卫这个观点。这篇文章恰好也是他在脊髓灰质炎领域发出的最后的声音，次年他就去世了。

8　起　跑　线

1949 年是脊髓灰质炎研究前线精彩纷呈的一年。实验室的重大突破让民众对救命疫苗的期望空前高涨。但与此同时，脊髓灰质炎患者数量创纪录地暴涨也引起了公众的恐惧。到那时候为止，整个 20 世纪里只有两个年头——1916 年和 1946 年，报告的年新增病例超过 25 000 例。但到了 1949 年，新增总病例高达 42 000 例，是有史以来最多的一年。《生活》杂志表示，脊髓灰质炎已成为美国的头号公共健康杀手——"突如其来""变幻莫测""无法控制"。《周六晚间邮报》则称为"最可怕的青少年疾病"。[1]

事实上，脊髓灰质炎的患病人群已经不仅限于青少年。研究者表示，二三十岁的人罹患脊髓灰质炎的风险远高于从前，而且随着年龄的增长，出现严重瘫痪和死亡的概率似乎会显著上升。此外，这种疾病的流行模式十分相似——严重侵扰某个地区，感染众多人口，带来广泛的天然免疫力，然后等到一大批没有免疫力的潜在受害者出现，疾病再次卷土重来。当时，在纽约那样的地方，每五年就出现一次脊髓灰质炎大流行几乎成为板上钉钉的事情。

长期以来，公众对脊髓灰质炎的恐惧与他们对治疗方法的乐观期待紧密相关。恐惧与希望一体两面，多年来巴塞尔·奥康纳和国家小儿麻痹基金会一直在巧妙地传达这样的信息："给我们你的时间和金钱，让我们一起征服这种可怕的瘟疫。"

1949 年，基金会的诉求变得更加直白。随着脊髓灰质炎患者数量的增加，资助科学研究和照顾病人所需的捐款也在增加。有史以来第一次，基金会宣称，征服脊髓灰质炎不只是必然的，而且为期不远。他们宣告说："现在，征服脊髓灰质炎指日可待。"[2]

这句话在今天看来颇富预见性，但在当时却激起了强烈的反应。

基金会的不少受益者表示这是对大众的无耻欺骗，目的仅仅是募集更多的钱。阿尔伯特·萨宾写了一封措辞激烈的信给奥康纳，差点儿就直接说他是个骗子。他愤愤不平地说，我们"没法保证"在短时间内征服脊髓灰质炎，甚至能不能征服还不一定，你们的宣言"不负责任""毫无依据""居心不良"。

萨宾还有另一层顾虑。他不喜欢基金会目前倡导的科研方向。为了早日解决脊髓灰质炎问题，基金会显然更支持灭活病毒疫苗方案，因为这种方法更简单。虽然萨宾自己压根儿还没动手研制疫苗，但他担心像自己这样的活病毒疫苗支持者会被排挤出局；他警告说，这样会给未来的脊髓灰质炎研究带来严重的后果。[3]

萨宾很擅长将自己个人的需求和野心与更普世的人道主义顾虑结合起来。短短几天内，他就吸纳了其他一些声誉卓著的受益人加入他的阵营。奥康纳面临的压力越来越大，他只好做出了一点让步，撤回了引起纷争的宣言。"也许我们是夸张了一点，"他坦承，"但我们必须争分夺秒，尽快在实验室里解决这个谜题。我们有这个能力，因为全国人民都在鼎力支持我们。这是铁一般的事实。"[4]

虽然奥康纳做出了让步，但他的信仰却没有动摇：他相信，疫苗研究应该速战速决，在人们的生命面临威胁时，速度真的很重要。他想知道的是：谁会拔得头筹？

1949 年秋，乔纳斯·索尔克写信给约翰·恩德斯，请求对方提供一份"包皮组织培养材料"，以供他的匹兹堡实验室研究。这个请求隐含着更深的动机，恩德斯完全能够理解。索尔克的计划野心勃勃，他正在寻求供疫苗使用的安全脊髓灰质炎病毒的最佳制备方法，他想知道恩德斯是否也在朝这个方向努力。"我不想对你正在进行的或是想要进行的工作横插一脚，"他的措辞十分圆滑，"我希望你能和我坦诚相对，尤其是你是否有计划从事这方面的研究。"[5]

起先恩德斯礼貌地给出了让他失望的答案。"现在，我们正在做一些尝试性实验，研究此种材料的免疫效应，"他解释道，"目前……我不希望有别人展开这方面的大规模研究，所以我对实验结果……暂时保密。"[6]

恩德斯没有说的是，下一步该做哪方面的研究，他和两位同事，弗雷德·罗宾斯和汤姆·韦勒，产生了分歧。两位年轻人迫不及待地想着手研制脊髓灰质炎疫苗，但恩德斯却有不同意见。他觉得疫苗研制十分无聊甚至乏味，最好交给"商业组织"来完成。此外，他觉得灭活病毒疫苗无法提供足够的免疫力，而活病毒疫苗又不够安全，必须经过多年痛苦的试错才有可能成功。这些事他都没多大兴趣。"我们的实验室不是用来生产疫苗的。"他提出，未来脊髓灰质炎研究前线的重大突破很可能是用"化学方法"治疗此种疾病。恩德斯决定不插手疫苗研制，于是他慷慨地把组织培养技术传给了索尔克和其他研究者。不过他对匹兹堡的年轻科学家并不看好，无论是当时还是后来，恩德斯从来没把乔纳斯·索尔克视为病毒研究领域真正的一员。[7]

在疫苗竞赛中，最有条件夺得头筹的是约翰·霍普金斯的研究组。他们拥有多位一流的研究者，包括戴维·博迪恩、霍华德·豪和伊莎贝尔·摩根，他们攻克的脊髓灰质炎谜题比其他任何研究组都多。1941年，博迪恩和豪确定了脊髓灰质炎病毒是通过消化道而非鼻腔进入人体的，这一结果吻合科学家多年来的推测。博迪恩还首先预测了脊髓灰质炎病毒至少有三种，另外他还与多萝西·霍斯特曼一起证明了脊髓灰质炎有短暂但明显的"病毒血症期",在这个阶段内,病毒会通过血液进入中枢神经系统。[8]

约翰·霍普金斯研究组还为脊髓灰质炎研究引入了至关重要的新角色:黑猩猩。为了买那几十只黑猩猩,一毛钱进行曲花了一大笔钱,不过结果相当振奋人心。"他们证明了黑猩猩对脊髓灰质炎的反应与人类最为相似,"一位权威人士写道,"这让我们向前走了一大步。"豪和博迪恩很喜欢这些黑猩猩,他们给每一只来到实验室的黑猩猩起了昵称。"我们给'僵尸'接种了疫苗。"豪会这样告诉博迪恩。或者,"波卓的脑子真美,我在考虑单独为它多写点儿什么。"在 1952 年的一场科学大会上,托马斯·里弗斯责备博迪恩用"他"来描述黑猩猩,里弗斯表示,这岂不是让动物"和人类等同"。"那该怎么说,"博迪恩困惑地问,"他是男的啊,又不是女的。""该怎么说?"里弗斯回答,"你应该说'它'!"[9]

1944 年,伊莎贝尔·摩根加入了约翰·霍普金斯研究组。博迪恩回忆说,"幸好我在伍兹霍尔遇到了她,然后鼓动她来了巴尔的摩。"伊莎贝尔·摩根的父母都是杰出的生物学家,她的父亲托马斯·亨特·摩根曾因染色体和遗传方面的研究成果而获得 1933 年的诺贝尔奖。伊莎贝尔毕业于斯坦福,随后在宾夕法尼亚大学获得细菌学博士学位,1938 年加入洛克菲勒研究所。她在彼得·奥利茨基的实验室里工作,研究针对脊髓灰质炎和脑脊髓炎之类病毒性疾病的免疫力。在一份机密备忘录里,奥利茨基形容她是"一位富有独创性的女性,她拒绝接受所谓的既定结论,除非该结论在她看来已获得坚实证明"。[10]

但是,摩根卓越的才华并未减少她遭受的歧视。在洛克菲勒研究所，她的薪水远低于男性同事，而且各种研究奖项总是没有她的份。正如托马斯·里弗斯的回忆："早年间，女博士在研究所里没有什么发展机会。"这是摩根博士后来改变职业道路的关键原因。[11]

在约翰·霍普金斯，摩根开始了一系列的实验，用灭活病毒疫苗为猴子提供免疫力，对抗脊髓灰质炎。她在神经组织（猴子的大脑和脊髓）里培育脊髓灰质炎病毒，然后用福尔马林对病毒灭活。结果十分乐观。接种了疫苗的猴子在接受一系列高浓度活病毒脑内注射后仍安然无恙，没有任何一只猴子出现脊髓灰质炎症状。"我要反复强调，"里弗斯说，"在她的实验结果出来之前，大部分病毒学家认为经过福尔马林灭活的病毒疫苗无法提供对脊髓灰质炎的免疫力。她改变了我们的看法，这实在很了不起。"[12]

但摩根的科学之路到此为止。1949 年，摩根博士在事业的巅峰期离开约翰·霍普金斯，嫁给了约瑟夫·芒廷，她的丈夫曾是一位空军上校，现在在纽约当数据处理员。夫妻俩搬到了韦斯特切斯特，38 岁的摩根在当地的实验室研究部门找了份工作。约翰·霍普金斯的研究组和韦斯特切斯特的实验室无疑相差云泥，从彼得·奥利茨基的信件中可以略见一斑。1953 年，韦斯特切斯特实验室的主任寄了一篇科学论文给奥利茨基，希望能得到发表。以善良和富有耐心著称的奥利茨基把论文撕成了碎片。不过他感觉自己的行为似乎有点过分，于是他又写了一封信为自己的挑剔致歉。他还建议那位主任说，如果您以后想发表论文，最好让摩根博士过目一下。"我坚信，她的科学判断力会为您提供极大的帮助。"奥利茨基表示。[13]

摩根花了一大部分时间来照顾家庭，抚养年幼的继子吉米，这个小男孩有学习障碍。"伊比热爱科学，但她更爱自己的新家。这一点我很肯定。"戴维·博迪恩的妻子埃莉诺说,"当然,戴维觉得这是他的实验室和脊髓灰质炎研究领域的巨大损失,但大家都能理解。时机变了。伊比这样的女人必须做出艰难的选择,而她选择了自己的道路。"[14]

摩根离开约翰·霍普金斯以后,她的工作后继无人。博迪恩更感兴趣的是脊髓灰质炎的病理学机制而非疫苗研制,而原本最有可能继承摩根事业的霍华德·豪没有足够的野心和精力来对抗未来竞争者(例如乔纳斯·索尔克)的不懈努力。"那不是我们的地盘,"博迪恩说,"也不合我们的口味。"

如果摩根留在约翰·霍普金斯,她会在疫苗竞赛中击败索尔克吗?这样的可能性当然存在,因为索尔克直到1949年才勉强走进了这个领域的大门。霍普金斯实验室拥有全面的优势。要快速研制出灭活病毒疫苗,摩根拥有足够的知识、技术和资金。

但她对人体试验的顾虑拖了她的后腿。她的顾虑不无原因。毕竟在摩根进行试验的那个年代,她只能在神经组织中培养脊髓灰质炎病毒,这可能引发致命的过敏反应。虽然约翰·恩德斯的大突破会彻底扫除这个问题,但在20世纪50年代早期,要从动物试验走向儿童人体试验,仍需要莫大的勇气。事实上,伊莎贝尔·摩根后来告诉朋友,无论在何种环境下,想到要走出至关重要的下一步,她就浑身颤抖。和索尔克不一样,她对自己的疫苗并没有十足的把握。事实上,她从来没有获得验证的机会。[15]

她的故事带着悲剧色彩。1960年,她疼爱的继子吉米从大学里回家享受圣诞假期,结果他乘坐的飞机在纽约上空与另一架客机相撞,吉米不幸罹难。摩根辞去工作,在哥伦比亚拿了一个生物统计学硕士学位，然后去曼哈顿的斯隆-凯特琳癌症研究所做了一名顾问。她死于1996年，终身不再涉足脊髓灰质炎研究。

在次年举行的追思会上，一位曾经的同事动情地回忆起摩根的卓越品质。"纵观伊莎贝尔·摩根·芒廷的职业生涯，"他说，"再看看她如何应对一生中或欢乐或悲伤的种种事件，你一定会惊叹于她的适应性和勇气，以及她对科学界的巨大贡献和长远影响。"[16]

至少，她指明了一条道路，乔纳斯·索尔克将沿着这条道路走向成功。

在纽约珀尔里弗，离伊莎贝尔·摩根的韦斯特切斯特实验室还不到20英里（约32千米）的地方，一位年轻的波兰移民正在秘密研制自己的脊髓灰质炎疫苗。他的名字叫做希拉里·科普罗夫斯基，他的实验不久后将掀起科学界的一场风暴。

科普罗夫斯基毕业于华沙大学医学院，1939年，纳粹入侵波兰后，他和身为生物学家的妻子伊雷娜一起逃往巴西。在里约热内卢，他找了一份洛克菲勒基金会的工作，花了几年时间研究对抗黄热病的活病毒疫苗。后来科普罗夫斯基来到美国，定居在珀尔里弗，美国氰胺公司的制药部门莱德利实验室就坐落在这里，1945年，科普罗夫斯基成了这家实验室的研究员。[17]

科普罗夫斯基多才多艺。他是一位才华横溢的钢琴家，能流利使用6种语言，善于品鉴美食和美酒，他风度翩翩，雷厉风行，不惮于冒险，既有极大的吸引力，又让人觉得害怕。在莱德利实验室，他的顶头上司是赫勒尔德·科克斯，这位杰出的病毒学家曾在洛克菲勒研究所接受训练。科克斯把科普罗夫斯基分配到了一个新的脊髓灰质炎项目，该项目旨在研制出活病毒疫苗。"事情从一开始就

很清楚，"参与项目的一位学生表示，"科普罗夫斯基不是那种甘于
埋头专注细节的人。如果你打算雇用他这样的人，唯一的办法就是
给他分配一个宽泛的任务，然后让他自由发挥。"科克斯正是这样
做的。

莱德利实验室的人对科普罗夫斯基的评价不一。一方面有同事
说他心狠手辣，"富有野心""没什么道德感"；另一方面，有人觉
得他是医学先驱。"他的科学天赋之一"，一位同事表示，"在于对
未来重点问题的敏锐嗅觉"，并展开不懈的追求。"他也不是算无遗
策……不过一般而言，他的投机总有回报。"[18]

当时，莱德利实验室风头正劲。他们的科学家刚刚人工合成了
维生素 B 并研发出了一种强效抗生素——金霉素。珀尔里弗的科研
园地就像常春藤联盟的大学校园，有宏伟的建筑群、鸭子游来游去
的池塘和修剪整齐的草坪。而且实验室的空间、设备和技术支持都
与洛克菲勒研究所差不多。

更棒的是，这里的脊髓灰质炎实验无须接受国家基金会科研委
员会的品头论足，也不必遵循那些常常是吹毛求疵的烦琐规章。莱
德利实验室没有兴趣仿效在密歇根、约翰·霍普金斯和耶鲁盛行的
学院派作风。他们的目标很简单：研制出安全、有利可图的疫苗。

和伊莎贝尔·摩根一样，科普罗夫斯基的脊髓灰质炎试验开始
于约翰·恩德斯的组织培养大发现之前。1947 年，他把一种 II 型脊
髓灰质炎病毒株（兰辛）直接注入了小鼠的颅内。接下来，他切下
小鼠的脑组织，与盐溶液混合，然后把这种汤状物按照同样的程序
依次注射给一系列的棉鼠，直至脊髓灰质炎病毒恰当"衰减"（弱
化），能够用于制备疫苗。[19]

科普罗夫斯基给9只黑猩猩口腔饲喂了经过弱化的病毒。然后，他给这些黑猩猩接种了大量毒性强烈的Ⅱ型脊髓灰质炎病毒，观察他的疫苗是否提供了免疫力。9只黑猩猩都没有染上脊髓灰质炎，表明疫苗的确有效。

当然，疫苗对动物有效不代表对人类也有效。虽然有研究提出，口腔饲喂黑猩猩的试验与人类的实际情况十分接近，但这样说服力还不够。对科普罗夫斯基来说，下一步他应该执行科研界不成文的铁律：让其他人试验他的口服疫苗之前，他必须亲自尝试。

这个传统已有几百年历史，但仍经久不衰。1903年，沃尔特·里德黄热病研究组成员杰西·拉奇尔因为让带病毒的蚊子咬了自己而牺牲。10年后，为了证明糙皮病没有传染性，约瑟夫·戈德伯格给自己注射了患者的血液，吃了患者脱落的皮屑，甚至吞下了一小瓶患者的粪便。20世纪30年代，脊髓灰质炎研究者约翰·科尔默、威廉·帕克和莫里斯·布罗迪都曾在儿童试验之前给自己接种疫苗。[20]

1948年，轮到了科普罗夫斯基。一个冬日的黄昏，他和助手托马斯·诺顿用华林牌搅拌机把小鼠的脊髓和脑组织打成了一摊"油乎乎的灰色胶状物"，然后一起喝下了这杯"脊髓灰质炎鸡尾酒"。两个男人把混合物倒进小玻璃烧杯里，仰头一饮而尽。他们俩都觉得，这玩意儿的味道很像鱼肝油。"再来一杯？"诺顿问道。"还是算了，"科普罗夫斯基回答，"我要开车。"[21]

两年后也就是1950年，科普罗夫斯基在儿童身上试验了他的活病毒疫苗。试验地点是珀尔里弗附近的莱奇沃思村，这家州立机构成立于1912年，专门收治"弱智及癫痫患者"。莱奇沃思坐落在纽约州哈德逊谷的农牧业地区，在专业的医疗工作者中享有盛名，虽然偶尔有媒体报道称这里过度拥挤、病人遭到虐待。[22]

科普罗夫斯基联系的是这家机构的实验室主任乔治·杰维斯（George Jervis），后者在智力缺陷研究领域有重大贡献。他们俩曾合作发表过一篇论文，而且颇有私交。根据科普罗夫斯基的说法，杰维斯博士恳求他看在公共安全的份上，千万要去莱奇沃思做疫苗试验。那里的孩子似乎总会玩得浑身邋遢，宿舍里粪便丢得到处都是。"对病毒学家来说，这简直就是在玩手榴弹，"科普罗夫斯基的传记作者写道，"杰维斯很担心，如果不采取点措施，脊髓灰质炎很快就会把莱奇沃思夷为平地。"[23]

科普罗夫斯基先给一位"无免疫力的人类志愿者"吃了他的弱化病毒疫苗。这个孩子没有出现症状，于是试验范围扩大，另外 19 位儿童也接种了疫苗，每个孩子都喝下了混有"一茶匙传染性材料"的半杯巧克力奶。科普罗夫斯基没有向赫勒尔德·科克斯报告这次试验，杰维斯也没有自找麻烦，知会纽约州的官员。后来科普罗夫斯基承认，之所以不报备，是因为上面显然不会同意这次试验。[24]

我们不清楚杰维斯是征得了孩子的家长同意，还是干脆径自担起了这份责任。1952 年，科普罗夫斯基发表试验结果时采用了"志愿者"这个词儿，这些"志愿者"中包括两位完全没有自理能力、只能靠胃管饲喂疫苗的儿童。于是英国医学期刊《柳叶刀》尖刻地批评道：

英语的丰富性在于某些词语的意思一直在变化。比如"志愿者"这个词儿。也许有一天我们会在科学期刊上读到，某项试验有20只小鼠志愿受试，还有另外20只小鼠志愿充当对照组。[25]

科普罗夫斯基认为这些试验的结果十分积极。所有"无免疫力的孩子体内都产生了"Ⅱ型脊髓灰质炎抗体，而且没有人出现症状。1951年，他在一次脊髓灰质炎科研圆桌会议上讨论了自己的研究结果，这次会议的发起人是国家基金会，确切地说，是莱德利实验室的竞争对手。基金会受益人中的佼佼者齐聚一堂：博迪恩、弗朗西斯、里弗斯、保罗、萨宾还有新加入的乔纳斯·索尔克。他们几乎都没听说过科普罗夫斯基，来自莱德利实验室的"商业科学家"。

这样的圆桌会议常常是一片混战。托马斯·里弗斯回忆说，没什么理由鼓励大家保持风度，处世圆滑。"你必须做好被撕成碎片的准备。无论你是谁：只要你站起来发言，你就成为大家的集火目标。这就是圆桌会议的意义所在——检验科研成果和想法。有什么可害怕的呢？"[26]

科普罗夫斯基当然不会怕，他比谁都善于控制情绪。那天，他一开始发言，人群就喧闹起来，一时间谁都没有理解他说的话。他听见托马斯·弗朗西斯转头问索尔克："他说的是啥——猴子试验？"索尔克回答，"不，是儿童试验。"人群立刻炸了锅。

在人类身上试验活病毒，这个想法本身就很有争议性了。而在儿童身上秘密试验从动物神经组织里培育出来的病毒，那简直就是大逆不道。"你怎么敢，"阿尔伯特·萨宾质问，"你为什么要这样做？为什么？为什么啊？"科普罗夫斯基回答，总得有人走出下一步，所以自己挺身而出。"这个你也不确定，那个你也不确定，"萨宾回击道，"你没准会引发一场大流行。"[27]

科普罗夫斯基寸步不让。他坚信，虽然他在莱奇沃思做的试验是秘密进行的，但并未超越科学实践的道德界限。事实上，医学史上充满了这样的英雄故事，路易·巴斯德救了一个得狂犬病的九岁男孩，爱德华·琴纳在自己襁褓中的儿子身上试验天花疫苗，而且，各种机构（孤儿院、收容所、精神病院）里的儿童一直是欧美医学试验的主要对象。他们是理想的受试者——与世隔绝、受到看管、易于控制、开展研究工作比较轻松。而且，他们不知道试验是好是坏，也无力抗拒。

这样的试验部分是有益的，例如在法国孤儿院进行的试验曾成功促生了一种白喉抗毒素。但大部分试验极其野蛮，在这些试验中，孩子们被限制营养供给，被迫注射危险的物质，承受极大的痛苦。[28]

科普罗夫斯基在莱奇沃思做试验时并非毫无约束。由于"二战"期间纳粹进行了许多惨无人道的医学试验，1947 年，所谓的"纽伦堡准则"出炉了。这套准则为以后的研究者定下了一系列的伦理指南，其中一条便是知情同意权，不过在对待儿童时，这条准则其实颇有弹性。大部分伦理学家认为，如果得到了父母或监护人的同意，那么就可以在儿童身上进行此类试验，只要儿童"特别适合"成为受试者，试验不会对他们的健康"造成明显损害"，而且受试儿童可能从研究结果中"直接受益"。[29]

莱奇沃思试验是否符合以上条件，或者说是否符合任何一条，人们为此产生了激烈的争执。不过有一点很清楚，不久后其他人也会纷纷跨过科普罗夫斯基此时跨越的这条界线。几年后，戴维·博迪恩盛赞莱奇沃思人体试验是脊髓灰质炎疫苗研究走向成功的"转折点"。他说，这是脊髓灰质炎之战中必然而勇敢的下一步。[30]

科普罗夫斯基回忆起莱奇沃思时态度十分强硬。"如果这样的事儿放到现在，"他最近表示，"我们会被丢进监狱，公司也会遭到起诉。"当然，他补充道："如果琴纳、巴斯德、泰勒或者我必须在今天重复验证我们的发现，那世界上就不会有天花疫苗、狂犬病疫苗和黄热病疫苗，也不会有口服脊髓灰质炎活疫苗。"[31]

阿尔伯特·萨宾的生命和职业生涯充满传奇，我们很难厘清他当时是出于什么动机发起了对科普罗夫斯基的攻击。众所周知，萨宾有时候十分可憎。他最好的朋友说他傲慢、自我中心，有时候十分残酷。是的，他们会说，阿尔伯特自以为无所不知，而且十分霸道，不过他这样做是有原因的。萨宾道德感很强，他是科学准则的守护者，对于那些和他一样追求高尚的人，他向来十分慷慨。"他长着一头浓密的白发，"一位同事回忆说，"他常常告诉我们，有一些事情大家本该知道，但不是每个人都愿意聆听。"[32]

不过，别人眼里看到的是另一个阿尔伯特·萨宾——强势的野心家，嫉妒心强，争强好胜，一心要惩罚那些跟他抢地盘的人。"萨宾是个刻薄的混蛋，"疫苗研究先驱莫里斯·希勒曼表示，"他很聪明，不过他简直就是科学界的流氓，从一个领域跑到另一个领域，从来都是偷偷摸摸的。"多年后有人问他如何看待对萨宾极尽赞美的众多讣告，希勒曼怒斥道："得了吧，多少人都盼着给他写讣告呢。"[33]

看来萨宾的真面目介于两极之间。脊髓灰质炎研究界的往来信件中，有人盛赞他的慷慨，有人咒骂他的奸诈。洛克菲勒研究所里的一位同事沃尔特·施莱辛格曾在信中控诉，科学发现是大家共同努力的成果，萨宾却抢去了太多的光荣，但萨宾不承认他的指控。"可那毕竟是我们的心血，"施莱辛格在信中倾诉，"我们认识阿尔伯特的所有人都对他既羡慕又痛恨，这两种情绪出自同一个原因。他应该得到报应。"[34]

1906 年，阿尔伯特·布鲁斯·萨宾出生在波兰的比亚韦斯托克，这个地方离俄罗斯边境不远。为了逃避一战后波兰爆发的大屠杀，阿尔伯特一家在他 15 岁的时候逃到了美国，在新泽西州佩特森定居下来。这是一个纺织中心，以移民为主，阿尔伯特的爸爸找到了一份纺织工人的工作。萨宾会说流利的波兰语和德语，但完全不懂英语，一位表亲负责教他。这位表亲鼓励他说，如果不想在纺织作坊里度过无望的一生，那最好去接受教育。

根据萨宾自己的描述，他去拜访了佩特森高中的校长，递上了自己的成绩单。单子是用波兰语写的，校长要求他翻译一下。"他说，'你现在该上哪个年级了？'我说相当于高中二年级吧，然后他回答，'那我就让你去上高二，如果你不及格，那就留级；要是考过了，就继续念下去。'"萨宾补充说，这个安排"相当不错"。[35]

萨宾通过了考试。他以优异的成绩念完了高中，同时还花很多时间打工。然后，天上掉下来了一块大馅饼，一位在曼哈顿当牙医的姻亲叔叔向萨宾伸出了橄榄枝。"他说，如果我愿意去他家生活，努力成为一名牙医，那他会给我付学费，"萨宾回忆道，"所以 1923 年，我开始在纽约大学念牙医预科班，然后又上了两年牙医学校。"[36]

萨宾讨厌牙科，但他热爱科学。药理学和生化学课程让他的兴趣转向了医学研究，两本畅销书的出版也促成了这一转变。"保罗·德克吕夫的《微生物猎人》给了我很大的动力，"萨宾表示，"然后是《阿罗史密斯》，诸如此类。我告诉自己，'那就是我啊，我想过的生活就是那样的。'"[37]

1926 年，萨宾放弃了牙科，叔叔也断绝了经济资助。他没钱上医学院，也毫无被录取的希望，于是他拜访了一位有能力提供帮助的熟人——威廉·哈洛克·帕克。学牙医的时候，萨宾上过帕克的细菌学研究生课程。"我给他讲了我的不幸遭遇，"萨宾说，"他一定听得心都碎了。"帕克给萨宾提供了一份实验室里的粗活儿，同时还替萨宾敲开了医学院的大门，他的确有那个影响力。作为一位细菌学家，他曾制备了美国第一份白喉抗毒素。而作为纽约市实验室管理局局长，他已经成为公共卫生领域的标杆人物。帕克从 1900 年起就一直呆在纽约大学，担任系主任和医学院院长。他是"我的英雄"，萨宾回忆道，"和蔼、杰出而热心的帕克博士"。[38]

萨宾付不起学费的时候，帕克给他弄到了奖学金；萨宾需要钱付房租吃饭的时候，帕克给他找了一份哈林医院的兼职，让他负责采集肺炎患者的痰液样品。"我没有太多时间去做一个优秀的学生，"萨宾回忆说，"因为我必须从医学院冲到医院，工作到深夜，然后学习几个小时，一大早起床，再搭地铁回学校。"[39]

不过，这份工作还有其他好处。出乎帕克的意料，萨宾发明了一种快速分类肺炎球菌的方法，原来需要干一整夜的活儿现在只需要两三个小时就能完成。帕克骄傲地将它命名为"萨宾法"，盛赞它是救命良方。他还把萨宾的成果送到科学期刊发表，让他的学生成了纽约大学的名人。1931 年，萨宾毕业了，年刊的简介极富先见之明地预见了他的未来：

高墙间回荡着一个美妙的声音，

庄严而低沉，洪亮而动听，

那不是斯滕托尔①的声音吗？寂静——连一根针都不曾落地，

请静听，那正是伟大的萨宾。

他教会了我们怎样分类肺炎球菌，

并由此拯救了小白鼠的性命。

虽然他有时候很冷淡，而且现在他已离去，

但不久后我们会骄傲地说，"我认识那个家伙"。[40]

萨宾毕业后的次年夏天，纽约爆发了一场脊髓灰质炎大流行。当时萨宾正在纽约大学的教学医院表维医院担任住院医师，他近距离目击了这种疾病。1933 年，他发表了第一篇关于脊髓灰质炎的论文，开始了长达 60 年的脊髓灰质炎研究生涯。约翰·保罗写道，没有人"像萨宾一样，持续这么多年为脊髓灰质炎领域贡献了这么多有效信息，而且涉及了该领域的这么多方面"。[41]

在表维医院，萨宾的任务之一是解剖脊髓灰质炎死者的尸体，这门技术未来会让他受益匪浅。帕克实验室的研究员威廉·布雷布纳被猴子咬了，染病去世，他的尸体被送来解剖时，萨宾受到了很大的冲击。他协助完成了解剖，并写下了记录："W. B. 博士，29 岁，专注于脊髓灰质炎实验工作……左手无名指及小指背部被咬，

---

① Stentor，荷马史诗《伊利亚特》中的传令官，以声音洪亮而著称。

伤口……很浅……B．博士继续工作……"不过短短几天内，布雷布纳的身体开始失控，体温升到了104.8华氏度（约40.4摄氏度），他抱怨说"上肢疼痛"。随着麻痹症状蔓延到胸口，他的呼吸也变慢了。"虽然进行了局部穿刺……并采取了其他辅助措施，他还是在5小时后死去了。"[42]

有人怀疑布雷布纳是染上了脊髓灰质炎，有人则认为是猴子身上常见的疱疹病毒。但萨宾宣称自己发现了一种全新的致病媒介，并以布雷布纳的名字将之命名为B病毒。"呃，萨宾从不羞怯，"托马斯·里弗斯说，"他来到洛克菲勒研究所……给我看他的工作成果。"里弗斯深受震撼。他回忆说，萨宾的记述很有说服力，而且，"另外几位工人被猴子咬了并死去以后，他们找到了同样的病毒"，萨宾的结论无疑是正确的。[43]

萨宾一夜成名。1934年，他获得了国家科研理事会的资助，前去伦敦一流的李斯特研究所研究病毒。和其他地方的情况一样，他的性格和工作习惯激起了强烈的不满。在他申请洛克菲勒研究所的职位时，李斯特研究所所长J．C．G．莱丁厄姆向纽约传达了这样的信息："我听说您准备聘请萨宾博士。看在上帝的份上，我应该警告您不要这样做！他的确才华横溢，但他把我们这的猴子都用光了！"[44]

萨宾如愿受聘。"天哪！他简直就成了一道风景"，托马斯·里弗斯说，"大不列颠"萨宾完成了12个月的海外进修，回来的时候"穿着粗花呢夹克和漂亮的背心，还叼着烟斗。他是整个研究所里穿得最体面的人，不过更重要的是，他很快就让大家知道，他还能在实验室里干出体面的活儿来。"[45]

　　至少在公开场合里弗斯是这么说的。私下里他的口风就完全不一样了，他回忆说自己无情地戳破了那个年轻人的虚荣心："真见鬼，萨宾！你以为一年时间就能把东海岸的犹太穷鬼变成英国绅士吗！下回来见我的时候不准穿鞋罩，还有，不准再用这么重的口音跟我说话。"里弗斯津津有味地回忆道，他的话好歹起了点儿作用。"我对天发誓，他又变回了那个东海岸犹太人，而且从那以后再也没有作怪。"[46]

　　事实上，里弗斯在西蒙·弗莱克斯纳面前对萨宾的工作作出了高度评价。但他也说得很清楚，洛克菲勒研究所他自己的部门里没有萨宾的位置，他希望把萨宾分配去其他人手下。他推荐给了犹太人彼得·奥利茨基，后者很快就答应了。"我以前和别的天才成功共事过，"奥利茨基回忆说，"我非常渴望萨宾加入我们小组。"[47]

　　萨宾来到了一个满是年轻天才的地方。那些年在彼得·奥利茨基手下干过活的人简直能编成一本脊髓灰质炎运动名人录——赫勒尔德·科克斯、沃尔特·施莱辛格、杰尔姆·赛弗顿、伊莎贝尔·摩根，而这只是一部分。不过哪怕是在这些人里，阿尔伯特·萨宾依然鹤立鸡群。不出所料，他安排得满满当当的日程表总是同时受到同事的敬畏和鄙视。他既不去度假，周末也不休息，一直埋头工作。1934年，奥利茨基强迫他去度几天蜜月，他发电报告诉自己的上司："已婚……幸福……下周就回来。"[48]

　　他的试验大受关注。比如说，他利用猴子证明了，施行扁桃体切除术，让口腔和喉部的神经直接暴露出来以后，延髓型脊髓灰质炎（最严重的一种）出现的概率会上升。他的试验结果得到了其他研究者的确认，很多医生和牙医因此在脊髓灰质炎盛行的夏天推迟了扁桃体手术、淋巴手术和大型口腔手术。[49]

　　研究者之间的互动是洛克菲勒研究所的巨大优势之一。不久前萨宾遇到了马克思·泰勒，这位来自美国南方的流亡者对待自己的事业就像父亲对待孩子一样。当时泰勒正在试验一种黄热病活病毒疫苗。（后来疫苗的成功为他赢得 1951 年的诺贝尔生理学或医学奖。）正如托马斯·里弗斯回忆的："此前没有人向阿尔伯特描述过病毒研究的应用前景，他对此的思考和展望全部出自自己的头脑。"但泰勒的工作对萨宾产生了深远的影响，他进一步坚定了信仰：对疾病的长期免疫力来自活体媒介带来的天然感染——简而言之，来自活病毒疫苗。[50]

　　研究所里的工作也有不利的一面。和其他同事一样，萨宾也感受到了西蒙·弗莱克斯纳的影响力带来的束缚，弗莱克斯纳一直坚持的那些理论仍主宰着脊髓灰质炎研究领域。虽然他有时候对年轻的同事十分大方，但他的底线十分清楚：脊髓灰质炎是所长的私人领地。任何人都必须先征得弗莱克斯纳的明确同意才能研究这种疾病，这个规矩束缚了那些寻求新方法对抗脊髓灰质炎的人。作为一个年轻的研究员，善于保护自己的萨宾一直对弗莱克斯纳毕恭毕敬。[51]

　　1939 年，萨宾收到了辛辛那提大学的邀请，让他去医学院担任儿科助理教授，同时成为儿童医院的病毒学博士后。这个职位的年薪是 6 000 美元，大约相当于萨宾目前薪水的两倍，显然很有吸引力。而且，这个综合性职位能让他在独立的环境下将临床工作和实验室研究结合起来，他自己可以决定研究日程。萨宾的辞职信简短而诚挚。"经过深思熟虑，我决定离开'家园'，"他写道，"去尝试一下儿童医院基金会提供的机会。"[52]

辛辛那提算不上美国顶尖的医学院，不过它有几个系实力很强，其中儿科系独占鳌头。"阿尔伯特在我们这儿工作得很开心，"系主任写信告诉奥利茨基，"他对别人的激励作用也很强……很高兴有他和我们一起。"萨宾一家在辛辛那提的高级社区里买了一幢房子，他们的新家有花园、果树和一大片庭院。"我已经变成乡绅了，"他告诉朋友，"我应该多留点儿神，日子过得越来越舒服，工作不要退步才好。"[53]

他无需担心。1939 年，萨宾获得了西奥博尔德·史密斯奖章，这个奖项由美国科学促进会颁发，专门奖励"35 岁以下男士"。萨宾之所以获奖，是因为他对"小儿麻痹症及病毒特性"的研究。一年后，《纽约时报》报道了他对关节炎可能病因的研究，热门杂志《科学》盛赞他确认了一种在北美洲首次发现的脑脊髓炎。对辛辛那提来说，萨宾是天赐的礼物，这颗新星正在聚光灯的照耀下冉冉升起。[54]

不过问题很快来了。辛辛那提的硬件无法跟洛克菲勒研究所相提并论，洛克菲勒实验室里的设备都是顶尖的。"有时候我简直没法研究脊髓灰质炎了，"萨宾抱怨说，"辛辛那提动物园里只有 25 只猴子。我只买了 4 只，一只就得花 12 美元。虽然他们确实在做繁殖工作，但规模还不够大，我说的是管理动物园的人，不是猴子。"[55]

不过这个问题至少还能解决。1939 年，萨宾获得了国家基金会的第一笔资助，金额是 7 000 美元。"再加上我的常规预算，"他告诉奥利茨基，"这笔钱够我们大干一番了。"基金会很高兴看到自己提供的资金很快就被花掉，因为这意味着研究工作有所进展，勤劳多产的萨宾很乐意效劳。"我刚刚又收到了 11 300 美元的资助，" 1941 年，他写信告诉约翰·保罗，"我计划在接下来 6 个月内花光它。"[56]

面对大多数熟人，萨宾把辛辛那提的生活描述得光辉灿烂。而在他的导师兼密友彼得·奥利茨基面前，他的口风就不一样了。他说自己离开研究所是一个错误，希望能够回"家"。

问题有一部分来自研究氛围。萨宾想念研究所里火花四溅的碰撞，想法的交流，与"科学思想和知识更契合的人"接触。还有一部分问题则是萨宾的个人偏好。他不喜欢给孩子看病。"我不是儿科医生，"他写信告诉奥利茨基，"亲身体会了两年之后，我知道自己不想当儿科医生。"他说，真相很简单，"我在这儿待得不开心，我也不希望在这里再待 10 年，因为这也许是我职业生涯中最硕果累累的 10 年"。[57]

奥利茨基同情萨宾的处境。他答应"和托马斯·里弗斯商量一下"，不过事情的进展并不顺利。"虽然托马斯欣赏你的杰出成就、你的能力以及你事必躬亲的劲头，"奥利茨基回复说，"不过对于我的提议，他的反应很难用'高兴'来描述。"里弗斯更愿意在安全距离以外"欣赏"萨宾，具体到此刻来说，这个距离大概是 600 英里（约 1 000 千米）。[58]

和乔纳斯·索尔克一样，"二战"期间萨宾一直为军方研究病毒性疾病；和索尔克不一样的是，萨宾参军入伍，并在陆军医疗队里晋升为中校。索尔克擅长对付流感，而萨宾主要研究的是白蛉热和日本乙型脑炎，前者是一种讨厌但不致命的疾病，常见于地中海地区士兵身上；后者影响中枢神经系统，有时候会致死。萨宾军旅生涯的大部分时间待在中东，他告诉朋友，当时"我埋头工作，从不停顿，也不休息，因为我只知道这一种工作方式"。[59]

在军队里，萨宾不得不暂时放下了脊髓灰质炎研究。"这显然不是军队的重点问题。"他同意这个说法，虽然脊髓灰质炎凶猛地侵袭了英美士兵，这些士兵都是 20~40 岁的男性，之前谁也没有料到情况会这么严重。"在我看来，唯一搞不明白的是，"他写信告诉奥利茨基，"为什么我们的军队发病率比当地人高这么多。"萨宾怀疑，大部分当地人在婴儿时期接触过脊髓灰质炎病毒，经历过轻微的天然感染，从而得到了终生的免疫力。相比之下，大部分美国士兵是头一回遇到这种病毒。[60]

战争结束后，萨宾回到了辛辛那提。他不像以前那样盼着离开这个地方了。医学院授予了他儿科研究教授的职位，这意味着他可以自由决定要不要接待患者。现在，萨宾将开始全天候地待在实验室里工作，实验室也是他唯一真正的家园。按照他的设想，脊髓灰质炎研究会日渐加速，占据主导地位的应该是科学家而非官僚，带头人应该是经验丰富的研究者，例如他自己。很多人将会认识到，萨宾的意见有多么重大的影响力。

9 超越显微镜的视野

20 世纪中叶的美国和今天我们所知的这个国家大不相同。全国人口大约有 1.5 亿人，其中非美国本土出生的居民数量很少，而且还在不断减少，这是因为美国从 20 世纪 20 年代开始采取了严格的移民配额制度。大部分非裔美国人仍生活在南方，当地的种族隔离政策被列入正式法律。蓝领工人的数量远远多于白领阶层，劳工联盟势力达到巅峰。职业棒球大联盟只有 16 支球队，而且全部位于圣路易斯以东。没有大型购物中心，没有连锁快捷酒店，也没有记号笔。商业电视刚刚起步，摇滚乐还要过几年才会出现，烟草公司在医学期刊上刊登香烟广告。寄一封信要花 3 分钱，一瓶可乐价值 5 美分。

结婚率达到历史高点，离婚率不断下降。城市人口正在减少，庞大的中产阶级逐渐兴起，伴随他们一起出现的还有郊区生活方式、婴儿房和消费品爆炸式增长。根据当时的民意调查，大部分美国人对未来十分乐观，刚刚度过了大萧条时代，"二战"胜利的曙光已在眼前。似乎一切皆有可能，乐观主义的盛行显而易见。

乔纳斯·索尔克的匹兹堡生活正是这种战后美国梦的真实写照。他和唐娜在郊区买了一幢房子，大得足以装下他们的三个孩子：8 岁的彼得，6 岁的达雷尔和 2 岁的乔纳森。现在索尔克是医学院的正式教授，年薪 12 000 美元，比全国平均工资的 2 倍还多。他管理着世界上设备最先进的病毒实验室之一，资金滚滚而来。他的名字开始出现在新闻故事里，被视作脊髓灰质炎前线可能作出突破的人物之一。这时候，他才 36 岁。

他的日程表填得满满当当，无数的会议、论文出版和资金申请等着他去完成，他还有自己的研究项目和实验室的管理工作要做。

他甚至抽不出多少时间来陪伴家人，更别说参加早年感兴趣的那些政治集会和活动。他觉得那一页已经翻过去了。但事实证明，他想错了。

"二战"结束以后，国家自信心高涨，乐观主义盛行，这只是当时复杂社会情绪的一部分；除此以外，整个社会还面临着深层的焦虑。1945 年秋，一位著名的记者写道："有的事实显而易见，逃避无济于事：苏联和西方民主社会之间已经出现了深重的分歧。"不久后，分歧变成了决裂，众所周知的冷战开始了。杜鲁门在政治上很现实，在冷战逐渐升温的时候，发起了美国首次联邦忠诚-安全调查项目，要求 FBI 对行政部门的所有非军方工作人员进行背景调查。被怀疑"不忠"（这个词儿的范围十分宽泛，从公开的间谍活动到与被美国检察总长判定为"颠覆性"的社会组织"过从甚密"，都算是"不忠"）的人可能会被解雇。乔纳斯·爱德华·索尔克就是最早被盯上的人之一。[1]

1947 年，索尔克搬到了匹兹堡，不久后他被美国卫生部医务总监选为流行病学顾问。这个职务虽然相当平常，但对于一个正处于上升期的年轻科学家来说，意义颇为重大。索尔克将之视为自己职业生涯中的重要里程碑，标志着他的地位不断提高，逐渐走向成功。他在早期的简历中骄傲地列出了这个头衔，而且在接下来的很多年里，哪怕更显赫的荣耀接踵而来，他依然在简历上保留了这一笔。作为联邦政府的顾问，索尔克接受了背景调查。问题很快出现了。FBI 探员会定期与众议院非美活动调查委员会（HUAC）职员交流信息，后者拥有各类"颠覆组织"的详尽资料，包括那些组织的出版物及其成员名单。不巧的是，HUAC 的一份报告曾把一本名为

《今日社工》的小众期刊列为"颠覆"刊物，而这本期刊曾盛赞过乔纳斯·E. 索尔克的善行，当时他还是曼哈顿西奈山医院的一名实习生。[2]

从 1948 年到 1952 年，FBI 经手的此类联邦政府职员背景调查超过 400 万例。一旦发现"贬抑信息"，文官委员会就会要求对这名雇员进行全面的外勤背景调查，全国的 FBI 分支机构都会运作起来，提供最为详细的信息。总而言之，受到这类深度调查的联邦雇员大约有 2 万名，在总的被调查人数中只占不到百分之一，而索尔克名列其中。[3]

4 个 FBI 外勤分部参与了对他的调查。探员分别约谈了索尔克的朋友、同事和邻居，并梳理了可疑出版物与成员名单，在里面搜寻索尔克的名字。

FBI 汇总了一大堆原始信息，索尔克的秘密档案有三百多页。

最危险的爆料来自密歇根大学的面谈。索尔克的两位前同事说他"偏左得厉害"，"'二战'期间大肆称赞苏联"，而且是校园里诸多共产主义前线组织的"精神导师"。FBI 底特律分局报告称，索尔克的弟弟李·索尔克在大学时代曾加入"马克思主义学习组织"和当地的共产党，当时他与索尔克和唐娜住在一起。此外，索尔克兄弟曾支持校园跨种族协会发起的一项运动，"强迫安娜堡的理发店给所有种族的学生剪头发"。[4]

1950 年夏，索尔克的外勤全面调查报告送到了卫生局长的案头；那个夏天带着凶兆而来，朱利叶斯·罗森堡和艾瑟尔·卢森堡因阴谋刺探核情报而被捕，朝鲜战争爆发。报告内容引起了当局的警惕，军方安全官员主要担心的是索尔克在安娜堡的活动，他们要求 FBI 重新约谈几位主要的控告者。FBI 不太情愿地接下了这个活儿，因为冷战期间他们的工作实在有些繁重。"应陆军部之请，重启进一步调查。"1951 年，索尔克档案里的一份备忘录写道。[5]

第二轮面谈对索尔克比较有利。这次的讯问更加尖锐，曾经给出负面证词的线人没那么自信了，他们想不起来具体的细节，也不愿意宣誓作证。甚至有一位线人对索尔克的政治面貌表示同情，他说，"看起来他是支持苏联政治制度里的一些想法"。

（消息源）表示，那个时期索尔克很不满意，愤愤不平，而且对未来很恐惧。他表示，当时索尔克在大学里过得很压抑，因而十分沮丧……并陈述说索尔克那些想法很可能……只是这种沮丧心理的外在表现。

根据 FBI 的各种调查，索尔克早年间的确痴迷于左翼活动，这主要是因为妻子唐娜的鼓励，以及 20 世纪 30 年代大萧条和纳粹德国崛起的双重刺激。他的行为光明正大。在西奈山和密歇根，索尔克沉迷于激进政治活动和医学研究，他认为二者之间有一条清晰的人道主义纽带。FBI 的面谈记录中充斥着这样的形容："他是一个非常诚实的人，会坦率地表达自己的见解""他太诚实了，他说那些话完全是情不自禁"。无论和索尔克的关系是好是坏，很多同事都提到了他致力于争取平权、公平雇用和更好的医疗救助。他们回忆起索尔克参加的活动：有的机构拒绝为少数族裔服务，他发起抗议；当局要求教职员工宣誓效忠，他愤然反对；而对于公费医疗制度，他十分赞成。不过，没人认为他的行为有可能危害美国。"除了两

位职业线人以外，" FBI 的报告总结说，"本次调查约谈的其他所有
个人都对他评价甚高。"[6]

文官委员会认可这个结论，表示索尔克"忠诚度合格"。他们
没有要求索尔克参加听证会。要是他们这么做了，索尔克的顾问资
格也许会被取消，清白也会遭到质疑，这一切还可能进一步毁掉他
的科研职业生涯。冷战早期，各大学常常因"政治问题"解雇教职
员工。严重依赖公众捐助的私人基金会也是如此。国家基金会那么
重视自己的形象，很难想象他们会挑选一位"忠诚度有问题"的人
来领导精心策划的脊髓灰质炎之战。[7]

索尔克也许知道有人在调查他。FBI 约谈了几十个人，难道就
没人向他透露点风声？不过让人惊讶的是，在与朋友、同事、医学
院官员和其他人的频繁通信中，他从未提及自己的"忠诚问题"。
而且他也从来没对自己的孩子提起这件事儿，后来他的两个孩子追
随父亲的脚步，成为他实验室里的亲密战友。"我觉得，要是他知
道这些事儿的话，应该会告诉我们，"达雷尔·索尔克表示，"从另
一方面来说，他也从没提起过自己激进的政治活动。他似乎把生命
的那一部分啪地关了起来。"[8]

显然如此。来自匹兹堡的 FBI 报告描绘了另一个截然不同的乔
纳斯·索尔克，一个毫无政治倾向的男人。"从他们 1947 年搬到这
儿以后，无论是当事人还是他的妻子都没有积极参与社区活动，"
有人表示。"匹兹堡的秘密线人对当事人一无所知。"另一个人说，
"他的同事相信他的忠诚度。"现在，索尔克的生活完全不一样了。
他有了自己的实验室，职业发展一日千里。他的每一分精力都向着
一个目标前进：研制出征服脊髓灰质炎的疫苗。[9]

不过，这个阶段还有个有趣的注脚。几年后，密西西比一位名叫爱默特·提尔的黑人少年被处私刑，匹兹堡的不少教职员工吓坏了，他们邀请了一位牧师来学校里谈谈南方的种族恐怖主义。索尔克出席了这次演讲。现场发起了募捐，并创办了一份本地的公民权利简报。"我询问乔纳斯的看法，"一位同事回忆说，"希望和他讨论一下，听听他的想法。他说他没有读过那份简报。事实上，他已经让牧师把他的名字从邮寄名单上去掉了，他压根儿就收不到简报。'为什么啊？'我问他。答案让我震惊……乔纳斯说，现在他已经成了公众人物，他的名字不宜与党派事件联系在一起。他不想和……潜在的'左翼'组织扯上关系。要知道那是麦卡锡的年代，要评价他的行为，这是很重要的一条背景信息。"[10]

与此同时，唐娜·索尔克忙着抚育三个小男孩。后来等到孩子长大以后，她会投身诸多主流组织与活动，例如女性投票者联盟和匹兹堡人权委员会。虽然当地媒体有时候会形容她"为弱者张目"，但她煞费苦心，把自己塑造成了一个传统的家庭主妇兼母亲，"在能力允许范围内尽量实践我的信仰和原则。"在 20 世纪 50 年代的美国，这样的话说起来安全又自然。[11]

文官委员会的裁决来得很及时。事实上，让乔纳斯·索尔克走上脊髓灰质炎研究之路的病毒归类项目很快就让他无聊得要命。索尔克很快明白了，戴维·博迪恩是对的：脊髓灰质炎病毒有三种，再找到另一种的概率微乎其微。这很明显，1949 年，他写信给哈里·韦弗说："里昂病毒代表着免疫学上的第三种类型……与布伦希尔德和兰辛截然不同。"他补充说，同样明显的是，"今年年底之前"我们就能弄个水落石出。[12]

索尔克有更大的野心。1950 年春，他向韦弗详细阐述了自己的计划。索尔克承认，除了归类病毒株以外，他的实验室已经开始试验"免疫学意义上的脊髓灰质炎预防措施"。他们已经用猴子试验过了含有活病毒和灭活病毒的脊髓灰质炎疫苗，这个细节暗示着索尔克在同时考虑两个方向的研究。同时他们还在研究佐剂（用于激活免疫系统的疫苗添加剂）的使用和削弱脊髓灰质炎病毒的不同技术，例如甲醛和紫外光。

下一步意义重大：人体试验。索尔克还不知道希拉里·科普罗夫斯基最近做的疫苗儿童试验；虽然科普罗夫斯基的试验基本上没告诉任何相关部门，但是没有韦弗点头，索尔克不敢走下一步。所以，在基金会官员为他亮起绿灯的时候，他看重的是自己启动此类试验的意愿。他与众不同的正是这样的心态：渴望、自信而积极。"我觉得时机到了，"他告诉韦弗，"可以开始人体试验。"[13]

索尔克坦率地表达了自己的看法。他建议哄骗"机构里的儿童"和"监狱里的囚犯"来充当志愿者。"我调查了在本地开展此类试验的可能性，"他说，"我发现……本地有收容脑积水患者和其他类似不幸者的机构。我觉得我们也许能获得研究许可。"[14]

韦弗的反应意味深长。他似乎在寻求中庸之道——一方面提醒索尔克此刻的职责，另一方面又不想打击他对未来的野心。"我不得不坚持，"他开门见山，"以病毒归类项目名义拨出的所有款项都只能用于归类试验。"当然，韦弗又补充说，索尔克完全可以提出一份新的资金申请，用于"研究你列出的项目"。"人体试验"这个词儿自始至终没有出现，但索尔克不会误解韦弗的意见。"我非常高兴，"韦弗说，"你能如此详尽地制定计划。"[15]

1951 年夏，索尔克参加了丹麦哥本哈根的第二届国际脊髓灰质炎研讨会，会上他向病毒归类委员会做了报告陈述。虽然在大会举行之前，项目结果已经得到了广泛报道，但这次象征性的报告仍然意义重大。哈里·韦弗精心打磨了邀请函的措辞，这份邀请标志着索尔克已经成为顶级的脊髓灰质炎研究者，将他推到了很多人觉得他根本不配的高度。[16]

乘坐"斯德哥尔摩号"前往欧洲的旅途中，大家的意见看得分外清楚。对索尔克来说，在海上与阿尔伯特·萨宾共度一周就是一次必须忍受的经历——而且永不会复现。"他真是个了不得的同伴，"索尔克回忆说，"旅途中……就算以前从来没听说过这事儿的人也知道了，我是个来自匹兹堡的自以为了不起的年轻人，要去丹麦报告一下我做的苦工。显然，要不是有阿尔伯特参与项目、制定标准、一路督导，那我肯定会一败涂地。我不是什么查理·麦卡锡，阿尔伯特也不是什么埃德加·伯根①，但你没法事事如意。整趟旅途就是个笑话。"[17]

可笑之外，还有孤单。事实上，萨宾的看法在业内颇有共鸣。乔纳斯·索尔克的公开履历上没有什么东西值得科学之神肃然起立，投以关注。他没有进过洛克菲勒研究所，也没去国外的著名机构做过博士后。他和哈佛、约翰·霍普金斯或是耶鲁毫无关系。他不像萨宾那样涉猎广泛、骄傲自负，也不像托马斯·里弗斯那样威严可敬，没有戴维·博迪恩那样惊人的原创性，也没有约翰·恩德斯或者约翰·保罗的高贵出身。他的导师托马斯·弗朗西斯的确广

---

① 埃德加·伯根，20 世纪上半叶美国演员，查理·麦卡锡是伯根用来表演节目的木偶道具。

受尊敬，但却过于保守。索尔克被放逐到了荒郊野岭的匹兹堡，摆弄着老掉牙的灭活病毒疫苗，干着比他强的人都不乐意干的苦活儿。在封闭排外的病毒研究界，他仍是个圈外人。也许他是个好技师，却不是个有分量的思想者。他不合群，以后也一直如此。

索尔克在哥本哈根的演讲先是被恩德斯抢去了风头，后者报告了 1948 年组织培养大突破的细节；然后是萨宾竭尽全力解释他和奥利茨基为何没有做出这一发现。回国的时候，哈里·韦弗在"玛丽皇后号"上给索尔克留了一个舱位，这艘船是库纳德海运公司的旗舰，也是当时最豪华的轮船。韦弗希望索尔克能见一见巴塞尔·奥康纳，后者也在这艘船上，韦弗觉得他们俩一定合得来。

从某些方面来说，他们俩看起来相当不搭调。奥康纳时髦、不拘小节、夸夸其谈，叼着大雪茄，穿着手工定制西装，在华道夫酒店有个套间，曼哈顿高档餐厅"21"永远为他留着一张角落里的桌子。他的形象几乎必然被研究界的科学家鄙视，事实上也经常如此。不过韦弗觉得，奥康纳和索尔克有很多共同点。透过现象看本质，他们俩都出身于贫寒的移民家庭，是家庭中第一个上大学的人。俩人都把工作视为信仰，对细节极尽完美主义。而且，他们俩都把征服脊髓灰质炎视为必须尽快完成的目标，而不是遥远飘忽的梦想。

奥康纳和索尔克在玛丽皇后号的晚餐桌上见面了，一起用餐的还有奥康纳的女儿贝蒂安。前一年命运开了个残酷的玩笑，贝蒂安·卡尔弗打电话告诉父亲："我觉得我得了你那种病。"这位三子之母在 30 岁的年纪因脊髓灰质炎险些左边身体彻底瘫痪，同时她的丈夫和一个儿子也出现了轻微症状。在沃姆斯普林斯疗养了几个月后，贝蒂安·卡尔弗基本完全康复，但她腹部的一系列肌肉遭到了永久性的损害。"我做梦都没想到过，"巴塞尔·奥康纳说，"脊髓灰质炎会落到我们头上。"[18]

这趟回国的海上旅途开启了一段长达 20 年的友谊。如果说托马斯·弗朗西斯带领索尔克走进了与世隔绝的医学研究界，那么巴塞尔·奥康纳将把他塑造为光彩照人的科学名流。第一次见面的时候，奥康纳敏锐地注意到，索尔克对贝蒂安·卡尔弗的境遇深感同情，于是他相信自己找到了那个特别的人——一位能够把自己的实验室工作与普罗大众的生活联系起来的科学家。奥康纳言简意赅地说："他的视野超越了显微镜。"[19]

1951 年，病毒归类项目已告一段落，索尔克没有浪费一丝一毫的时间，径直奔向了下一座高峰。资金不再是问题，国家基金会刚刚拨给了他一大笔钱。索尔克花了其中的一大部分来扩展实验室硬件、招募新人，准备大量制造安全的脊髓灰质炎病毒，约翰·恩德斯和同事在几年前做出的组织培养大突破让这一计划有可能成为现实。市立医院空旷的地下室一大半都变成了索尔克的地盘，然后，他雇用了澳大利亚兽医珀西瓦尔·贝兹利（Percival Bazeley）来主持病毒生产。

贝兹利是脊髓灰质炎之战中无数的无名英雄之一。作为抗生素领域的先驱，他曾在墨尔本声誉卓著的英联邦血清实验室担任研究员，"二战"期间参军并在新几内亚指挥坦克营。1943 年，贝兹利被派往美国学习量产青霉素的方法。"虽然面临战时的巨大压力，他仍然飞快地完成了任务，"一位澳大利亚传记作家表示，"正因为他的出色工作，我们成为世界上第一个向平民供应青霉素的国家。"贝兹利曾联系过哈里·韦弗，希望重返美国研究脊髓灰质炎，韦弗转而向索尔克介绍了他。贝兹利的目标是大量生产疫苗研发所需的脊髓灰质炎病毒。[20]

他不是一个人。和他并肩作战的是匹兹堡实验室的两位新成员，朱利叶斯·扬纳（Julius Youngner）和埃尔茜·沃德（Elsie Ward）。扬纳是"二战"老兵，曾参与曼哈顿计划。他在密歇根大学获得了微生物学博士学位，特别擅长细胞培养技术，来到匹兹堡之前，他曾在国家癌症研究所工作。沃德是一位动物学家，擅长培育病毒并保持病毒活性，她担任扬纳的技师。[21]

他们的任务是在索尔克的实验室里复现恩德斯的成果，在非神经性组织中培育脊髓灰质炎病毒。不过，初期他们用猴子睾丸进行的尝试却不甚成功。好消息是细胞培养不需要牺牲昂贵的猴子，不过扬纳表示，坏消息是"利用猴子的睾丸组织无法进行大规模的病毒生产，所以我开始寻找更实用的技术"。[22]

"经过高强度的研究，"扬纳补充说，"我发现猴子的肾脏是很好的培养基。"经过恰当制备，一个猴子肾脏能制造出 6 000 剂脊髓灰质炎疫苗所需的原材料。制备过程相当严苛，至少可以这么说。虽然所有猴子都来自基金会在南卡罗来纳州设立的奥卡提农场，但索尔克仍要求吉姆·刘易斯和他的团队对每一只猴子进行"体格检查"。然后，他们将猴子麻醉，并切下肾脏，分离出皮质层（外层），切成细小的碎片，再"用盐溶液冲洗数次，洗去血污和碎屑"。[23]

下一步最为精巧。扬纳单枪匹马地复现了一项已经被很多人遗忘的技术，这项技术最初是由洛克菲勒研究所在 1916 年发明的：用胰蛋白酶（胰腺分泌的一种强效酶）把组织碎片分离为独立的细胞。这个过程叫做胰蛋白酶消化，如果没有它，整个项目可能不会成功。更多的细胞意味着更多可供脊髓灰质炎病毒生长的粒子，这是量产疫苗的关键。[24]

除了匹兹堡以外，别的地方也有好消息。1951 年，多伦多大学康诺特实验室首次研发出了可用于组织培养的人造营养基，并命名为"199 培养基"，以纪念研发过程中的尝试次数。199 培养基含有六十多种成分，从复杂的维生素到简单的食盐，它为猴子肾脏的细胞培养提供了理想的营养来源，极大地提升了细胞产量。更棒的是，和以前使用的营养溶液不同，199 培养基不含动物血清，大大提升了人体应用的安全性。[25]

然后，给肾脏细胞接种脊髓灰质炎活病毒，放入轻轻摇晃的培养箱里，每隔几天更换一次营养培养基；收获的混合物被装进大玻璃瓶，经过一系列灵敏的过滤器以筛除杂质。最后得到大量纯净未稀释的病毒。

接下来的问题是选择合适的病毒株。这个工作十分微妙，需要在风险与收获间寻找平衡。有的病毒株效果强大却十分危险，有的效果平平但很安全。"从本质上说，要寻找的是一种强效到足以诱发免疫力，同时又足够安全、不会造成伤害的病毒株。"一位观察家写道。[26]

这是一个试错的游戏，不断地试验、修补，这方面的工作没几个人能比乔纳斯·索尔克更在行。"我们只是把病毒放在一起比较，看看哪一种在组织培养中的表现最令人满意，"他回忆说，"有三株病毒表现出了令人震惊的强大威力，我们亲眼看见猴子和人体组织被当场摧毁。真是激动人心。"索尔克的逻辑很简单：彻底灭活的过程能够迅速安全地杀死任何病毒株。他对自己的方法很有信心，于是他选择了毒性最强的病毒株。[27]

索尔克的做法无异于公开宣告他对匹兹堡实验室和自己毋庸置疑的信心。对于 80% 以上脊髓灰质炎瘫痪病例的元凶——Ⅰ型病毒，他选择了极富争议性的马奥尼病毒株，该病毒株是在 1941 年由托马斯·弗朗西斯实验室分离出来的。而对于Ⅱ型病毒，他选择了MEF（中东军队）病毒株，1943 年，一位英军士兵在埃及死于脊髓灰质炎爆发，洛克菲勒研究所从他的脊髓组织里分离出了该病毒株。Ⅲ型病毒他选择的是索科特病毒株，这是索尔克亲手从市立医院一位年轻脊髓灰质炎患者的粪便里分离出来的。"其他人花费了数年时间试图找到更好的病毒株，"他表示，"我也做了同样的努力。但谁也没有找到。"[28]

索尔克在密歇根学到了灭活技术，后来在匹兹堡又进行了改良，他的团队利用这些技术挨个对病毒株进行灭活。通过反复的试验，他们发现杀死脊髓灰质炎病毒的最佳方法是将甲醛配成 250∶1 的溶液，然后将混合物浸入 1 摄氏度的"冰水浴"中。过多的甲醛会损害疫苗的免疫力，而如果甲醛太少，则可能漏掉危险的病毒粒子，二者之间的平衡十分微妙。而且甲醛不能呼啦一下子倒进桶里，搞得水花四溅；需要让有效成分接触、包裹、弱化每一滴混合物，这个过程称为"调制"，每一步都要异常精确。

整个过程要进行无数次安全确认。朱利叶斯·扬纳发明了一种很棒的颜色测试法，来标明疫苗中是否存在活病毒。然后给猴子注射疫苗，观察有无脊髓灰质炎症状。哪怕有一只猴子患病，整批疫苗都会被销毁。如果所有猴子情况良好，那就在一个月后杀死它们，从微观层面上检查有无脊髓灰质炎迹象。"整套程序的复杂度令我震惊,"一位获准进入实验室的记者写道,"但索尔克坚持说,脊髓灰质炎疫苗是'制备过程最简单的医疗产品之一'。"[29]

哥本哈根研讨会结束后,哈里·韦弗创建了免疫委员会来为他提供疫苗研发方面的建议。委员会共有 12 位成员,其中包括博迪恩、恩德斯、弗朗西斯、保罗、里弗斯、萨宾和索尔克,他们负责进行科学上的全面考量。委员会里既有活病毒疫苗的支持者,也有灭活病毒疫苗的拥趸,例如弗朗西斯和索尔克。有人觉得应当尽快开展人体试验,也有人觉得操之过急过于危险。甚至有人质疑疫苗的科学基础。正如委员会一位成员所说:"这种病毒引起的疾病通常十分温和,99% 的人口在没出现任何可见症状的情况下就能安全地获得免疫力;对于这样的疾病,如果有任何可见的风险,那么显然不适合进行大规模的免疫试验……你要给好几千人注射疫苗,其中可能只有一个人真正需要疫苗。"[30]

委员会里有太多不同的声音,太多只顾自己的小团体,出现僵局是必然的。1951 年 12 月,委员会首次会议的主题是索尔克近期完成的灭活病毒猴子试验。大多数委员表示怀疑。他们接受的训练告诉他们,真正的免疫力来自天然感染,只有活体媒介才能做到。他们不相信灭活疫苗激发的抗体浓度和持久度足以对抗脊髓灰质炎。而且他们担心,面对这样的窘境,索尔克可能会试图在疫苗里采用毒性最强的脊髓灰质炎病毒株,如果出了什么问题,这样的配方就会带来灾难。

那天,索尔克发言时充满自信。他说,猴子试验证明,疫苗引发了强烈的抗体反应,足以对抗直接注入脑部的活体脊髓灰质炎病毒。没有任何一只猴子染上脊髓灰质炎，也没有任何猴子出现有害的疫苗反应。虽然索尔克并未对疫苗的长期效果做出保证，这时候说这个还为时过早，但他传递的信息很清楚。小范围人体试验的时机已经来临。

委员会却不这么觉得。哈里·韦弗压根就没公开提出这事儿，他很清楚，委员会不会同意。索尔克的演讲论据充分，却没能改变那些人的看法。对大部分与会者来说，他的疫苗采用了毒性最强的马奥尼病毒株，又添加了可能带来危险的佐剂，这本身已经说明了灭活病毒疫苗的有效性很可疑。正如阿尔伯特·萨宾所说："从理论上说，经过弱化的活病毒能够安全地感染人体。我和其他一些人都相信，如果事实的确如此，那我们就有了最好的免疫媒介。"[31]

大部分人同意他的看法。

试验必须秘密进行，只有托马斯·里弗斯、哈里·韦弗和巴塞尔·奥康纳知道它的存在。免疫委员会不知道的是，索尔克已经说服了两个当地机构的管理层为他提供"志愿者"，这两个机构分别是 D. T. 沃森残疾儿童之家和波尔克智障及弱智特教学校。

由于牵涉到未成年人，国家小儿麻痹基金会希望得到监护人的许可，以避免可能的诉讼和负面报道。在沃森之家，这不是个大问题。索尔克亲自与众多父母谈话，向他们保证试验很安全，而且"福泽后代"。事实证明，他本人就是最棒的项目代言人——富有献身精神的科学家，有三个儿子。很少有父母会拒绝他。[32]

波尔克学校的情况则比较困难。这所学校里的孩子智商"低于50"，很多孩子长期受到州政府的监护。在 20 世纪 40 年代以前，宾夕法尼亚当局允许公立机构开展各种医学试验。不过时代变了，

1944 年，检察总长出面叫停了州立机构里的一项大型疫苗试验，并宣布政府不能容许患者被当成"豚鼠"，参加"可能有很多人会遭受严重副作用之苦，甚至有人丧命"的试验项目。[33]

不过也有漏洞可钻。1944 年的禁令针对的是一家试图推广麻疹疫苗以获利的医药公司。"旨在造福公众的科研项目是一回事，"那位检察总长曾写道，"但……从属于私人企业的商业实验室让精神病患者参与试验，虽然精神可嘉，却完全是另一回事。"索尔克的疫苗项目显然有其人道主义价值，可以通融。他的试验不是出于任何人的经济利益。

此外，波尔克学校在前一年经历了一场小规模的脊髓灰质炎流行，所以试验性的疫苗可被视作安全措施之一，为孩子们提供未来的免疫力。在写给本州当局的信里，校长盖尔·沃克列出了这一点和其他理由，恳求当局批准索尔克试验。他说，精神病机构是理想的试验地点，患者生活在"受控环境"下，很少离开。验血、接种的时候他们能保证到场，患者医疗记录完善，日期都是最新的。而且，现在他们有机会以特殊的方式帮助他人。"我个人非常赞成此次试验，"沃克总结说，"我相信，任何人都没法指责我们把病人当成豚鼠；而且，我觉得我管理的机构能参与这样的项目，非常有利于在外界树立我们的专业形象，让我们获得更多人的接纳。"[34]

宾州当局同意了。他们表示，索尔克可以进行试验，只要尽可能地获得受试者父母和监护人的许可。收到当局的答复，国家基金会既振奋又不安。托马斯·里弗斯一直不喜欢利用机构里的儿童进行人体试验的主意。他同意这个计划完全是出于无奈，虽然他相信乔纳斯·索尔克和他的疫苗。但良知告诉里弗斯，有哪儿不对劲。

"成人做什么事情都是出于自己的意愿，"里弗斯回忆起那个年代的试验，"但精神上有缺陷的孩子却做不到这一点。很多这样的孩子没有爸爸和妈妈，或者父母压根儿就不关心他们。"[35]

沃森之家和波尔克学校没有什么共同点。前者是一所相当优雅的机构，它的所在地曾是戴维·T.沃森的庄园，这位匹兹堡律师曾在20世纪初出任安德鲁·卡内基和亨利·克莱·弗里克的代理人，赚到了丰厚的身家。沃森之家最初主要收容"贫困的残疾白种女性"，后来则成了脊髓灰质炎康复领域的领导者。20世纪40年代，沃森之家的医学主任杰西·赖特发明了"摇摇床"，这种新颖的装置让无数脊髓灰质炎患者摆脱了铁肺的幽闭恐惧。赖特博士也是国家基金会的受益人，他认识索尔克并欣赏他的工作。[36]

1952年6月，试验开始了。由于沃森之家的所有志愿者都是脊髓灰质炎患者，所以基本没有风险。索尔克的策略很简单。他先检查了所有受试者的血样，然后给每位受试者分别注射与其体内脊髓灰质炎抗体类型一致的灭活病毒。体内含有高水平Ⅰ型抗体的患者被接种了Ⅰ型疫苗，因为索尔克认为他们已经对这种病毒有了免疫力，所以不会造成进一步的损害。他希望确定灭活病毒疫苗是否真的能进一步刺激志愿者的免疫反应，让他们体内的抗体上升到更高的水平。如果情况的确如此，抗体水平升高能持续多长时间。

第一位接种疫苗的是比尔·科克帕特里克——索尔克的"1号受试者"，这位16岁的高二学生已经在沃森之家待了将近一年时间。他的故事我们十分眼熟。1951年劳工节①的那个周末，他在本地的

---

① Labor Day，美国的劳动节，每年9月的第一个星期一。

运动场跑圈，准备迎战即将到来的橄榄球赛季。"我觉得自己跑得太多了，因为我觉得很累，"他说，"脖子有点僵，皮肤很疼。"

科克帕特里克在家发了一夜的烧。他回忆说，痛得难以忍受，"就像有人举着一把大锤不断敲打你的脊柱。我能感觉到自己的腿软得像果冻一样，然后，我一下子就动不了了。"[37]

脊髓穿刺检查证实了最坏的结果：科克帕特里克染上了脊髓灰质炎。接下来三周他住在市立医院的隔离区里，只能看见"戴着口罩、裹得严严实实的医护人员"，其中就有索尔克。科克帕特里克的体重从 145 磅（约 65 千克）下降到了 90 磅（约 40 千克），瘫痪的双腿骨瘦如柴。"我梦想成为一名医生——外科医生，"他回忆说，"我知道外科医生的手臂必须机能健全，我诚挚地祈祷，希望自己的双臂不要瘫痪。"[38]

隔离把他吓坏了。无论是白天还是晚上，他都能听见孩子的啜泣声和铁肺的嘶嘶声。他在医院里认识的一个女孩死了。搬到沃森之家以后，科克帕特里克开始了高强度的康复训练，在背部支架和两根手杖的支撑下站起来行走。（他的胳膊没有问题。）索尔克寻找志愿者的消息传来后，科克帕特里克说服了父母让他参加。"其他的孩子有点害怕，"他回忆说，"所以我第一个站了出来。"[39]

索尔克亲手完成了大部分的接种。30 位志愿者注射了 I 型病毒疫苗，2 位注射了 II 型，11 位注射了 III 型。索尔克经常回来检查他们的健康情况。"给孩子接种脊髓灰质炎疫苗以后，"后来他说，"我有两三个月睡不安枕。"[40]

初期的迹象十分乐观。没有任何一位志愿者发病，而且他们的血检结果显示，抗体水平显著升高。与此同时，索尔克在波尔克学校开始了第二轮疫苗试验。这所学校位于匹兹堡以北 80 英里（约 130 千米），阴森森的，人手不足，过度拥挤。虽然校长沃克对索尔克的试验十分热心，但波尔克学校仍不是个让人乐于拜访的地方。患者根据智力情况分配居住区域，不同年龄段的患者挤在一块儿。宿舍里散发着恶臭，外来者对此印象深刻。更重要的是，这里的试验风险更大，因为受试者没有得过脊髓灰质炎。血检结果显示，部分受试者体内有一种或多种脊髓灰质炎病毒抗体，但另一些受试者完全没有抗体。所以波尔克的受试者有相当一部分面临很高的风险：那些对脊髓灰质炎没有明显免疫力的年轻成人。

试验的目的是测试疫苗的安全性和抗原强度。索尔克分别在有矿物油佐剂和没有佐剂的情况下试用了疫苗。他还改善了给病毒灭活的调制程序。他给部分受试者接种了单型脊髓灰质炎病毒疫苗，另外一部分患者则接种了混合型的三联疫苗。

波尔克的试验结果更加惊人。疫苗是安全的。受试者对全部三种病毒都产生了强烈的抗体反应，持续数月。索尔克欣喜若狂。"那是我生命中最激动的时刻，"他回忆说，"在显微镜下观察到试验结果时，我陷入了狂喜。和那一刻相比，此后的一切都索然无味。"[41]

10 "瘟 疫 季 节"

索尔克着急是有理由的。1952 年是有史以来脊髓灰质炎疫情最严重的一年，全国新增病例超过 57 000 例。新闻头条惊呼："瘟疫季节""脊髓灰质炎时代"。21 000 位患者永久性瘫痪，约 3 000 人死亡。"如此严重的疾病流行在美国前所未有，"一位记者写道，"以后也不会复现。"[1]

脊髓灰质炎的流行时间变幻莫测。有时候始于 5 月末，然后在 8 月中旬销声匿迹；有时候它在 7 月悄然而至，一直肆虐到劳工节。1952 年的大流行始于阵亡将士纪念日①前夕，在夏日里达到高峰，然后一直延续到 10 月。7 月 4 日，《华盛顿邮报》的头条报道警告称："目前为止，1952 年度脊髓灰质炎新增病例已创下纪录。"一周后，国家小儿麻痹基金会坦承，虽然他们通过一年一度的一毛钱进行曲筹集到了史无前例的 4 140 万美元，但全国 3 000 个地方分会里有 500 个已经破产，因为他们"花掉了所有的钱"支付医疗费用、照顾病人。基金会官员向疫区调拨了数百万美元，还有 332 台呼吸机、79 张摇摇床、240 位护士、48 位理疗师和无数的补给物资。此前他们从未在如此短的时间内面对过如此紧张的局面。[2]

这么来势凶猛的流行该作何解释？研究者指出，现在公共卫生官员对脊髓灰质炎病例的报告更为细致，医生的诊断技术也提高了，以前可能有很多病例根本没有被发现，现在都一一记录在案。有人相信新增病例的增长有很大一部分是因为美国暴涨的出生率：简而言之，潜在的受害者更多了。还有人提出，毒性更强的 I 型脊髓灰质炎病毒株比以往更加流行——记录这一现象很容易，但要解释它

---

① Memorial Day，美国法定节假日，在大多数州是 5 月的最后一个星期一。

就没这么简单了。有人责怪说，脊髓灰质炎疫情这么凶猛，是因为人类向环境中排放了新的毒素，尤其是杀虫剂 DDT。[3]

显然，脊髓灰质炎疫情已经发生了极大的变化。众所周知，这些年来患者的平均年龄一直在稳步上升。在 1916 年的大流行中，患者主要是 4 岁以下的婴幼儿；但是到了 1940 年，最易感的人群变成了 5～9 岁的儿童，而且有四分之一的新增病例是 10～19 岁的青少年。[4]

从另一方面来说，在 20 世纪 20 年代和 30 年代，脊髓灰质炎的发病率相对稳定，年发病率约为 4/100 000。显然，这就是变化最大的地方。从 1940 年到 1944 年，全国报告的脊髓灰质炎发病率翻了一番，达到了 8/100 000；从 1945 年到 1949 年，发病率又翻了一番，变成了 16/100 000；1950 年到 1954 年，进一步增加到 25/100 000，其中 1952 年达到最高峰：37/100 000。1947 年，阿尔伯特·萨宾写了一篇颇富先见之明的文章，试图将发病率的增加与患者平均年龄的上升联系起来，他在文章中提出的问题迄今仍无定论。"是否有这样的可能，"他写道，"婴儿阶段有一个时期……如果感染脊髓灰质炎病毒，大部分人不会出现明显症状，却会获得终生的免疫力？"萨宾总结说，也许"既然如此，如果某个国家有大量儿童没有在这个重要的阶段接触到脊髓灰质炎病毒并获得免疫力，那么就会出现大规模的流行？"也许。脊髓灰质炎流行"看起来更容易影响那些公共设施更完善、个人卫生水平更好、生活标准更高的国家"，是否正是出于这个原因？也许——不过萨宾为进一步的研究留下了很大的空间。"如果读者觉得有些困惑，觉得（我们）不知道这些问题的答案，"他总结道，"那我必须承认，这正是我写作本文的目的。"[5]

瘟疫肆虐的 1952 年充满了可怕的故事。7 月 22 日星期二，16 岁的凯瑟琳·蒂尔开始发烧。那天白天她一直顶着烈日在爱荷华州梅普尔顿的农场里干活。家庭医生来了，给她打了一针青霉素，然后让她用冰袋冷敷抽痛的额头。凯瑟琳似乎好了一些，她的烧退了，胃口也恢复了。可是两天后，病魔露出了狰狞的面貌：肌肉和关节疼痛、脖子僵硬。医生再次到来，诊断为脊髓灰质炎。

对凯瑟琳的父母乔和克拉拉来说，麻烦这才刚刚开始。星期三，他们 13 岁的儿子杰里在田野里病倒了；星期四，4 岁的女儿琼不得不让人抱着上床。星期五，蒂尔家又有三个孩子抱怨头疼、肌肉疼痛，他们是 10 岁的弗朗西斯、9 岁的哈里和 3 岁的罗纳德。到了周末，6 岁的玛塞拉"开始疼痛"，12 岁的艾娜·梅"哭着上了床"。没过多久，14 个孩子里就有 11 个染上了脊髓灰质炎。"简直就是一场噩梦。"克拉拉·蒂尔说。[6]

1952 年夏天，脊髓灰质炎凶猛地侵袭了爱荷华州的农业区。附近的苏城爆发了一场大流行，医院人满为患。听到这个消息以后，乔和克拉拉警告孩子们远离梅普尔顿的泳池，吃东西之前要先洗手。他们检查了井水，水没问题；然后他们还特地多喷了一些 DDT，好把苍蝇赶走。乔·蒂尔甚至去镇上买了新出的"脊髓灰质炎保险"，每位 18 岁以下的孩子最高可获 5 000 美元赔付。蒂尔一家尽了最大的努力，做到了医生和专家谆谆告诫的每一项预防措施。他们为什么还会遭遇厄运？

我们找不到确定的答案，只有一些线索。蒂尔一家很少离开农场，几乎不接触陌生人。这次大流行也许是孩子们有生以来第一次接触脊髓灰质炎病毒。从新闻报道里我们知道，蒂尔家两个最大的孩子最近离开了农场，不过他们经常回家。唐纳德是一名士兵，他回家休假之前曾待在堪萨斯州的赖利堡，那是一座巨大的新兵训练中心。约安在苏城的圣约瑟夫医院担任产房护士，那家医院有当地最大的脊髓灰质炎病区。

蒂尔家11个患病的孩子有9个顺利康复，2个落下了瘫痪的后遗症，但是没有人死去。9月里密尔沃基附近另一家人的遭遇更加悲惨。6个孩子里有4个染上了延髓型脊髓灰质炎，这种类型的脊髓灰质炎非常危险，常常致命，它会影响患者负责控制呼吸、吞咽和言语能力的脑神经。有一天早上，这个家里最大的孩子，17岁的高中橄榄球运动员说自己"严重头痛，右臂和右肩疼痛无力"。被紧急送往医院后，他开始呕吐、大量出汗。医生给他用了抗生素并静脉注射血浆和液体。到了黄昏时分，他再也不能咳嗽和吞咽了。"下午6:30，他被送上了呼吸机，但病情继续恶化，下午6:50，患者死亡。"

第二天早上，他4岁的妹妹起床时头痛、颈部僵硬。她也被紧急送往医院，医生认为预后良好。虽然小女孩抱怨喉咙痛，但她还是好好吃了晚餐，而且"看起来睡眠和呼吸都很正常"。几小时后，值班医生发现她失去了意识，没有脉搏也没有呼吸。"晚上8:20，她被宣布死亡。"

接下来的一天带来了更多的悲剧。另一位8岁的妹妹被送到医院，因为她"喉咙痛、头疼、脖子僵硬、说话无力"。她开始呕吐，出现吞咽困难。医生给她注射青霉素、输氧、输血，在她喉咙里插了吸引管，然后把她送进了铁肺。"直到下午6:15，也就是她死去的那一刻，她仍能对提问作出连贯的回答。"

故事还没有结束。两天后，13 岁的妹妹"严重头痛、头晕、恶心、发低烧"。她也接受了同样的治疗，但是毫无效果。她无法控制地呕吐，体温飙升到 105 华氏度（约 40.5 摄氏度），血压下降。"她非常恐惧，"一位医生表示，"因为她知道自己的症状和哥哥妹妹十分相似。"她死于晚上 8 点。[7]

来自梅普尔顿和密尔沃基的故事揭示了情况的严峻。脊髓灰质炎侵袭的不再是个别的儿童，而是整个家庭。对研究者来说，出现这种情况毫不意外。他们相信，最容易染上脊髓灰质炎的是与被感染者亲密接触的人群。在 1916 年纽约的脊髓灰质炎大流行中，8 634 个受影响的家庭中大约有 5% 报告了一例以上的患者。而到了 1943 年的洛杉矶，这一比例上升到了 9%。事实上，索尔克的导师托马斯·弗朗西斯研究过一个案例，那个家庭里的 5 个孩子都染上了延髓型脊髓灰质炎，其中 3 人死亡。[8]

疾病毁灭这两个家庭的速度让我们清晰地看到了凶兆：有时候迅速求医也于事无补。医生和医院能做的只有这么多。魔药、铁肺和 24 小时的看护救不了这些孩子的命。在一个没有疫苗的年代，这样的想法让人不寒而栗。

富兰克林·D. 罗斯福担任纽约州州长时，邀请了自己的律师搭档加入伟大的脊髓灰质炎运动。虽然奥康纳对这种疾病兴趣不大，但他恪尽职守。转眼间 20 多年已经过去。当时的背水一战只是为了拯救陷入麻烦的沃姆斯普林斯基金会，但现在他们创立的事业已经成为美国史无前例的医学之战。大部分功劳属于巴塞尔·奥康纳，他也坦然接受了这份荣耀。奥康纳的成就足以死后流芳，他是现代慈善的奠基人，他自己喜欢这么说。他不领薪水，但他拥有的一切都是一流的。奥康纳的家在曼哈顿的公园大道，他进出的是奢华的餐馆，住的是最好的酒店，主办会议挑的是这个国家最优雅的度假村。在国家小儿麻痹基金会里，他的办公室富丽堂皇，简直足够供奉沙皇。"我永远忘不了他的办公室，"研究者多萝西·霍斯特曼说，"他坐在书桌后，桌子正对面是一幅他自己的巨型画像。"奥康纳穿着手工裁制的细条纹西装，翻领上插着一枝白色康乃馨，此时的他距离马萨诸塞州汤顿的工人阶级社区已经非常遥远，他坦率地说，那样的生活是"刚刚从奴役下解脱的一代"。[9]

他工作起来比谁都努力。作为纽约一家法律事务所的创业合伙人，奥康纳几乎所有的时间都花在"脊髓灰质炎事务"上，每年他要在路上奔波数万千米。"他每晚只睡 6 小时，"20 世纪 40 年代，他的一位朋友写道，"对他来说，吃饭完全是为了活着，而不是什么享受；除了吃饭以外，工作和睡眠就是他生活的全部内容。"众所周知，奥康纳要求严苛，无法忍受"推诿扯皮"和"优柔寡断"，他经常用暴躁的字条刺激下属：

致各部门领导：我能理解你们有时候需要通过私人渠道或机密渠道向我报告事务，以期引起我的注意；但这样的做法泛滥过头了，现在我能注意到的都是那些没有标明"私人"或是"机密"的东西。

又及：请提醒 S. U. R，我聘请他当总顾问是为了让他顾问！

又及：你们俩都推荐啥？不要给我发这种没有具体推荐意见的备忘录。我以前就说过。[10]

1952 年，奥康纳满了 60 岁。他的妻子埃尔薇拉身体状况很差，三年后她就会去世；他的女儿贝蒂安最近罹患脊髓灰质炎，还在努力康复。1952 年 6 月，奥康纳遭遇了一次严重的心脏病发作，他在床上躺了三个月，一个想法越来越清晰：脊髓灰质炎之战是他个人与时间的赛跑。"我不是一味蛮干。我喜欢活着，"他对朋友说，"不过在我看来，我们过于强调生命的长度，而不是质量。"大部分人在心脏病发作后会考虑放缓脚步，而不是加速前进，但奥康纳不一样；乔纳斯·索尔克说，那次大病之后，奥康纳明显变了。索尔克说："我觉得，他希望我们务必在他的有生之年解决掉这件事儿。"奥康纳着急也是有理由的。[11]

宾夕法尼亚的赫希是奥康纳最喜欢的地方之一。那里有很多东西让他深深着迷：广阔的赫希老庄园，田野和建筑都流露着 19 世纪的恢宏气度，当地工厂里飘来巧克力的芬芳气息①。基金会的大部分受益人去赫希很方便，无论是从匹兹堡、辛辛那提、巴尔的摩、费城、波士顿、纽黑文还是纽约，都有舒适的火车直接抵达。1953 年 1 月，争执不休的国家基金会免疫委员会再次来到了美国的糖果之都。会议由奥康纳主持，索尔克站到了舞台中央。

委员会主要由病毒学家组成，没有什么实际的权力。他们负责为免疫相关事务提供建议，此时此刻，最重要的议题是疫苗的研发。问题在于，大部分委员对所有事情都争执不休，只有一件事情他们能达成共识：脚步应该放慢一点。可这恰恰与基金会向美国人民许下的诺言背道而驰。奥康纳尊重这些受益人作为科学家的身份，但

---

① Hershey，赫希，也是巧克力品牌"好时"。这家北美地区最大的巧克力及巧克力类糖果制造商的大本营就在赫希，这里也是世界上最大的巧克力产地。

他却痛恨由这些人承担审议工作。赫希会议也不会改变他的看法。

索尔克报告了他在波尔克学校和沃森之家进行的疫苗试验。"那次会议气氛紧张,"他回忆说,"而我绝不是在场的人里最紧张的那个。"震惊、警醒、怀疑、嫉妒——所有情绪同时爆发。有人怀疑灭活疫苗的效果能持续多长时间,有人担心安全问题,尤其是考虑到"志愿者"都是青少年。灭活过程真的万无一失吗?矿物油佐剂是否可能有毒?将猴子的肾组织注入人体难道不会引起器官损伤?明明有其他更温和的病毒株,为什么偏偏要用马奥尼病毒株?[12]

最大的问题是,下一步该做什么。波尔克学校和沃森之家的试验取得了小小的成功,是否值得为此尽快开展更大型的实地试验?索尔克小心地避开了这个话题,但其他人却不肯放过。沃尔特·里德陆军医院病毒实验室主任约瑟夫·斯马德尔表示,大规模的实地试验应尽快进行。虽然斯马德尔绝不是灭活病毒疫苗的拥趸,但索尔克的数据让他印象深刻,他相信,灭活病毒疫苗的好处显然远大于它带来的风险。索尔克的方法是不是解决脊髓灰质炎的终极答案,这个问题无关紧要,以后再来讨论;现在人们正在死去,事情迫在眉睫。[13]

但在那天,支持斯马德尔的人寥寥无几。受益人一个接一个地提出了异议。第一个表示反对的是阿尔伯特·萨宾,然后是霍华德·豪,接下来伟大的约翰·恩德斯表示路还很长。我们还有很多东西没搞明白,很多事情没做。科学家必须无视外界的压力,掌控自己的步调。"现在索尔克已经做得很棒了,我建议我们继续开展更多试验,"恩德斯说,"不要急着扩大试验规模;因为大规模试验不可避免地会涉及大量宣传,可能危及整个项目。"[14]

奥康纳没怎么发言。哈里·韦弗保持沉默。索尔克抛出了自己的试验，其他受益人已经知悉。他们的反应不出所料，没有必要挑起无谓的战火。几天后，韦弗向基金会理事会报告了实验室里的重大突破。他没有提及具体的人名和地点，只是热情洋溢地宣布我们已经有了激动人心的灭活病毒疫苗，并表示"这样的进展通常意味着我们可以走出至关重要的下一步"。[15]

对《匹兹堡新闻》的年轻记者约翰·特罗安来说，这个谜语并不难猜。特罗安和索尔克实验室关系良好，从一开始，他就一直在追踪匹兹堡大学的脊髓灰质炎研究进展。他自学了一些疫苗知识，索尔克通过他向公众发布自己想要公开的信息。他们俩常常在医学院附近的一家中国餐馆碰头。特罗安很清楚索尔克在波尔克学校和沃森之家做的试验，他甚至知道试验的结果。哈里·韦弗向基金会理事会公开了试验结果，特罗安从中得到了暗示：他可以向公众宣布是谁做出了韦弗所说的大发现。"众所周知，目前为止，"第二天，特罗安写道，"我们国家正在研究这种疫苗的科学家只有一位：乔纳斯·E. 索尔克博士。"[16]

消息传得飞快。2月9日，《时代周刊》宣布，"脊髓灰质炎前线传来了确凿无疑的好消息"，并引用了韦弗的乐观预测。更重要的是，索尔克很快就会成为公众崇拜的明星科学家，实验室科学奇迹的代表人物，《时代周刊》的报道就是将他送上青云的第一阵风。这篇报道以"大战准备就绪"为题，标题上方是"研究者索尔克"的照片。[17]

基金会其他受益人十分震惊。至少在阿尔伯特·萨宾写给索尔克的信里是这样描述的。就在报道发表的第二天，这封手写的信翻然而至，以"亲爱的乔纳斯"开头，里面满是建议。"很高兴在《时代周刊》上看到你快乐的脸庞，"萨宾写道，"不过，照片下面配的文章可不怎么样——我知道，那篇文章肯定跟你毫无关系，否则的话，他们就会直接把事情挑明了。"萨宾一向对基金会的做法不太感冒，这次他依然归咎于基金会："他们以前就曾仓促做出毫无根据的承诺，我们对此无能为力。不过，在研究者本人还没完成试验或者说还没来得及……在科学期刊上发表成果之前，他们就公开发布消息，这还是第一次。"萨宾警告索尔克小心点儿，并暗示他的职业生涯岌岌可危。"请不要迫于他们的压力，匆忙去做任何事，更不要开展什么'哈里·韦弗实地试验'；你的工作还需从长计议，小心验证。这样才能让你在'大规模'试验之前胸有成竹。"最后，他言辞殷切地"致以最诚挚的问候和祝福"，并请索尔克"代为问候唐娜和男孩子们"。[18]

事实上，他的建议十分明智。步伐太快的确有危险。基金会的确违反了传统，没有等索尔克先在科学期刊上发表研究成果，那本是试验数据接受详细评审的大好机会。当然，问题在于提出建议的人。阿尔伯特·萨宾算是索尔克的竞争对手，此前他对帮助索尔克毫无兴趣。众所周知，萨宾相信脊髓灰质炎研究是个零和游戏，这意味着如果他要赢，那别人就得输。萨宾的世界里不存在"两种疫苗都成功"这种事儿。

但提出建议的不光萨宾一个。基金会其他受益人也向索尔克提出了相似的忠告，其中包括约翰·保罗。他先祝贺了索尔克杰出的前期成果，然后直奔主题。他写道："你万万不能，毫无疑问，你也万万不会，被迫匆匆开展你自己还没有计划去做，或者不想做的事情。"他们的暗示相当明确：索尔克要么和自己的科学家同伴站在一边，以科学规则为行为准绳；要么加入基金会官僚的阵营，将募集资金和眼花缭乱的公关手腕置于科学规则之上。[19]

索尔克给保罗的回信相当暖心。"您明智的提醒，"他说，"我将永远铭记。"这不是客气话。索尔克的确没有打算立即开展大规模的人体试验。他的疫苗还需要进一步调整、完善、量产。他觉得目前没理由站队，虽然他清晰地感到了来自双方的压力。"有人急着开展实地试验，有人嚷嚷我们还没有准备好，两边的意见都令人气馁，而且毫无帮助，真的。"[20]

索尔克想要的是，当他认为疫苗可以进一步推广时，能得到足够的资源。和保罗、恩德斯和萨宾不同，他考虑的观察时间是 12~15 个月，而不是 5~15 年。要走出下一步，他必须甘于与国家基金会合作。在美国，野心勃勃的脊髓灰质炎研究者还有比基金会更好的合作对象吗？那个年代的联邦政府尚未大规模介入公共卫生领域，基金会是脊髓灰质炎运动的领导者。基金会资助了索尔克的实验室，给了他大笔的资金，支持他饱受争议的灭活病毒理论，让他进入了各种权利委员会，成全了他不断上升的名望，将他送到了离科学伟人仅有一步之差的高度。无论他们是否喜欢对方——事实上他们双方对对方都是爱大于恨——索尔克和基金会已经紧密地结为一体，以前从未有科学家和慈善组织达成过这样的亲密关系。

靠着征服脊髓灰质炎的诺言，多年来国家基金会募集了天文数字的善款。毫无疑问，让人们看到他们的慷慨捐助的确用到了那些已经遭受病痛之苦、已经坐在轮椅上、躺在铁肺里的人身上，这很重要，但对于广大的捐助者来说，最重要的莫过于旨在消灭新增病

例的研究工作不断取得进展。这是捐款源源不断的关键：实验室里
不断传出好消息。"基金会的难处在于，他们必须保持热度，"一位
科学家评论道，"他们不能表现得行动迟缓、瞻前顾后。基金会向
公众灌输了昂扬的乐观主义，于是他们自己也被这样的乐观主义绑
住了手脚。"[21]

这种境况让基金会的受益人产生了深深的忧虑——不是所有
人，但大部分人都很担心。他们十分警惕公众的意见，鄙视媒体的
欢天喜地，对要求他们加快科研速度的呼声愤愤不平，他们认为征
服脊髓灰质炎没有捷径，也不屑于掩饰自己的真实想法。他们带来
了很大的威胁。要是有机会，免疫委员会里大部分人肯定会反对索
尔克疫苗的大规模试验——今年不行，明年不行，未来几年都不行。
虽然他们的意见没有实实在在的约束力，但如果大部分人都投票称
"没有信心"，那基金会的势头肯定会遭到毁灭性的打击。

这类问题出现的时候，奥康纳通常会向老盟友求助。作为洛克
菲勒研究所的元老，托马斯·里弗斯普及了现代病毒学，将它从细
菌学的附属分支变成一门完全独立的学科。"他关注分子生物学提
出的基本问题，也同样关注病毒性媒介引发的疾病。"里弗斯的传
记作者写道。他是业界的泰山北斗，基金会现在这些受益人有很多
要么曾经受雇于他，要么是他一手教出来的；作为奥康纳的无薪长
期顾问，在经历了科尔默和帕克-布罗迪的惨痛失败后，是他总结经
验，重建了脊髓灰质炎研究的指导方针。里弗斯并不是乔纳斯·索
尔克和灭活病毒疫苗的拥趸。除了最近那几次会议以外，他们俩几
乎毫无交集。里弗斯之所以会趟这摊浑水，是因为巴塞尔·奥康纳
向他求助。还有一个原因是，他的良心告诉他，面对脊髓灰质炎，

有那么一些防御总比手无寸铁要好。"我的想法和乔·斯马德尔差不多，"里弗斯回忆说，"我确信乔纳斯的确搞出了安全的灭活病毒疫苗，而且我可以告诉你，要是我有孩子，我一分钟都不会犹豫，马上就给他接种……索尔克的疫苗。"[22]

1953 年 2 月，奥康纳邀请了一批一流的记者、卫生官员和医学研究者来到他最爱待的地方，华道夫-阿斯多里亚酒店，听索尔克汇报进展。萨宾没有收到邀请，恩德斯和保罗也没有，现场不会出现反对的声音。"索尔克博士的处境很不妙，"开场致辞时，托马斯·里弗斯说，"他将要承担极大的压力，基金会也会承担极大的压力。步伐过快固然会有危险，但进展太慢同样危险，既然我们已经有了这么好的东西，那就应该尽快让公众享受到它。"到底有多好？和大部分病毒学家一样，对于脊髓灰质炎的终极解决方案，里弗斯更偏爱活病毒疫苗。不过他和阿尔伯特·萨宾那些人的意见不同，那些人觉得索尔克的工作没什么价值，连权宜之计都算不上。但里弗斯明确表态，既然现在已经有了"有效的疫苗，而且人们正在哭喊着乞求它的出现"，那么整个世界没法为"理想的疫苗"再等个"五年十年"。无辜的生命岌岌可危——孩子们的生命！[23]

事实上，里弗斯表达支持的心态颇为复杂。在里弗斯发言之后，索尔克谨慎地汇报了自己的工作，一方面他希望引起公众的兴趣，另一方面又不愿意吓到大家。"我甚至不知道，现在我们已经有的东西能不能称为疫苗，"他告诉人们，"在这里，这个词儿……应该理解为……一种口语表述。我们拥有的是能够刺激人类受试者产生抗体的制剂。"[24]

里弗斯没心情在语义学上缠夹不清。现在不是谦虚的时候。

"我觉得你已经有了疫苗，乔纳斯。"他反击道。索尔克选择了不在这个问题上争执。

媒体一片哗然。有的新闻说得恰到好处："征服脊髓灰质炎为期不远。"而有的则过了头："脊髓灰质炎疫苗已准备就绪"。最奇怪的是，在全国多家报纸上拥有同步专栏（"昨晚发生的事"）的百老汇八卦之王厄尔·威尔逊竟然丢开了名人花边新闻和夜店探秘，专门为他写了一篇文章："新脊髓灰质炎疫苗：曙光已现"。看到这篇文章，索尔克吓了一跳。他的成果还没在科学期刊上发表呢，这都是怎么回事儿？

索尔克去了纽约拜访奥康纳。他警告说，事情进展太快了，他觉得局面有点失控。他的职业声望岌岌可危，作为一名科学家，他感到羞愧。索尔克告诉奥康纳，现在唯一要做的是对公众实话实说："我告诉他，如果能让我亲自与公众直接对话，比如说通过广播，告诉他们现在的情况到底是什么样，为什么目前还不能推广脊髓灰质炎疫苗，那也许可以获得不错的反响。"[25]

奥康纳喜欢这个主意。他和广播网关系不错，给索尔克弄到免费的直播时间不是问题。会有数百万人收听他的节目，现在，除了无所不在的海报儿童以外，国家基金会又有了身穿实验室白大衣的勇士充当代言人。美国人民将听到真正在脊髓灰质炎前线奋战的人发言。这样的宣传千金难买。

索尔克觉得自己的公开亮相是不得已而为之，这样的曝光浪费了他宝贵的时间，也侵犯了他的隐私。但有些人却认为情况恰好相反，随着索尔克的名望不断上升，持这种想法的人还会越来越多。"既然他上了全国广播讨论脊髓灰质炎疫苗，以后难道还能缩回幕后？作为一个成年人，他得多幼稚才会有这种想法，"一位批评家质问，"得了吧，太幼稚了。不管他自己怎么想，事实就是这样的：那天晚上，乔纳斯上了广播，鞠了个躬，然后就成为全民英雄。"[26]

1953 年 3 月 26 日晚 10:45，索尔克的演讲开始了。节目时长 15 分钟，通过 CBS 的广播向全国播出，名为"科学家的自白"。在巴塞尔·奥康纳的引导下，索尔克详细而扼要地介绍了自己的工作和脊髓灰质炎研究的大致情况。那天晚上他主要强调了两件事情，第一件事直接面向公众，第二件事则针对学界同人。对于前者，他恳求大家再给他一点时间。"虽然研究进展之快超乎我们的期待，"他说，"但在下一个脊髓灰质炎流行季节到来之时，疫苗还无法大范围使用。"对于后者，他以专业研究者的身份自信地表示，他的"初步成果"很快会在《美国医学会杂志》上发表，并邀请同行进行审查。"本周我将在 JAMA 上发表研究成果，"他说，"通过这篇论文大家可以看到，疫苗刺激产生的抗体数量多于天然感染产生的抗体数量。"换句话说，他的灭活病毒疫苗效果不错。[27]

科学家的确剖白了自己。他的演讲呼吁人们的耐心又充满了乐观精神，引起了强烈的反响。"没有脊髓灰质炎的世界也许正悬在匹兹堡一位科学家的指尖。"一篇颇富代表性的报道如此写道。这篇报道说索尔克的疫苗"仍处于实验阶段，但绝不是仅存在于试管中的概念"。看来，美国人可以为乔纳斯·索尔克等一等，因为他们终于有了值得等待的东西，这个东西坚实可靠，而且他们自己亲手参与了它的创造。"这不只是美国医学研究界的荣耀，"赫斯特集团旗下报纸刊登的社论传遍全国，"也是我们每一个曾捐助过一毛钱进行曲的人的荣耀，我们的捐助让科研的突破成为可能。我们捐出的硬币带来了百分之一百万的回报，分享善意，温暖人心。"[28]

就连巴塞尔·奥康纳自己也找不到更好的形容。几周后，他宣布成立疫苗顾问委员会，负责策划史上规模最大的医学试验。委员会成员包括来自联邦政府、学术界和私人企业界的卫生专家，却没有基金会自己的受益人。"我们成立这个机构是为了打破僵局，"哈里·韦弗坦承，"免疫委员会无法承担必要的组织工作，他们会为了技术问题争执好几个月。此外，免疫委员会成员都是病毒学家，而现在我们需要的不只是病毒学方面的帮助。"[29]

事实上，奥康纳不想让免疫委员会掺和这事儿。他太了解那些人的立场，而且他担心，哪怕放一个人进入疫苗顾问委员会，其他人也会由此挤进来。从基金会的角度来看，问题已经不是索尔克的疫苗是否应该进行大规模试验，而是怎样试验、什么时候开始。如果阿尔伯特·萨宾想在免疫委员会里再次燃起战火，那就让他去吧。疫苗顾问委员会将抓紧手里的事务，一路向前。"在实验室里，研究者的话就是法律，"奥康纳宣称，"但有些时候，你必须告诉他们，实验室的窗户外面正在发生什么，更别提外面的整个世界。"[30]

而他觉得，现在就是那样的时候。

11　争　　执

晚上 11:00，"科学家的自白"结束了。一小时后，索尔克登上了返回匹兹堡的火车。凌晨时分他顺利抵达，直接去了实验室。作为一个天生的工作狂，最近几个月他很少看到唐娜和三个孩子；每次回家，他总是匆匆洗漱，然后睡上几个小时。他手下的工作人员不断增加，而他每天都要给下属事无巨细地安排工作；每天他都比前一天更加努力，他回忆说，当时感觉"像是在驱赶一群野马，同时自己也在被鞭子抽打"。作为神圣的儿童守护者，人民的科学家，索尔克肩负重任，人们期待他征服这个国家最可怕的疾病，并为他提供了无限的资源。好好干，别偷懒，他得到这样的告诫。小心点儿，不过还得加快速度。[1]

1953 年 1 月，国家小儿麻痹基金会拨给了索尔克有史以来最大的一笔年度资助支持他继续完成任务——255 472 美元，包括间接支出。6 个月后，以"弹性预算需求"为名，索尔克又申请了 145 000 美元以支付 1953 年的"其余费用"。现在，他的实验室里有 2 位助理研究教授、11 位研究助理、7 位技师、1 位行政助理和无数的"钟点工"。实验室里常备的猴子数量达到了 500 只，每周还会补充 200 只。"那是一座工厂，"实验室的一位工人表示，"人们基本不怎么沟通。"另一位工人说，索尔克"抽烟抽得很凶"。他喜欢在实验室里巡查，从人们背后探头观察，注重细节，小心翼翼地躲开外面的世界。[2]

索尔克的实验室拥有独特的气质，除了显而易见的职业素养以外，所有工作人员明显有着一种使命感。"因为我们的实验室和脊髓灰质炎病区在同一家医院里，"乔纳斯的首席助手朱利叶斯·扬纳说，"每个人心头时时刻刻都有一种紧迫感。"他们热爱自己的工作，但这里的工作氛围却不太令人满意。"实验室里没什么人情味儿，"我是说，"一点儿都没有，"扬纳补充说，"我们学到的第一条规矩是：要叫他'索尔克博士'，不准叫'乔纳斯'。他总是通过连篇累牍的纸条和备忘录向我们发号施令。他不愿意教大家什么东西。我们实验室是唯一一个没有研讨会的实验室，更别说什么午餐讨论。他总能抽出一个小时去中餐馆里跟记者沟通，却永远没有时间和自己人坐下来聊聊。"[3]

一旦目标达成，这个团队就会分崩离析，因为大家都觉得索尔克的成功是集体的结晶，但他自己却不喜欢这个说法，更不愿意承认。不过在目前，最重要的是疫苗本身，虽然团队里怠慢和不满的情绪越来越强烈。根据扬纳的说法，最恶劣的事情与一篇论文有关。扬纳研发了一种至关重要的方法，利用颜色测量活体组织培养中脊髓灰质炎病毒的数量，然后他与埃尔茜·沃德合作写了一篇论文。"我觉得自己写的草稿相当不错，"扬纳说，"于是我送了一份副本给乔纳斯，想听听他的看法。强调一下，那是在 1954 年，复印机和文字处理机都还没有诞生的年代。我誊抄了一份，本来是打算自己用的，后来给了他。还有一件事儿得强调一下，论文的标题页上写着作者的名字：'J. S. 扬纳，E. N. 沃德'。"

据扬纳所说，一周后，索尔克出差归来，带回来了坏消息。他把论文弄丢了。不过他说，幸运的是，他在火车上读论文的时候匆匆记下了"一些要点"。"我不太相信，"扬纳回忆说，"也许有的马大哈会丢三落四，'弄丢'手稿，但乔纳斯不是那样的人。恰恰相反，他这个人处事严谨，一丝不苟，据我所知，他从来没有做出过这种不负责任的事情。但我什么都没说，我想看看他打算怎么处理。"

扬纳说，几天后，索尔克给了他一份"似曾相识"的草稿。草稿末尾长长的附录里列出了完整的数据。这怎么可能？索尔克解释说，他找到了数据表格，但论文的文字部分怎么也找不到。扬纳表示，更让人烦恼的是新论文的标题页。"现在作者变成了'乔纳斯·E. 索尔克，J. S. 扬纳，埃尔茜·N. 沃德'。我问他这是怎么回事儿，他说，既然整篇论文都是他重新写出来的，那他的名字写在第一位很合理。我惊得目瞪口呆，然后我意识到，如果继续争执下去，这件事一定会破坏我们的关系，所以我没有追究。当时我就清晰地意识到了这一点，现在看来则更加明显：他认为这篇论文十分重要，希望自己能够名列其中；哪怕当时他在实验室里什么都没干（千真万确!），没有提供指导和启迪，也没有做具体的工作。"

项目领导人常常要求本实验室的论文将他列为共同作者甚至第一作者。扬纳表示，如果索尔克直截了当地提出这样的要求，借职务压人，那么"我能理解这种行为，虽然我并不喜欢。我会为自己的权益争取一下，不过不会太激烈，因为我不想放弃疫苗研发工作"。扬纳补充说，但既然索尔克选择了这样一种两面三刀的方式，那他们之间的关系永远不会再融洽如初。[4]

与此同时，国家基金会正在全速前进。一场大型的脊髓灰质炎试验即将开始，这家私人慈善机构赌上了自己的名望和天文数字的公众捐款。疫苗真的安全吗？它的效果对得起我们付出的巨大努力吗？对哈里·韦弗来说，要找到答案只有一条路。"这些问题，"他说，"只有在相当数量的人群注射了疫苗之后才能回答。"

韦弗找到了美国国立卫生研究院的约瑟夫·A. 贝尔（Joseph

A. Bell）来担任此次试验的科学督导。从理论上说，这是个完美的选择。贝尔是一位内科医生，他在约翰·霍普金斯大学拿到了公共卫生博士学位，是儿童免疫领域的专家。他曾改进了白喉和百日咳疫苗，并因此获得了广泛的赞誉。他的名望立即为项目赢得了信任。[5]

但他的性格也立即带来了问题。约瑟夫·贝尔有自己的打算。他不太在乎公众想要什么，也不在乎索尔克想要什么，而就目前的局面，他甚至不在乎基金会想要什么。他答应出任督导完全是为了科学，对于科学问题他绝不会妥协。

第一个问题是试验如何设计。巴塞尔·奥康纳偏爱"志愿者-观察对照组"模式，按照这种模式，他们会在 1954 年早些时候，脊髓灰质炎季节到来之前，给全国数万名小学生注射索尔克疫苗。然后将这些志愿者的发病率与未接受疫苗注射的同学们（"观察对照组"）比较。这个方案看起来直接、经济而公平。不会花太多钱，数据记录也相对简单。整个过程不需要保密，也不需要随机挑选。志愿参加试验的孩子会得到真正的疫苗，其他孩子则属于"观察组"。

但有的研究者和统计学家却反对奥康纳的计划，他们质疑这套方案的科学价值。"众所周知，"索尔克的传记作者理查德·卡特表示，"教育水平和经济地位较高的家庭最有可能让孩子参与此类试验。同样众所周知的是，居住在底层社区的低收入家庭罹患瘫痪性脊髓灰质炎的概率要低得多，他们很容易在婴儿期接触到非瘫痪性的脊髓灰质炎病毒，然后获得终生的免疫力。所以，如果给所有志愿者注射疫苗，也就意味着接种疫苗的都是最容易感染脊髓灰质炎的孩子。"[6]

　　贝尔要求进一步完善方案。他说，除了观察对照组以外，还必须有注射对照组——给这些孩子注射某种液体，但不是索尔克疫苗。此外，试验过程必须是"双盲"的，这意味着接受注射的孩子和执行注射的医护人员都不会知道，他们注射的是真正的疫苗还是看起来差不多的安慰剂。所有信息都要经过细致的编码，只有主持试验和记录结果的人才知道真相。

　　这些措施显然有好处。首先，有了注射对照组，研究者就能平衡受试者在年龄、性别、种族和班级各方面的差异。其次，双盲试验有助于各地医生评估疑似的脊髓灰质炎病例，不会因为事先知道哪个孩子注射过疫苗而产生干扰。最后，既然医生也分不清哪些是真正的疫苗，哪些是安慰剂，那他们就不会作弊，企图把"真正的"疫苗留给自己喜欢的病人（例如他们自己的孩子）。

　　当然，最大的好处是提高了试验的可信度。有注射对照组的双盲试验在科学家看来要容易接受得多。不过，这个方案的劣势也很明显。注射对照组意味着有一半的孩子会注射索尔克疫苗，另一半注射安慰剂，那么整个试验过程中需要接受注射的孩子数量就翻了一番。而且这么大规模的双盲试验前所未有，监督、数据记录、评估各方面的工作量都大得超乎想象。

　　而且还有道德方面的问题。注射对照法真的适合脊髓灰质炎试验吗？简而言之，为了统计上的准确而剥夺部分人获得有可能救命疫苗的机会，这样做合适吗？成千上万的父母志愿让孩子参加试验，他们都希望自己的孩子能注射脊髓灰质炎疫苗，而不是什么安慰剂。参加试验的都是6~9岁的孩子，也就是最容易感染瘫痪性脊髓灰质炎的人群，但其中一半的孩子注射的却是毫无价值的液体。有人

（包括索尔克自己）认为这是高尚的科学最糟糕的一面，无异于听天由命的俄罗斯轮盘赌。

贝尔理解这种想法，他也在考虑道德问题。在一份写给疫苗顾问委员会的备忘录里，他赞成试验中的所有"注射物都必须有益于受试者，不能采用毫无益处的安慰剂"。他打算给一半的孩子注射索尔克疫苗，另一半的孩子则注射看起来相似的流感疫苗。这样可以化解道德问题，科学家也可以同时开展两项独立的研究：脊髓灰质炎研究和流感研究。他说，"我们必须做好准备，把握住不可预见的研究机会。"[7]

但贝尔坚持认为，修改试验计划还不够，疫苗本身也应该改进。索尔克在疫苗中采用了剧毒的 I 型马奥尼病毒，有的研究者对此深感不安，但贝尔担心的是矿物油佐剂带来的危险。他不是一个人。一些病毒学家怀疑，年幼的儿童在接种疫苗后偶尔会出现疫苗反应，接受注射的手臂肿胀疼痛，这可能是疫苗中的佐剂引起的。他们还担心佐剂会带来长期影响，例如癌症。为什么要冒这个险呢？

最后，贝尔极力主张试验中使用的所有疫苗都应经过"三重测试"，以保证其安全性和有效性。他说，应该由索尔克的实验室、负责制造疫苗的公司和公共卫生局生物制剂管理部门（这也是本次试验中唯一一次提及政府机构介入）分别进行测试。事实上，贝尔的计划和托马斯·里弗斯与疫苗顾问委员会此前提出的方案十分相似。它们的不同之处仅仅在于，委员会出于安全考虑，极力主张在双盲试验中采用没有任何效果的安慰剂（一种水基溶液）；而贝尔无奈之下做出了让步，同意采用流感疫苗。

现在大家的期待值都很高。你无法漠视长期深受脊髓灰质炎之苦的公众期盼的心情，也无法逃避科学精英审视的目光。1953 年 6月，在一次全国性的儿科医生大会上，阿尔伯特·萨宾公开表示自己"反对索尔克"，并猛烈抨击了这位竞争对手目前的工作。"既然大家觉得我们已经有了可用的脊髓灰质炎疫苗，或者至少很快就会有，"他说，"那么我最好现在就宣布：我们现在还没有这样的疫苗，而至于很快会发生什么事情，其实谁也不知道。"他用了 15 页打印纸来解释索尔克的尝试有多愚蠢，以及他的研究成果可能给人类健康带来多大的危害。"毫无疑问，"萨宾总结道，"预防脊髓灰质炎的终极目标，是用活的无害病毒来提供持续很长时间乃至终生的免疫力。"简而言之，终极答案是萨宾的疫苗。只有等到他的疫苗问世，那才能说我们解决了脊髓灰质炎问题。[8]

现在一切都摊开了，一场掺杂着自负、野心和操守的扩大化残酷混战已经爆发。索尔克讨厌针锋相对，他没有回应。他对疫苗的效果和佐剂的安全性都很有信心。比起萨宾的公开批评，更让他烦恼的是别人没有经过他的同意，就要求更改试验。"乔纳斯……觉得他的孩子……被别人从怀里抢走了，"哈里·韦弗回忆道，"他不喜欢这样。但没有别的办法，不能让他来负责实地试验。他不能既当设计师，又当木匠，还监督建筑工程。换言之，他没法身兼多职，同时充当法官、陪审团、公诉人和辩护律师。"[9]

在某些方面，索尔克愿意妥协。对疫苗进行三重测试，他没有意见；而且他也同意去除佐剂，虽然这样做可能引发问题。在这个领域，索尔克训练有素，他的职业生涯中一大半的时间都在跟佐剂打交道。"二战"期间，他和托马斯·弗朗西斯发现，以矿物油佐剂为基，将灭活病毒流感疫苗制成悬液，会极大地提升人类受试者体内的抗体水平。就在最近，索尔克在猴子身上试验灭活病毒脊髓灰质炎疫苗时也获得了相似的结果。佐剂的妙用在于它会激活免疫系统。索尔克相信，在矿物油佐剂的辅助下，他的脊髓灰质炎疫苗只要注射一剂，激发的抗体水平足以让受试者获得永久性的免疫力。去除佐剂，把疫苗改成水基的，那很可能需要以精心设计的间隔，注射二三剂疫苗才能获得同样的效果。这会让整个过程复杂化，但肯定可以做到。"回头去看，"托马斯·里弗斯说，"我不得不承认，我还是不知道索尔克疫苗里的佐剂是否会引发贝尔担心的问题……我只能说，在当时，疫苗顾问委员会主要考虑的是尽最大努力确保试验中给孩子注射的疫苗百分之百安全。"[10]

不过，在关键问题上，索尔克拒绝让步。绝对不能采用安慰剂。对志愿参加试验的受试者，他不能不给他们疫苗。如果要给成千上万的孩子注射药品，那么他们每一个人都应该享受到索尔克疫苗的好处。这样的试验应该尽可能地拯救生命，而不是搞什么教科书式试验。索尔克内心十分煎熬，他写信告诉奥康纳："如果有的孩子注射了安慰剂，最后染上脊髓灰质炎瘫痪，我会觉得那是我一手造成的。我知道事实并非如此，但我同样清楚，如果那个孩子注射了已经被证明有效的疫苗，那他或许就会得救。"他说，这样的煎熬足以"让人道主义者颤抖，让希波克拉底在坟墓里翻身。"[11]

虽然索尔克对疫苗很有信心，但他却有别的担心。他并不完全信任自己的疫苗接受检验的程序。索尔克不喜欢约瑟夫·贝尔。他觉得方案的改动、新的要求和沟通的不足会让他走向失败。

奥康纳颇有同感，他也没想到现在的方案会这么严苛。比起取悦科学家来，奥康纳更看重的是取悦公众，他希望试验不要那么复杂，也不要有什么争议，最好比较容易开展。他已经同意了增加观察对照组，因为看起来似乎大家都希望这么干。可是双盲试验？安慰剂？注射对照组？奥康纳觉得毫无必要。

但韦弗却不这么认为。作为科研督导，他不能简单地无视疫苗顾问委员会和医学专家的意愿，委员会是他帮忙建立的，医学专家也是他雇来设计试验的。阿尔伯特·萨宾那些人有偏见，忽略他们的攻击无关紧要，但要拒绝托马斯·里弗斯和乔·贝尔的提议，那完全是另一回事。韦弗觉得，如果真的无视他们的建议，势必引发"专业人士"对试验的批评，损害公众信心，而这样的信心对疫苗的整体成功至关重要。[12]

于是问题来了。多年来韦弗一直在孜孜不倦地推动疫苗计划，但是在整个项目最需要他的这个时刻，他却被挤到了一边。在一张写给奥康纳的尖锐的纸条里，他抱怨说基金会官僚开会不让他参加，那些人侵犯了他的地盘："他们必须知道，他们很难理解科研工作到底有多么错综复杂，就像科学家也很难理解募集资金、公关宣传之类的工作是多么琐碎微妙。"他谈到了自己遇到的无数困难："要完成我设定的目标，我需要尽快地得到一些工具，然而要做到这一点却越来越难，我很烦恼。"然后，他写下了绝望的一笔："我不想抛弃你。但是，要完成肩头的责任，如果没有必要的信任和配合，我相信这只是在浪费你、我和其他许多人的时间。"第二天，也就是1953年8月30日，哈里·韦弗辞职不干了。[13]

对于他的离去，受打击最深的是约瑟夫·贝尔。托马斯·里弗斯曾表示贝尔是个"好战士"，"很难相处"，此前，他已经开始用看似"圆滑"的手段来对抗奥康纳。9月，贝尔抛出了"流行病学实地试验临时总方案"，推荐同时采用观察对照组和注射对照组。他没有得到任何回答。疫苗顾问委员会很是兴奋，但基金会保持沉默。[14]

10月31日，贝尔也和韦弗一样离开了。他突然辞职，回到了公共卫生局，这个结果其实并不意外。"他是个好人，"奥康纳喃喃说道，"但他想在第一年就复测所有东西，就好像我们以前没有做过反复测试似的。"当然，贝尔的崇拜者不同意奥康纳的观点，他们将贝尔尊称为科学的殉道者。讽刺的是，他的临时总方案很快就会成为1954年大规模试验的蓝图，奥康纳勉强接受了这份方案中的几乎所有要点。和哈里·韦弗一样，约瑟夫·贝尔留下了自己的印记。[15]

整个行动不可避免地陷入了低谷。韦弗和贝尔双双辞职，脊髓灰质炎之战精诚合作、一往无前的假象由此被打破，这样的假象原本是国家基金会精心营造的；人们难得地瞥见了那些从最开始就一直存在的争执与分歧。公众刚刚听到基金会的著名受益人阿尔伯特·萨宾说索尔克疫苗还没准备好大规模试验，而且还可能有危险。然后又是两位高层领导先后辞职，原因显然是反感奥康纳对科学事务的干涉。脊髓灰质炎运动出问题了吗？

不过，对那些最有发言权的人来说，一切似乎尽在掌握之中。11月13日，疫苗顾问委员会举行了投票，一致同意开展实地试验计划，"取得了阶段性进展"。托马斯·里弗斯写信告诉奥康纳，索尔克疫苗已经准备好接受"大量儿童"的测试。委员会并没有提出具体的试验方案，他们只表示，"索尔克博士列出的程序精准地保证了疫苗的安全性"。[16]

阿尔伯特·萨宾被投票结果吓了一跳，他坐到了打字机前。在写给一流儿科医生艾姆斯·麦古因尼斯的两封信里，萨宾抱怨说现在搞成这样都是基金会的错（而不是受益人和科学顾问）。事实上，他是这样写的，"我十分愿意信任索尔克博士……他的能力很强，而且迄今为止，他的试验设计看起来进展十分顺利。他是驾驭这个试验的最佳人选，但前提是，当家做主的人真的是他。"

萨宾的意思很清楚：官僚劫持了科研进程，他们坚持说"我们有了疫苗"，但实际上根本就没有这回事儿。萨宾解释说，现在索尔克制造出来的仅仅是"一种据称可提供免疫力的介质，但未经测试"，而且科研尚在进行，"没有已发表的数据"支持。

萨宾列出了可能的隐患，他认为其中最危险的是，索尔克疫苗采用了剧毒的马奥尼病毒株。"我不喜欢对别人的试验指指点点，"他眼睛都不眨地写道，"但现在我别无选择。"你们在急什么？为什么要匆匆忙忙地用未完成的产品开展实地试验？"研究工作才刚刚开始，明智的做法是放慢脚步……重点……在于，时机还没到——也许不久后时机就会到来，但不是现在。"[17]

萨宾把这些信的副本交给了其他基金会受益人传阅，但人们的反应却让他失望。他找不到支持者，就连原来的老盟友都背弃了他。约翰·保罗提醒萨宾，时机不对，他很可能会输；现在基金会已经赌上了太多东西。霍华德·豪的说法也大同小异。"潮流已经不可抵挡，"他回信说，"反对者会发现自己站在一个不幸的位置上，就像克努特大帝①一样。在我看来，如果在现在执意反对，那以后您

---

① King Canute（995—1035），丹麦及英格兰国王。曾有大臣向克努特大帝谄媚说，克努特是至高的统治者，连海洋也会听从他的命令。克努特将椅子放在海边，责令海浪不准打湿椅脚。结果海浪无可抵挡，克努特借此申斥了大臣的谄媚。此处用此典故表示大势所趋，无可抵挡。

的影响力可能会被严重削弱。"豪几乎是痛苦地补充说："我希望您千万不要认为我是在泼您的冷水……我十分珍惜您的友谊，也无比珍视我们这个小团体的团结……但我必须承认，在一次会议上目睹基金会向州卫生局施压以后，我坚信现在拖他们的后腿不但毫无作用，而且相当愚蠢。"[18]

戴维·博迪恩采取的方式更加慎重。博迪恩也许是最受敬重的脊髓灰质炎研究者，对于这个领域里司空见惯的政治斗争和积怨纠葛，他向来敬而远之。他从不偏帮任何人，也不属于任何阵营。他给萨宾的回复十分典型。博迪恩告诉萨宾，向前走的决议已经"不可更改"，谁也没法真正质疑疫苗顾问委员会的"能力与善意"，而且，事实上，这次试验"有相当大的概率得到不错的结果"。博迪恩警告说，在这时候提出尖锐的批评会被视作蓄意阻挠，这简直是必然的。"以前提出的批评已经够多了，负责试验的人和我们一样清楚眼前的风险和弊端；但是在这样的时刻，我倾向于不要再重申那些批评，不要让试验过程变得更为艰难。"

这肯定不是萨宾希望听到的声音。博迪恩还雪上加霜地提醒说，多花一分钟时间搞政治活动，就意味着少花了一分钟搞科研。"我们正在竭尽全力，继续探索关于免疫力的新信息，"他说，"希望你也不要放松实验室里的重要工作。"[19]

更尖锐的指责来自托马斯·弗朗西斯。弗朗西斯处事公正，但比较敏感，他欣赏萨宾的研究，却不喜欢萨宾的个性。出于风度，他本想保持缄默，不想攻击萨宾赤裸裸的自抬身价。但弗朗西斯有自己的打算。他毕竟是索尔克的导师，同时也是灭活病毒领域的领头羊。在他看来，萨宾写给艾姆斯·麦古因尼斯的信用巧妙的言辞掩饰了蓄意破坏的目的。他写道:"对于你的声明,恐怕我不得不保留反对的权利。事实上,你的声明里有明显的矛盾之处……你在附笔里说,保罗、梅尔尼克、恩德斯、韦勒、博迪恩和豪持有'相似的'意见。我倒想知道,他们对哪几点有相似意见,他们同意的是哪些,反对的又是哪些。"这场闹剧已经够了。"我相信,科研工作的确需要大家的意见和建议,"弗朗西斯说,"但我同样相信,我从多方面听到的这些议论可能会破坏整个科研领域。我反对这种做法。我无法理解这种出于个人因素而摆出的反对姿态,所以我不会进一步参与这场争议。"

最后,弗朗西斯发出了致命一击。他问道,萨宾真的想承担"代替别人判断什么时机最为恰当的责任吗?"[20]

除了我们看到的这些以外,托马斯·弗朗西斯其实还有其他想法。他不是冷漠的观察家,他心里藏着一个秘密。1953 年 11 月,弗朗西斯在欧洲度假时接到了国家基金会医学督导哈特·范里佩尔的电话。"你觉得密歇根大学能不能接受一份资助,让你来评估这次实地试验的结果?"范里佩尔问道。"不知道,不过我现在正在休假,而且我对此没有兴趣。"弗朗西斯回答。范里佩尔让他再想想,弗朗西斯答应了。12 月 5 日,他们两人在纽约共进早餐,奥康纳也来了。听完目前的计划以后,弗朗西斯提出了一些修改建议。这是否意味着他愿意承担这份工作?也许吧,弗朗西斯回答。我会给你们回话的。[21]

弗朗西斯不是基金会的第一选择。10 月底约瑟夫·贝尔离职后,基金会向其他几个人发出了邀请,但都没有得到肯定的回答。最后选择弗朗西斯其实是场赌博,他的名望无可挑剔,但他和乔纳斯·索尔克的关系太过紧密，问题显而易见。由导师来评判弟子的研究工作，业界其他科学家会作何反应？

结果出乎意料。基金会邀请弗朗西斯出任督导的消息传开后，同事们纷纷催促以小心谨慎著称的弗朗西斯接下这个活儿。他们简直热情洋溢，让人受宠若惊。"我终于从欧洲回到了家里，"弗朗西斯写信告诉一位朋友，"结果却被卷入了一场旋风。你肯定听说了，他们缠着我，要我去主持疫苗试验的评估工作，搜集、分析数据。我觉得我应该去做，虽然这事儿组织起来会很困难。"[22]

不过，弗朗西斯一个月后才接受了这份工作。他提出了几个具体的条件，要求基金会满足。此刻的基金会迫切需要一位科学督导，他们完全没有讨价还价的余地。"我认为，我们应当满足那些可能影响弗朗西斯最终决定的……任何合理的要求……，"范里佩尔写信告诉奥康纳，"因为时间已经很紧了，我可能找不到其他有能力承担评估工作的人。"简单地说，王牌都在弗朗西斯手上。[23]

基金会必须赋予他完全的自主权，让他主持评估中心。没问题。基金会必须提供所有资金，包括设备升级、薪水、物资和额外费用。没问题。基金会必须按照他的时间表走，什么时候完成分析工作，什么时候公开试验结果，都由他决定。没问题。基金会必须继续支持他在密歇根的病毒研究工作，无论本次试验的结果如何。没问题。

最重要的是，基金会必须接受他的试验方案。他说，本次试验规模如此巨大，如果仅仅依靠观察对照组，那没有哪位声誉卓著的科学家愿意来主持。为了证明自己的观点，弗朗西斯让基金会就此问题主办了一次会议，邀请全国的统计学家和公共卫生官员前来参加。如他所料，与会者极力支持他同时采用注射对照组和观察对照组，一次性完成两种测试。来自较大的州（加利福尼亚州、伊利诺伊州、密歇根州、纽约州和俄亥俄州）的官员一致支持采用注射对照组的双盲试验方案。[24]

弗朗西斯得偿所愿。基金会官员和乔纳斯·索尔克都同意了同时采用观察对照组和注射对照组。"看在上帝的份上，这事儿他反对了几个月了，"范里佩尔告诉弗朗西斯，"你确定他真的同意了？"弗朗西斯相当确定。他刚刚和自己的门徒谈过，索尔克完全同意这个方案。[25]

但他写给奥康纳的信里那些字字泣血的话呢？人道主义和希波克拉底怎么办？事实上，这样的转变对索尔克而言似乎不是问题，有人说这叫务实，而有人则说他是投机，随着局势进一步发展和索尔克名望的上升，他的这一特质我们还会看得更加清楚。"我和别人一样清楚，双盲试验有很多优势，"几年后索尔克承认说，"但是在汤姆·弗朗西斯出面主持大局之前，我对实地试验能否正确实施没有多大的信心。但是他最终出手了，我相信，他要么不做，要做就一定会做好。"[26]

事实上，索尔克别无选择。弗朗西斯是他的老师，他们俩研究免疫学的方式完全相同。"二战"期间，他们曾一起实施过大规模的流感疫苗试验。考虑到这样的关系，索尔克有义务完全配合弗朗西斯。如果稍有异议，那无异于给弗朗西斯一记耳光，更糟糕的是，异议暗示着索尔克不敢让自己的脊髓灰质炎疫苗经受全面的评估，哪怕评估者是他自己的老师、他最强力的支持者。

和约瑟夫·贝尔一样，托马斯·弗朗西斯设想的试验规模比基金会预想的要大。他的目标很清晰。当时美国学龄儿童罹患瘫痪性脊髓灰质炎的概率大约是 50/100 000，那么，要取得有说服力的结果，样本数量必须相当大。一位统计学家表示，假设疫苗有效率为50%，那意味着什么？"假设安慰剂组和疫苗组各有 40 000 人，那么我们会在注射对照组中发现约 20 个病例，疫苗组中则是 10 个，这种程度的差别完全可以解释为随机波动。试验结果也许能够表明疫苗的确有效，但说服力还不够。如果每个组都有 100 000 人，那么两个组里的脊髓灰质炎病例应该分别是 50 例和 25 例，这样的数据说服力要大得多。"在这里，大数量的样本真的很重要。[27]

志愿者的挑选也同样重要。他们必须做出艰难的抉择，让众多父母陷入痛苦与失望。说到底，本次试验的目的并不是让所有青少年获得免疫力。这不是问题的重点，而且现在也不可能做到。商业化的疫苗生产才刚刚开始。两种看起来完全相同的液体，每组三剂，如何对它们进行编码、运输和管理，整个计划才刚刚起步。资金十分紧张。正如哈特·范里佩尔坦诚的："我们会准备足够 50 万～100万名儿童使用的疫苗，这意味着疫苗甚至没法覆盖美国的每一个郡。"[28]

研究表明，5 岁的儿童罹患脊髓灰质炎的风险最高，所以他们是免疫计划的首选人群。但问题在于，基金会希望依靠各地的学校系统开展试验，这样比较易于记录数据、定期接种，"最为便利"。这意味着他们需要选择年龄略大一些的受试者，年龄下限顺理成章地定为一年级。但问题又来了。按照最初的设想，如果希望试验顺利进行，最理想的方案是给二年级学生注射疫苗（真正的疫苗和安慰剂），让一年级和三年级的学生充当观察对照组。为什么要这样做呢？在一份备忘录里，范里佩尔做出了解释：

选择二年级的学生，那么学校里一、二、三年级的学生都有接种疫苗之前的健康档案可供比对。

选择二年级的学生，接种疫苗后的数据既可以和他们之前未接种疫苗时的档案进行纵向比对，也可以和前后两个年级（一、三年级）此时未接种疫苗的孩子进行横向比对。

与一年级学生相比，二年级学生从心理上更适应学校生活，所以对要注射三次的疫苗，他们也没那么抗拒……[29]

最后，各方达成了妥协。支持索尔克和国家基金会原始方案的郡只给二年级志愿者注射真正的疫苗，同一学校里一年级和三年级的学生则作为观察对照组。与此同时，支持贝尔和弗朗西斯方案的郡可以在三个年级里挑选志愿者（一、二、三年级），给其中半数的孩子注射真正的疫苗，另一半注射安慰剂。如果出现疫苗短缺，那应该优先满足采用后一种方案的地区，因为弗朗西斯和其他研究者认为此方案的价值更大。[30]

策划者还希望参与试验的郡尽可能遍布全国，都市、乡村和郊区人口都应有其代表样本。理想的样本数量是 5 万~20 万人，这个数字大得足以反映地区的差异性，同时又相对比较容易控制。负责统计的专家托马斯·达布林表示，感觉中等大小的郡"比大型郡更富社区精神，试验过程中他们更容易合作"。而且，他认为"这样的地方也不太可能出现那些搞破坏的所谓医学权威之流"。[31]

这项试验需要各地的大力支持。大部分工作都必须由无薪的志愿者完成。宣传、训练和管理工作都由国家基金会地方分会承担，而总会则提供专业支持。实际操作上，这意味着在基金会发展得比较好的区域，试验会进行得更加顺利，那些地区募集资金、照顾病人的工作更加出色，基金会可能更容易激发人们的"社区精神"。基金会当然不可能公开提出这一点，因为这会显得他们厚此薄彼，要知道疫苗试验涉及的毕竟是孩子的生命。不过在其他因素相同的情况下，基金会当然希望能够最大限度地发挥"有利条件"（他们用这个词儿委婉地描述），选择地方分会发展良好的地区。[32]

不过，要确定在哪些地方开展试验，最重要的因素是当地近年来学龄儿童的脊髓灰质炎发病率。在各州卫生官员的密切协助下，基金会挑出了几百个人口数量介于 5 万~20 万之间、1948—1952 年青少年脊髓灰质炎发病率最高的郡。策划者希望，靠这几百个郡的数据，找出接种疫苗的受试者和未接种者之间"发病率"的最大差值。此外，如果能证明疫苗有效，哪怕只是中等程度的效力，那么在高风险地区进行试验无疑会挽救更多的孩子。

随着时间过去，参与试验的地区名单进一步削减，最后确定为44 个州的 211 个郡，其中 127 个郡采用观察对照组，84 个郡采用注射对照组。试验规模空前，这场美国历史上最大型的公共卫生试验共有约 150 万名儿童参与，就连统计学家都为之震惊。

12 "史上规模最大的
公共卫生试验"

在美国医学史上，1954 年的索尔克疫苗试验占据着特殊的，甚至是值得敬仰的地位。哪怕是在 30 年后、40 年后乃至 60 多年后的今天，后来的文章也采用这样的标题来描述它："创造历史""响彻世界的一枪""史上规模最大的公共卫生试验"。"脊髓灰质炎灭活疫苗的实地试验是一次标志性事件，它开启了现代疫苗评估的大门。"一篇文章这样说。还有一篇说："脊髓灰质炎疫苗实地试验……是有史以来规模最大、最受公众瞩目的临床试验。"[1]

在 1954 年，人们和现在一样怀着见证历史的激动心情。全国都紧盯着这场疫苗试验，虽然在那个波澜壮阔的春天，新闻里还有许多别的大事件——布朗诉教育委员会案、陆军-麦卡锡听证会，还有奠边府战役。索尔克的肖像出现在《时代周刊》的封面上。盖洛普民意调查显示，知道实地试验项目的美国人比知道"美国总统全名"的人还多。有人估计，截至 1954 年，全国有三分之二的人曾经向一毛钱进行曲捐款，700 万人曾奉献过自己的时间。此前，美国人从未对任何医学研究或者说科学研究投以这么多的关注。[2]

从管理的角度来看，实地试验分为三个部分：作业规划、疫苗生产和统计评估。第一部分的工作堪比战争动员。梅尔文·格拉瑟（Melvin Glasser）受命协调这个庞大的项目，他写道："我们要解决的最基本的问题是，要把每组三剂的脊髓灰质炎疫苗和对照溶液匹配到大约 65 万名学龄儿童身上……同时对整个试验过程进行精确的记录。"以前从未有过这样的尝试，他们没有先例可循，没有企业界的协助，也没有联邦政府的支持。这是一片全新的领域，历史上最大型的医学赌博。国家小儿麻痹基金会唯一可以依靠的只有自己，有人觉得这样的局面简直令人绝望。[3]

当然，巴塞尔·奥康纳早已预见到了现在的状况。他觉得脊髓灰质炎是基金会自己的地盘，极力反对其他组织的"外界力量介入"，尤其是政府；他警告说，政府会让脊髓灰质炎之战陷入官僚主义的泥潭。美国癌症学会和美国心脏病协会非常支持政府资助癌症和心脏病研究，但国家基金会和他们不一样，基金会一直极力游说，反对政府资助脊髓灰质炎研究，根据参议员约瑟夫·R. 麦卡锡的回忆，基金会说这样的资助"不符合美国的……风格"。基金会的宣传不遗余力，基金会的声音不容置疑，所以其他人只好让到一旁，让基金会如愿以偿地孤军奋战。那个年代，政府支持科学和医学研究日渐普遍，美国国立卫生研究院的一位高级官员告诉国会："多年来我们一直觉得，既然基金会以这样的规模支持脊髓灰质炎研究，那么对我们而言，把其他重要领域的资源抽出来投入脊髓灰质炎研究，或许不是什么明智的事情，要知道那些领域得到的支持力度并不如脊髓灰质炎。"那是 1953 年，在那一年，基金会大约花了 200 万美元资助脊髓灰质炎研究，而美国国立卫生研究院只花了不到 75 000 美元。[4]

奥康纳从未怀疑过基金会组织这场大型疫苗试验的能力，也从未怀疑过公众支持试验的决心。他觉得动员志愿者很容易，钱也会弄到手的。事实的确如此。1954 年 1 月，一毛钱进行曲史无前例地募集到了 5 500 万美元，此外，为了满足试验项目不断膨胀的预算，他们还在 8 月首次开展夏季募捐，又募到了 2 000 万美元。这样的行为招来了一些批评，部分城市拒绝为一毛钱进行曲发放募捐许可证，因为他们觉得基金会胃口太大，这些钱原本可以用于其他有价值的领域。当然，奥康纳不为所动。他会说，慈善捐款是个人的选择。

"如果有一天，美国人民觉得不应该把钱给我们，让我们去完成那个目标，那么我们自然会关门大吉！"[5]

疫苗试验将为国家基金会带来前所未有的考验。他们要恳求数以百万计的父母让自己的孩子参与一项可能有危险的试验，而且民众对这项试验所知甚少；要完成这项任务，宣传普及基本知识、减轻民众的恐惧非常重要。郡卫生官员和学校当局必须出面，同样必须出面的还有医学协会、新闻报纸和家长教师联谊会。成千上万的志愿者必须接受训练。整个项目的"策划和实施需要极度谨慎"，格拉瑟回忆道，"我们估计，大约需要 14 000 位学校负责人，50 000位一线教师，20 000 位医生和 40 000 名护士参与项目。此外还需要20 万~25 万名非专业性的活跃志愿者。"[6]

为了准备这次试验，参与项目的 211 个郡都举行了为期两天的工作坊。医生和护士接受疫苗临床使用的简单培训；学校负责人和老师学习如何记录数据、联系家长；分会志愿者学习公共宣传事宜，包括如何鼓励"黑人"参与。目前为止，最微妙的问题是该以什么样的力度征召儿童参与试验。或者用一毛钱进行曲"讨论指南"里的话说，"该向父母施加多大的压力，让他们签署申请表？"[7]

这个问题没有标准答案。上面觉得，各地分会应该能够轻松地完成名额指标。从一方面来说，考虑到人们普遍恐惧这种疾病，在1954 年，征召儿童参与试验不是什么大问题；从另一方面来说，要让父母知道，试验没有危险，或者说风险很小，与回报比起来简直不值一提。最后，这是一场恐惧与信仰的战斗。多年来美国人一直在支持基金会，试图终结脊髓灰质炎的威胁。对基金会的信任是否足以让他们把自己的孩子送上战场？

在一封写给父母的公开信里，奥康纳把参与试验描述成了一项高尚的壮举，受益的不光是志愿者本人，还有未来数代。"这是医学史上最重要的项目之一，"他写道，"它的成功要靠各位家长的配合。我们确信，您肯定希望自己的孩子参与其中。"通过这样的宣传，志愿参加试验被描述成了赐予青少年的特权，这些特别的孩子还将得到光荣的称号："脊髓灰质炎先锋"。在为父母准备的许可函上，原本常用的句子"我在此许可"被改成了"我谨此要求"，这样的改动意味着不是每一个孩子都能成为被选中的幸运儿。[8]

基金会也宣传了潜在的风险，不过人们很快就把这些风险置之脑后。听起来让人不适的"人体试验"被"疫苗实地研究"取而代之，这个新的表述更加温和，带着学院派的风味。家长们被告知，灭活病毒溶液"不会引发脊髓灰质炎"，而且"已经有超过 5 000 位志愿者安全地使用了这种疫苗，其中包括索尔克医生本人、他的妻子以及 3 个年幼的儿子"，至于安慰剂，那是一种"无害的溶液，只是不能预防脊髓灰质炎"，注射过程"只有一点点痛"，"没有负面影响"。基金会甚至自信地宣称，"疫苗的安全性已经得到了证明"，本次试验唯一的目的是"确定疫苗是否能提供足够的保护，对抗瘫痪性脊髓灰质炎"。[9]

在 1953 年秋天离开国家基金会之前，哈里·韦弗以私人身份做了一笔交易。当时，疫苗实地试验刚刚进入策划阶段。在多伦多，康诺特实验室正在利用一种名为 199 培养基的特殊溶液大量培育脊髓灰质炎活病毒；在匹兹堡，乔纳斯·索尔克和他的团队忙着改进疫苗。问题在于，索尔克既没有时间也没有设备来制造实地试验所需的大量疫苗。这样大规模的疫苗生产需要商业资源。

1953年春，韦弗联系了底特律的派克-戴维斯药厂，问他们是否有兴趣生产索尔克的脊髓灰质炎疫苗。选择派克-戴维斯顺理成章，美国内战刚刚结束，这家药厂就成立了，多年来他们做出了不少成就：首次分离出纯肾上腺素，这也是人类成功分离的第一种纯激素；向市场推出第一种抗组胺药苯海拉明，首次通过化学合成法生产抗生素氯霉素。更重要的是，这家药厂对病毒性疫苗和细菌性疫苗的研发很有兴趣。韦弗与派克-戴维斯达成的默契对双方都没有正式的约束力。这只是一个口头协议，基金会仍有权寻找其他厂商。[10]

最初的几个月里，派克-戴维斯独占了脊髓灰质炎疫苗的生产。每周康诺特实验室都会开出一辆满载着脊髓灰质炎活病毒的旅行车，穿过加拿大边境前往底特律。派克-戴维斯在底特律建立了一家工厂，他们按照索尔克提供的方法，在这里生产脊髓灰质炎疫苗。生产过程相当复杂，问题很快出现了。时间紧迫，派克-戴维斯迫切希望加快脚步。于是产品出了问题，药厂责怪索尔克的方法有问题，索尔克又反过来指责药厂。更糟糕的是，索尔克还在进一步改善产品，这意味着他向派克-戴维斯提供的方法总是在变动。"病毒类型、甲醛用量、温度、灭活时间、酸度……要考虑的因素有很多，我没有足够的时间来改进我的产品，确定什么样的条件组合制造出来的疫苗最适合实地试验，"后来他说，"但我发现……韦弗答应了对方，让我来协助他们生产疫苗。"[11]

出现问题几乎是必然的。由于缺乏适当的监督，派克-戴维斯发现自己无法可靠复现索尔克的成果。早期好几个批次的疫苗中出现了脊髓灰质炎活病毒，于是基金会很快调整了计划。1953年秋，奥康纳邀请其他药厂参与疫苗生产，其中包括礼来制药公司、惠氏公司、沙东公司、卡特实验室和皮特曼-摩尔公司。虽然派克-戴维斯并未出局，但它短暂的垄断时代结束了。[12]

但奥康纳发出的邀请颇有风险。制药企业必须修建昂贵的厂房，实地试验很可能失败，而且在试验进行期间，他们生产的疫苗必须无利润出售。当然，如果一切顺利，实地试验大获成功，政府同意为索尔克疫苗发放商业生产许可，那么未来这些公司会得到丰厚的投资回报。选择权在他们自己手里。

同时基金会也采取了更严格的质量控制措施。每一批疫苗都要经过三重测试，分别由药厂、索尔克实验室和公共卫生局进行，以确保疫苗的安全性和效果。此外，奥康纳和托马斯·里弗斯还督促索尔克制订一套固定的技术规范供药厂实施。"你必须把每一件事阐述清楚，任何事情都不能想当然，"里弗斯回忆说，"因为一旦出了什么问题，你没法跟那些药厂说，'鬼知道你们能干出这样的事儿来啊'。每一件事都必须白纸黑字地写下来，包括字母 i 上面那个点，t 中间的一横。"[13]

但索尔克却迟迟没有写出这份指导书，各种自相矛盾的要求让他不堪重负。几周之后又过了几个月，政府方面的两位病毒学家，乔·斯马德尔和威廉·沃克曼接下了这份工作，利用索尔克提供的笔记来起草技术规范。大家都松了口气。"你们帮了我的大忙，"索尔克对他们说，"我没法兼顾技术规范和实验室里的工作。"[14]

最后，1954 年实地试验中采用的所有脊髓灰质炎疫苗由两家药厂提供：礼来制药和派克-戴维斯。有了更详尽的技术规范和更严格的质量控制措施，派克-戴维斯解决了生产过程中的问题。其他 4 家公司（惠氏、沙东、卡特和皮特曼-摩尔）准备等到第二年，政府向索尔克疫苗发放商业许可后再进入市场。

那年秋天，索尔克在自己 39 岁生日那天收到了一封电报，发报人和他一样为试验项目殚精竭虑。"再老一岁，你才会理解生活，"电报里开玩笑说，

> 在那之前，你还得靠百老汇 120 号里的智者和阿尔伯特（不是爱因斯坦）的照拂，才能安然度过这段青春期。再过 20 年，这段时光将变成有趣的回忆，你也将成长为男人。到那时候，我也将回归我的正常工作。最美好的祝愿，来自过来人——巴塞尔·奥康纳。[15]

与此同时，负责评估本次试验的人正在密歇根大学搭建自己的舞台。医学院的老妇产医院是一幢摇摇欲坠的砖结构建筑，几个街区外的新医院早已接替了它的使命；1954 年 2 月，托马斯·弗朗西斯在这座被废弃的医院里建立了疫苗评估中心。对乔纳斯·索尔克来说，这个地点有着特殊的意义。他制造疫苗是为了挽救孩子们的生命，而他的两个儿子（彼得和达雷尔）正是在评估中心现在所在的这幢房子里出生的。

基金会按照承诺提供了资金，弗朗西斯开始干活了。他的预算实际上是无限的，包括薪水支出、设备购置、物资补给、差旅、通信、统计工作、编辑与编码、装订与制表、改建工程以及大学的间接支出。基金会曾经预见到了人们对安全问题的担忧，并相当傲慢地忽略了这一点，不过，没过多久，弗朗西斯就发现自己正面临这个问题。人们看到新闻报道或是听到流言，说索尔克疫苗有"隐藏

的危险"，质疑声潮水般涌向评估中心。加州几个卫生部门表达了对灭活过程的担忧。弗朗西斯能确保疫苗中没有残存的活病毒吗？也许他可以亲自跑一趟，解决人们的顾虑。（弗朗西斯真的这样做了。）纽约州伊利郡的卫生官员担心"可能出现其他病毒"，这些不可见也无法测试的小家伙，也许会通过生产过程中采用的猴子肾组织进入疫苗。（弗朗西斯给他们寄去了灭菌程序的资料。）密歇根官员听说"疫苗制备时曾出现过类似结核菌素的反应"，真有这回事吗？（"我告诉他们，"弗朗西斯表示，"你们说的是啥意思，我们似乎都听不懂，根本就没人想到过还会有这种事。"）[16]

没人怀疑弗朗西斯评估工作的独立性和公正性。但是，有的卫生官员认为弗朗西斯和基金会的关系太过紧密，他们希望征求其他人的意见，也就是说跳出索尔克周围的小圈子。犹他州一位官员联系了两位可能提供帮助的人：萨宾和恩德斯。"我们即将开展免疫项目，"他写道，"您曾通过非正式渠道宣称这种疫苗可能有危险。能请您向我们提供一些信息吗？"[17]

不出所料，萨宾直言不讳地发表了自己的看法。他反对"牵涉到数万儿童的大规模试验"，索尔克疫苗使用了剧毒的马奥尼病毒株，他怀疑美国政府压根儿就不会为这样的疫苗发放许可。恩德斯的疑虑同样深重，但他表达的方式要圆滑得多。他认为，疫苗试验应"控制在相对较小的范围内"，"直至全部技术程序实现标准化，保证绝对的安全"。恩德斯私下里说的话比这更进一步。一位朋友写信询问他这件事是否进展太快，他回答说："当然，你提出的问题正令我们所有人深受折磨。"[18]

毫无疑问，这里的"我们"指的是活病毒疫苗的信徒，索尔克不属于这个阵营。但是正如弗朗西斯发现的，这么大规模的试验，各种不安已经浮上水面，必须设法解决。成千上万的孩子要注射一种人们知之甚少的疫苗。如果对质疑者置之不理，忽略所有抱怨和反对的声音，整个项目可能出现危险。

不过，最沉重的打击来自谁都没有想到的地方。1954 年 4 月 4 日，名流八卦之父沃尔特·温切尔在热门的周日晚间广播节目中发起了对索尔克疫苗的攻击，后来温切尔的传记作者形容说，这是他"一生中最鲁莽的一次攻击"，在温切尔长达 30 多年的职业生涯中，这么猛烈的攻击并不多见。"各位，请注意！等会儿我要报道一种新的脊髓灰质炎疫苗——它可能会要人的命！"他的开场白一如既往地夸张短促。广告之后，温切尔回来了：

> 晚上好，美国的先生女士们，以及海上的所有船只……各位医生，所有家庭，请注意：国家小儿麻痹基金会计划本月给 100 万名儿童接种一种新疫苗……美国公共卫生局测试了 10 个批次……（有人告诉我）他们发现，其中 7 个批次的疫苗含有活的（不是死的）脊髓灰质炎病毒……几只猴子因此死亡……这种疫苗名叫索尔克疫苗，以匹兹堡大学的乔纳斯·索尔克博士命名。[19]

温切尔的信息来自保罗·德克吕夫，这位畅销科学作家 20 世纪 30 年代曾在巴塞尔·奥康纳手下干活，后来随着帕克-布罗迪疫苗的失败，他也丢掉了这份工作（见第 3 章）。德克吕夫显然居心叵测，温切尔大概是想要劲爆头条。于是，他们共同发起了对疫苗试验的猛烈攻击。

　　细说起来，温切尔的故事并非全然杜撰。通过美国国立卫生研究院（NIH）内部的消息源，德克吕夫得知，派克-戴维斯和礼来制药最近生产的疫苗有 4 个批次检出了活病毒，猴子注射这些疫苗后出现了脊髓损伤，很可能是脊髓灰质炎。作为生产技术规范的作者之一，威廉·沃克曼十分担心，他建议推迟实地试验，用他的话说，直至疫苗"安全性达标"。对基金会来说，这简直是噩梦成真。如果实地试验不能在 1954 年的脊髓灰质炎季节到来之前全面展开，那他们就必须再等一年，此前的所有努力都将付诸流水，全国的孩子也会面临危险。[20]

　　NIH 在位于贝塞斯达的总部召开了为期一周的紧张会议。奥康纳和托马斯·里弗斯代表基金会出席，NIH 院长威廉·西布雷尔和他的首席助手詹姆斯·香农代表政府。索尔克和世界一流的脊髓灰质炎病理学专家戴维·博迪恩都收到了邀请。仔细查验证据之后，博迪恩作出了判断。"那个不是脊髓灰质炎，"他说，"这个也不是，还有这个，但最后这个可能是脊髓灰质炎。我们最好再测试一下。"[21]

　　博迪恩的发言意义重大，最终拯救了试验项目。所有人一致同意，派克-戴维斯和礼来制药出现的问题是可以修正的，但还是需要更好的安全措施来确保疫苗产品的一致性。NIH 的代表希望大幅增加测试样本的数量，每批疫苗应该用几百只猴子来测试，而不是现在的几十只。基金会代表爆发了。"350 只猴子？"奥康纳反击道，"每一批？全国都找不出买得起这种疫苗的人。"里弗斯的反应更加激烈。"我一辈子都在搞疫苗，"他恶狠狠地瞪着詹姆斯·香农，"要我说的话，你不如把你的笔和本子塞进自己的屁股里。"里弗斯回忆说，就因为这句话，奥康纳把他赶回了纽约。[22]

在博迪恩的斡旋下，双方达成了妥协。三重测试继续保持，不用牺牲更多猴子，现有的技术规范保持不变。但是，现在生产商必须连续制出 11 批安全的疫苗，才能将其中一批投放给公众使用。如果 11 批中哪怕有一批疫苗未能通过组织培养测试，或是在猴子身上引发了脊髓灰质炎，那么其他 10 批也必须一并销毁。此外，沃克曼坚持让索尔克在匹兹堡地区对 5 000 名儿童进行一次快速的实地试验，确保商业性疫苗可用于大规模试验。等到这次试验的结果出来以后，NIH 和基金会疫苗顾问委员会再做最后决定。

几天后，温切尔的节目播出了，造成了极其恶劣的影响。各地卫生官员开始重新考虑实地试验项目。密歇根州医学学会建议抵制索尔克疫苗，"直至我们得到进一步的担保……确认它不会给我们的孩子带来任何损伤"。托马斯·弗朗西斯打电话给学会表示抗议，别人告诉他，温切尔的节目"让人们十分困惑，很多人打电话来说很怀疑项目能否继续进行……公众意见发生了很大的变化"。[23]

基金会发起了反击。没错，他们承认，有几批商业生产的疫苗没能通过"科学能做到的最严格的安全测试"。但这是个好兆头，说明三重测试的确非常有效。索尔克已经给匹兹堡地区的几百个孩子注射了疫苗，包括他自己的三个孩子，没有一个人出问题。现在，他正在进行进一步的测试，以保证疫苗的绝对安全。媒体要求索尔克就此事件发表意见，索尔克说温切尔是个"隔岸观火的家伙"，并补充说："他的统计数据有问题，对风险的理解也不对。如果他当时给我打个电话，我本来可以向他解释。但这家伙只想制造轰动。"[24]

4 月中旬，索尔克报告了匹兹堡小型实地试验的结果。初步结果显示，没有任何一个孩子出现"超乎预期的反应"。4 月 25 日，基金会疫苗顾问委员会一致同意开展更大型的实地试验。几小时后，公共卫生局也达成了一致。看起来大部分家长都准备好了走出下一步。大部分，但不是全部。后来，基金会估计，温切尔的广播节目和相关报道大约让 15 万名儿童退出了这次试验，约占总参与人数的 10%。[25]

4 月 26 日，在弗吉尼亚州麦克莱恩的富兰克林·谢尔曼小学，6 岁的兰迪·克尔站在队伍的最前面，昂首挺胸露出微笑。一位护士卷起他左边的袖子，理查德·马尔瓦尼医生给他注射了疫苗。"几乎没有感觉，"美国第一位脊髓灰质炎先锋自豪地表示，"还没有打青霉素疼呢。"[26]

接下来的几周里，这一幕还将重复数万次。每所参与试验的学校都成立了疫苗小组，由 5 名成员组成：一位负责注射疫苗的医生，一位护士，一位临床记录员，还有两位临床助手。孩子们被带到指定区域等待，几位志愿者（通常是学生的母亲）负责维持秩序。然后，孩子们一个个地在老师的带领下进入注射室，确认身份。临床记录员录入注射日期，找出家长的申请表格，检查疫苗批号。接下来，临床助手帮助孩子做好准备（"卷起左袖，露出肱三头肌；用无菌棉球蘸上消毒剂擦拭注射点"），护士打开装着樱桃色液体的小药瓶，用注射器抽取液体（"5 毫升的注射器可接种 5 剂"），每注射一次就换一根新的针头。接种疫苗之前，医生会向记录员复述疫苗批号。另一位助手负责处理用过的注射器、针头和纱布片。孩子走出去的时候，志愿者会给他一根棒棒糖。

在肯塔基州的列克星敦，几十个孩子来接种第一剂脊髓灰质炎疫苗，但他们没有家长签名的表格。一位目击者表示："外面狂风暴雨，但这挡不住人们的脚步。4 位母亲穿上防水鞋套和雨衣，攀过小山，穿过乡间小径，挨家挨户地找到了这些孩子的父母，拿到了他们的申请表。"在纽约，为了安抚移民孩子和他们的父母，志愿者用他们的母语向他们解释试验的来龙去脉。在亚拉巴马州的蒙哥马利，黑人孩子们在一所白人公立学校的前院里接种索尔克疫苗，按照南方的种族礼仪要求，别人只能叫他们的名字，不能叫姓，而且他们不能使用学校里的洗手间。"他们似乎不觉得这是一种羞辱，反而习以为常，"一位基金会官员回忆道，"这才是最糟糕的地方。他们觉得事情理所当然就是这样的。"[27]

试验过程中，哪里一切顺利，哪里出了错，托马斯·弗朗西斯的日志一一记录在案，这份日志里有辉煌的成功，也有痛苦的挫折，还有无穷无尽需要解决的问题。比如说：有个孩子第一次接受注射，护士不小心给他接种了两剂疫苗。那下一剂的注射需要取消吗？（不用，照原计划执行。）有个孩子接种了第一剂疫苗，却漏掉了第二剂，她还要再接种第三剂吗？（要，两剂总比一剂强。）有个孩子搬到了另一个郡，父母希望让他继续接种疫苗，但谁也不知道他接种的是真正的疫苗还是安慰剂。能不能把编码告诉地方官员？（绝对不行，编码是最高机密。）

有的问题没法解决。在纽约州的斯克内克塔迪，护士无意中误用了一具留有残液的注射器，"给一个应该注射安慰剂的孩子注射了大剂量的疫苗"（或者反之）。在爱荷华州的达文波特，有个校长的办公室没上锁，全校的疫苗注射记录都被偷走了。在北卡罗来那州的吉尔福德郡，医生"拿走了疫苗的小药瓶，打算留给自己家和密友家的孩子"。[28]

每当有接受过注射的孩子生病，质疑声就会响起。安慰剂是否含有杂质？针头和注射器是否经过严格消毒？疫苗是不是引发了过敏反应，甚至引发了脊髓灰质炎？出现明显脊髓灰质炎症状的每一个孩子都会由一位医生和一位理疗师进行检查，血样和便样被送往地区性实验室，实验室再将检查结果火速送到安娜堡的评估中心。一旦出现死亡病例，弗朗西斯就会接到电话通知。比如说，5月31日，弗朗西斯接到通知，"密西西比州杰克逊市参与了注射试验的7岁男孩莱恩死亡"。前一天，莱恩因为"严重头痛、剧烈呕吐"而入院，几小时后死亡。弗朗西斯花了几个小时拼凑事件全貌。他打电话询问了男孩的医生、当地的卫生官员和解剖尸体的病理学家。由于病理学家怀疑小男孩的死因是头部创伤，所以他没有采集死者的便样，也没有提取脊髓以供分析。现在，"要去找这些证据已经太晚了"，弗朗西斯痛苦地写道。男孩的尸体已经做了防腐处理。[29]

但弗朗西斯抓住了其他线索。他发现，解剖尸体时在场的人相信莱恩死于"脑部水肿"，而且当时男孩佩戴着颈部护具，因为他几周前受过伤。弗朗西斯认为，从医学的角度来看，这个证据很有说服力。儿童死亡的原因很多，他们经常会生病。弗朗西斯发现，这份工作最困难的地方，也许正是如何判断孩子到底是死于疫苗，还是其他普通疾病。俄克拉荷马州有个孩子死了，爱荷华州又有个孩子死了，西弗吉尼亚州还有一个。这些孩子都参与了注射试验，都曾接受过第一剂和第二剂注射。他们的死亡与接种疫苗有关吗？[30]

弗朗西斯没有放过任何一个细节，用他的话来说，是为了"预防温切尔事件重演"。这是一份压抑而繁重的工作。参与1954年疫苗试验的儿童超过130万人,其中会有数百人死去——排在死亡原因第一位的是意外事故,然后是癌症、肺炎和脊髓灰质炎(占死亡人数的5%)。每当有悲剧发生,弗朗西斯就会接到电话。他埋头前行,挨个调查;弗朗西斯深知,如果出现太多无法解释的病例和死亡,那公众对疫苗试验的信心很容易被压垮。弗朗西斯从心底里坚信疫苗是安全的。索尔克毕竟是他一手教出来的,而且他职业生涯的绝大部分时间都在研究病毒灭活技术,包括脊髓灰质炎病毒灭活。不过,弗朗西斯回忆说,那时候他最怕的就是办公室的电话在深夜里突然响起,铃声里藏着无以言表的噩耗。[31]

春天过去,学年结束,脊髓灰质炎流行季节开始,实地试验也结束了。虽然试验遇到了很多问题,但取得的成就也相当辉煌。超过60万名儿童至少接受了一次注射,其中三分之二的孩子来自注射对照区,另外三分之一的孩子来自观察对照区。最让人震惊的是,这60万名儿童中接受了全部三次注射的比例高达95%,这表明密集的全国性宣传和各地社区的努力卓有成效,众多家长为这场激动人心的战斗作出了巨大贡献。

当然,如果疫苗效果不佳,这一切都毫无意义。所以接下来,所有目光都转向了安娜堡的疫苗评估中心,这里一片忙乱,每天有两批鼓鼓囊囊的邮袋到达,弗朗西斯带领团队夜以继日地采集、处理、编码、阐释送来的数据。拥有高速计算机的我们很难想象他们当时的工作有多繁重。参与试验的儿童共有1 349 135名,他们要为每一个受试儿童建立档案。每当有新的数据到达,档案就需要更新,然后反复检查有无错漏。为了建立分析模型,弗朗西斯从美国人口调查局征召了惯于处理大数据的统计学家。为了对数据进行编辑和编码，他以 1.25 美元的时薪雇用了几十位密歇根大学的研究生。有的数据以速记法记录下来，有的数据誊抄到穿孔卡片上，送往底特律的 IBM 公司，用"十进位制的磁鼓存储机器"将结果编制成表，当时的机器用的是一种新的编程语言，很快大家就知道了它的名字：FORTRAN。弗朗西斯总共雇用了 120 个人，员工薪水、制表费用和大学的间接支出花掉了一大笔预算。[32]

弗朗西斯一点都不急。他说，工作"该做完的时候自然就会做完"。他不打算开新闻发布会，也不打算定期汇报进展，更不会允许员工泄密。所有工作都应该静悄悄地完成，他必须不受干扰。[33]

虽然奥康纳同意了弗朗西斯提出的这些条件，但他从没想过彻底地置身事外。考虑到最终结果与他休戚相关，彻底将他排除在外不但很不公平，还会影响未来的计划。奥康纳想要的不多，只要弗朗西斯透点儿风声就够了。但他真的什么消息也没拿到。

不过，奥康纳对乔纳斯·索尔克充满信心。所以在那个夏天，他进行了一场豪赌，他认为疫苗实地试验一定会成功，他们会赢得政府的许可和公众的广泛支持。奥康纳召集 6 家医药公司参与了一场闭门会议，代表国家基金会向他们提供了 900 万美元的资金，让他们以正常的利润生产索尔克疫苗，如果一切进展顺利，1955 年基金会手里就会有足够的库存。对医药公司来说，这是个双赢的方案。无论试验结果如何，他们都有利可图。6 家公司都踊跃地签了字。[34]

对乔纳斯·索尔克来说，这几个月的等待更加难熬。作为一个天生的完美主义者，他不断改进疫苗。抱着日益增长的不安，他发现自己测试过的疫苗有几批随着时间推移而失去了效果。索尔克很快发现了原因。在试验正式开展的前夕，NIH 的代表要求向疫苗中添加防腐剂硫柳汞，以预防细菌和霉菌的滋长。索尔克抗议说，产品长期存放才需要添加硫柳汞，现在这些疫苗很快就会用掉，而且更糟糕的是，硫柳汞可能破坏疫苗。但他的抗议无济于事。[35]

索尔克说的没错。现在看来，添加硫柳汞的确削弱了 I 型脊髓灰质炎灭活病毒的效果。索尔克写给里弗斯和弗朗西斯的信越来越焦躁，他在信中列出了那几批他知道的效果可能被防腐剂大幅削弱的疫苗批号，希望弗朗西斯能考虑到这个因素，从最终结果中剔除这几个批次，或者至少在写报告时提到这个问题。但弗朗西斯没有做出任何承诺，决定权在他自己手里。"硫柳汞破坏了疫苗，"索尔克痛苦地回忆道，"如果不是他们硬要把硫柳汞灌进我的喉咙，那么实地试验中疫苗的有效率应该接近 100%。"这个教训他会铭记很久。[36]

弗朗西斯的评估工作花了差不多整整一年时间。1955 年 3 月初，他告诉奥康纳，活儿基本干完了，他准备坐下来撰写最终的报告。弗朗西斯说，写报告大概要花一个月时间，不过他没有透露报告内容。

应该什么时候宣布结果？报告应该送往哪里？脊髓灰质炎季节很快又要来了。如果弗朗西斯的报告是正面的，而政府也能迅速发放疫苗许可，那么基金会或许能够及时发放储备的疫苗，济世救人。奥康纳给了弗朗西斯 4 个时间点，让他挑一个，其中两个日期在 3 月底，两个在 4 月初。弗朗西斯顺理成章地挑了最晚的日期。那是 1955 年 4 月 12 日，也是富兰克林·罗斯福的十周年忌日。奥康纳说这是个巧合，批评者表示显然是宣传噱头，真相也许介于二者之间。

应该在哪儿发布报告，这也是个令人头疼的问题。弗朗西斯希望能找个科学大会，或者医学大会，这样他可以直接向业内同行发布报告，不用面对外界的压力。奥康纳则希望把阵势搞大点儿，一方面庆祝科学成就，另一方面向一毛钱进行曲致敬。他觉得，没必要在这样的时刻保持低调。"就算汤米要在男厕所里发布结果，记者和摄影师也会冲进去的。这事儿比我们所有人加起来还重要。"37

索尔克也有自己的想法。他希望在华盛顿的国家科学院发布报告，弗朗西斯、约翰·恩德斯、约翰·保罗、阿尔伯特·萨宾和其他大部分脊髓灰质炎研究者都是这家精英机构的成员，除了索尔克自己以外。国家科学院在科学界享有盛誉，在这儿发布报告，各大媒体必定会蜂拥而至。如果弗朗西斯的报告是正面的，索尔克的院士之路也许会走得更快。匹兹堡一位同事说："乔纳斯像个小男孩一样高兴得在实验室里团团转，笑得嘴都合不拢，他跟我们说，'看来我们没准能进科学院'。"38

但没人支持他的意见。基金会官员觉得这主意太精英主义，不予考虑。然后索尔克又建议在匹兹堡大学发布，但弗朗西斯不肯。如果要在学术机构发布报告，那必须在弗朗西斯的主场，毕竟整个评估过程都是在那里完成的。密歇根大学的官员表示热烈欢迎。他们推荐在拉克姆礼堂发布报告，这座典雅的建筑是研究生院主楼，会场大小足以满足基金会的任何设想。校方保证为媒体提供足够的席位，保持会场肃穆得体，于是发布地点最终花落安娜堡。

这些年来，唐娜·索尔克几乎没有跟丈夫一起外出旅行过。她要照顾年幼的孩子，抽不出什么时间来。所以，当她的丈夫邀请她带着孩子一起前往密歇根，看起来似乎有点奇怪。"事前我们没有听到任何风声，也不知道会发生什么事儿，完全两眼一抹黑——包括乔纳斯自己，"她回忆道，"我们就这么出发了，一对父母带着三个孩子第一次坐上了飞机。"[39]

索尔克一家住在英格利斯大宅，这幢房子位于密歇根大学附近，曾经是一座庄园，现在则是专供 VIP 的客房。这时候，关于弗朗西斯报告的小道消息已经满天飞了。《纽约世界电讯》言之凿凿地说索尔克疫苗"100% 有效"，并（荒谬地）补充说："在去年春天的全国性试验中接种了疫苗的孩子没有一个染上这种可怕的疾病。"在匹兹堡，记者约翰·特罗安得知，近期 NIH 的官员拜访过索尔克实验室，商讨疫苗许可事宜。"它并不完美——没有哪种疫苗是完美的，"特罗安声称，但"医药界人士表示该疫苗'棒极了'"。[40]

4 月 12 日清晨，与奥康纳、索尔克和其他人共进早餐的时候，汤米·弗朗西斯终于打破了沉默。他说，实地试验的结果是乐观的，我的报告你们肯定乐于接受。虽然索尔克对此并不惊讶，但他还是如释重负地长叹了一声。几个人握手之后一同前往拉克姆礼堂，那里有超过 150 名记者挤在三楼的临时媒体区里。按照计划，每位记者会在 9 点 10 分准时领到一份资料，里面包括弗朗西斯报告的摘要；根据双方的君子协定，在弗朗西斯的演讲开始之前，他们不得对外泄漏消息。回头去看，这样的要求简直就是奢望。密歇根大学媒体办公室的助手来得晚了一点，9 点 17 分，他们到达现场，差点引起了骚乱。助手们担心自己的安全，他们跳到旁边的桌子上，把资料扔给下面拥挤的人群。一位记者表示，现场简直就像"一群饿狗扑向垃圾桶"。[41]

9点20分，君子协议被打破了。第一个向全世界公布消息的是NBC新节目《今日秀》的主持人戴夫·加罗韦，可爱的黑猩猩搭档J. 弗雷德·马格斯在他身旁恰到好处地咧嘴微笑。加罗韦引用了密歇根大学发放给媒体的资料，"疫苗安全、有效、效果良好"。悬念终于尘埃落定。学校里的孩子和厂里的工人从扩音器里听到了这个消息，围在收音机旁的白领听到了这个消息，在百货商店、法庭和咖啡店里，人们毫不掩饰地流下了如释重负的热泪。对很多人来说，4月12日就是第二个对日作战胜利日——战争结束了。"我们又安全了，"作家弗兰克·迪福德当时是巴尔的摩的一名中学四年级学生，他回忆说，"我们在教室里欢呼庆祝，就像金莺队或者小马队①赢得了一场重要比赛。我们听见外面也响起了欢庆的汽笛声和教堂的钟声，我们征服了脊髓灰质炎。"[42]

弗朗西斯站起来发言的时候，数百万人已经知道了他的秘密。那天早上，拉克姆礼堂里有500位尊贵的听众和15个摄像团队，他们期待的是一场干脆利落的演讲。但弗朗西斯讲了足足98分钟，冗长的发言中点缀着表格和幻灯片。后来媒体善意地揶揄他说，这场演讲简直就像不让人睡觉的酷刑，这时候，巴塞尔·奥康纳体贴地送去了一张抚慰的纸条。"汤米，星期二早上你做的事是对的。"纸条上写道，"你详尽的发言先发制人地消灭了那些可能的怀疑。你的演讲有力地强调了数据的有效性和公正性。"[43]

弗朗西斯说得很清楚，疫苗是安全的，但质量参差不齐；有的批次预防疾病的效果大大优于其他批次。然后，他宣布了结果：

---

① 金莺队是巴尔的摩主场的棒球队，小马队则是当地的职业橄榄球队。

如果采用观察对照区的数据，那么可以认为疫苗预防瘫痪性脊髓灰质炎的有效率为 60%～80%，预防 I 型脊髓灰质炎的有效率为 60%，预防 II 型和 III 型脊髓灰质炎的有效率为 70%～80%。

弗朗西斯一直不太信任观察对照区的数据。他认为，愿意让孩子接种疫苗的父母和不愿意的父母之间有各种文化差异和经济差异，这些因素肯定会干扰试验结果。此前，他自己的研究已经表明，"脊髓灰质炎先锋"家庭受教育程度和经济收入更高，住的"社区更好"、家庭卫生条件"更佳"——这些孩子基本属于"中产阶级"，而观察对照组的孩子普遍属于"下等阶层"，前者罹患脊髓灰质炎的风险本来就高于后者。弗朗西斯说，考虑到这个因素，评估中心对注射对照区的数据"更有信心"，因为在注射对照区，接种疫苗的孩子和接种安慰剂的孩子生活的环境"基本相同"。他继续发言，"在此基础上，"

也许可以说，这些地区的疫苗预防瘫痪性脊髓灰质炎的有效率为 80%～90%，预防 I 型脊髓灰质炎的有效率为 60%～70%，预防 II 型和 III 型脊髓灰质炎的有效率为 90% 以上。[44]

原始数据的统计结果是这样的：

有一点很清楚：虽然弗朗西斯发表的结果是正面的，但比起引发了公众狂欢的媒体报道来，却显得有些逊色。有人质疑疫苗的效果能持续多长时间，整体成效如何。一位作者写道："事实上，I 型病毒是大部分瘫痪病例的元凶，针对这种病毒，60%～70% 的有效率算不上万无一失；反过来说，这意味着有 30%～40% 的疫苗没有起效。"[45]

当然，索尔克并未提前看到弗朗西斯的报告。按照计划，接下来就轮到他发言了。此时此刻，索尔克要做出一个艰难的决定。从一方面来说，弗朗西斯的结论对他固然有利，但从另一方面来说，也有不少遗留问题。对于这样一份报告，他应该作何反应？他只需要简单地感谢弗朗西斯的杰出工作吗？还是应该努力消除人们的顾虑？在这样一个时刻，这样一个场合，他应该捍卫自己的研究工作吗？还是说几句庆功的漂亮话就好？

索尔克试图兼顾两头。他走上台时，人们站起来表示欢迎。索尔克首先赞扬了弗朗西斯，"他的客观性哪怕在科学家中也很罕见"，然后迅速地感谢了一连串的人：第一个是已经辞职的哈里·韦弗（相当漂亮的姿态），接下来是康纳特实验室的科学家，托马斯·里弗斯和疫苗顾问委员会，一毛钱进行曲和巴塞尔·奥康纳（"如果没有他，这一切都不可能发生"），D. T. 沃森之家和波尔克学校的人们，以及匹兹堡大学的各位院长和理事。那一天，索尔克感谢了所有人——除了他自己实验室里的员工。那一刻，这些人正骄傲地一起坐在拥挤的观众席里，他们痛苦地感到自己被冷落了。[46]

然后，索尔克开始发表专业意见，有人认为，他的发言在这样的场合显得太激进了。索尔克宣布，最近他对脊髓灰质炎疫苗做出了改进，现在的疫苗和弗朗西斯测试的那批完全不同，效果更好——这样的发言很难看作是对试验的支持，这些话以后会给他带来麻烦。那天，索尔克强调了两点：首先，新疫苗中去除了防腐剂硫柳汞，因此极大地提升了疫苗效果；其次，如果将三剂疫苗的注射间隔再拉长一些，抗体水平会进一步升高，持续时间更长，也许

能够实现长期免疫。弗朗西斯保守地称赞索尔克疫苗的有效率为
60%~70%，但索尔克自己一鸣惊人。"从理论上说，"他骄傲地宣
布，"我的1955版新疫苗和新的接种流程，也许能让所有接种者对
瘫痪性脊髓灰质炎100%免疫。"[47]

那天并不是所有人都为索尔克的演讲欢呼雀跃。安娜堡的人群
中，人们神情各异，有人愤怒，有人嫉妒，有人困惑。愤怒的人里
包括来自匹兹堡索尔克实验室的同事，他们曾经期待自己的上司能
夸自己几句。考虑到实验室里徘徊不去的紧张气氛，这样的赞扬非
常重要，而且已经迟到了很久。1953年索尔克发表脊髓灰质炎试验
"初步报告"时已经伤害了他们的感情，当时这份报告列出的作者
只有一个，"乔纳斯·E. 索尔克医学博士"，其他人的名字只作为
协作者用较小的字号列印。朱利叶斯·扬纳已经领教过索尔克的伎
俩，他喜欢把别人的功劳统统据为己有。但现在，站在拉克姆礼堂
的麦克风和摄像机前，索尔克似乎准备做出改变。"全世界都在倾
听，"一位职员回忆道，"整个世界都在侧耳倾听。他好像打算感谢
我们的努力了。但他没有。第二只鞋一直没有落地！"[48]

他为什么会这样做，这个问题一直争议不休。索尔克的捍卫者
坚持说他完美地遵循了科学传统，他在正式出版的著作序言里写了，
"来自乔纳斯·E. 索尔克医学博士领导的病毒研究实验室全体人
员"。如果非要这样说的话，那么他的表态实在太微妙了，人们很
难领情。实验室员工希望得到的是正式的鸣谢，列出每一个人的名
字，感谢他们为救命疫苗做出的贡献，只需要抽出一分钟，感谢他
们多年来的辛勤服务。对于索尔克的缄默，他们觉得自己不但受到
了忽略，而且遭到了背叛。那天晚上，拜伦·本内特乘火车返回匹

兹堡，"一路上都在流泪"。数十年后，朱利叶斯·扬纳仍无法摆脱当时被冷落的痛苦。"每个人都希望自己的工作能得到认可，"他说，"索尔克却把我们藏到了幕后。我花了很长时间才接受了这个事实。太让人震惊了。"[49]

他们为索尔克没有说的话黯然神伤，与此同时，其他人却为索尔克那天早上说了的话震怒。弗朗西斯千辛万苦搞完了数据分析，但索尔克却宣称新疫苗比他测试的那些要好，这无异于直接把1954年的试验丢进了故纸堆。他似乎是在说，干嘛要关心弗朗西斯的报告呢，他的发现已经不新鲜啦。"乔纳斯的演讲结束后，"弗朗西斯回忆说，"我愤怒地走到他面前。'真见鬼，你干嘛要说这些，'我说，'你无权宣布疫苗100%有效。你在想什么啊？'"[50]

托马斯·里弗斯大发雷霆。他赌上了崇高的名望来支持脊髓灰质炎疫苗试验，所以他不敢相信，作为这次试验最大的受益者，索尔克居然如此轻率地诋毁试验结果。里弗斯觉得这无异于当面扇了他和弗朗西斯一个耳光，要知道，弗朗西斯为这个项目投入了一年时间，他本该得到无条件的赞扬。"在我看来，索尔克的发言是在含蓄地批评弗朗西斯主持实地试验的方式，"里弗斯告诉自己的传记作者，"在那一天，本来不该有任何人、任何事抢去弗朗西斯的风头。"在另一位作家面前，里弗斯说得更加直接。"索尔克压根儿就不该说话。"[51]

会议结束后，记者们飞奔去赶在截止期限之前发稿；在场的科学界大人物则前去参加另一场会议，在那个纷扰的4月下午，这场会议似乎无足轻重，但现在回头去看，才发现它比当时的人们认为的要重要得多。联邦疫苗许可的审批权在新成立的卫生、教育和福利部（HEW）手里，公共卫生局现在成了 HEW 的下属机构，局方官员来到安娜堡，向聚集在这里的脊髓灰质炎专家征求意见，是否应该立即为索尔克疫苗发放商业生产许可。考虑到弗朗西斯报告的结果十分乐观，没有理由怀疑疫苗会出问题。6 家疫苗制造商声誉卓著，他们的生产记录或生产计划也相当完善。此外，从未有任何医疗产品接受过这么大范围的测试，我们在非常短的时间内就了解到了很多东西。既然 1954 年的试验表明索尔克疫苗是安全的，那么可以合理地推测，精心准备的商业版疫苗也会是安全的。

速度至关重要。专家们知道，公众正在迫切地呼吁新疫苗上市，于是他们匆匆认可了弗朗西斯报告和药厂的生产计划。大家都知道，这样的审查并不全面，阿尔伯特·萨宾最为不满，他发现自己正处在一个尴尬的位置上，他不得不签字批准一种他自己并不信任的产品，否则就会被当成心怀妒忌、蓄意阻挠。所有程序在两小时内就完成了。所有人一致赞成为索尔克疫苗发放许可，HEW 部长奥维塔·卡尔普·霍比在华盛顿签下了名字。国家基金会出资订购的 900 万剂脊髓灰质炎疫苗整装待发。"对全世界来说，那真是精彩的一天，"霍比说，"创造历史的一天。"[52]

约翰·R. 保罗博士在 1970 年出版了一本书，《脊髓灰质炎史话》，他在这本书里表示，自己对安娜堡当时的混乱十分反感。"评估中心费尽心力搜集了数据，我们付出了这么多时间、金钱和精力，但接下来的喧嚣让我觉得这一切都被辜负了。"这么想的人不光保罗一个。"现场的嘈杂令人恶心，"一位科学家回忆说，"就像四家超市挤在同一天开业……简直不堪回首，我们所有人都为此深感耻辱。"[53]

保罗在私下里流露了更深的愤恨，他觉得要不是有那么多人冲锋在前奠定了基础，某人根本不可能达到那个高度。诺贝尔奖得主约翰·恩德斯婉拒了安娜堡的会议邀请，在一封写给他的信里，保罗焦虑不安地形容说，"如雷的欢呼"都献给了索尔克一个人，"闪光灯啪啪响个不停"。虽然保罗把这场混乱的狂欢归咎于媒体和基金会，但他的确很想知道，索尔克是否尽到了自己的努力，躲开聚光灯的照射。"你对脊髓灰质炎研究的贡献不需要我来絮絮叨叨，"他告诉恩德斯，"我只希望他们能公平一点，该是谁的荣耀就应该给谁。"[54]

有人更加激进，他们指责基金会一手打造了"明星科学家"，也就是索尔克。保罗·克拉克写信告诉密友汤米·弗朗西斯："现在的宣传这么狂热，说什么脊髓灰质炎被打败了，索尔克创造了奇迹，看到这样的局面，我和很多人都深感不安。公众很容易受骗……眼下反智主义高涨，简直让人害怕……我产生了这样的冲动：举起最锋利的笔，尽我所能刺破这个气球。"[55]

事实上，索尔克的非凡成就引发的公众狂热已经不可逆转。在那个时代，公关逐渐渗透到社会每一个角落，媒体宣传铺天盖地，就连科学界也不免受到影响。基金会将索尔克送上神坛，媒体推波助澜，现在，这样的索尔克必然会遭到学界同仁的敌视，被科学界排挤。这个国家需要一位特殊的英雄，多年来公众锲而不舍地支持脊髓灰质炎研究，需要有人来接受他们的欢呼，让他们战栗。公众需要一个美国式的故事，足智多谋的孤胆英雄历尽艰辛，利用现代医学工具在实验室里创造了奇迹。总而言之，人们需要一位具体的救世主。

对科学家来说，索尔克自然成了笑柄，美国新一代奸商不择手段扭曲真相的绝佳案例——要是真有人需要这样的案例，看看索尔克就好了。既然学术界从最开始就对索尔克评价不高，那么现在无数赞誉突然落到了他头上，混乱在所难免。他做了什么，值得人们这么关注？他凭什么得到这么多荣誉？后来有人说自己早就预见到了这一切——就像眼睁睁看着火车出轨，完全无能为力。"我们知道，疫苗的成功……会让他成为公众眼里的神祇，"一位基金会内部人士回忆道，"人们会夸大他工作的意义，将本该属于恩德斯、博迪恩和其他很多人的成就归功于他，让他被其他科学家孤立。我们知道这一切……但那不是我们要操心的问题。"[56]

事实上，索尔克并非无辜的局外人。基金会很早就选择了他来充当主力宣传的科学家英雄，他也全力配合了这一策略，虽然他自己并未表现出兴奋的情绪。站到台前的时候，他总是显得对自己的名望完全漠不关心，似乎并不情愿成为明星，面对赞誉，他局促不安，面对荣耀，他毫不在意，这些技巧正是索尔克最伟大的天赋之一。1950年他第一次拍摄大片的时候，我们能够清晰地看到这一点。给他拍照的是一家全国性杂志，拍摄持续了一整天，索尔克累得够呛，然后他谦逊地要求杂志不要写出他的名字。他说，这样就不会引来太多注意。（"出于某些愚蠢的原因，我希望您能这样写：照片摄于某位'基金会受益人'的实验室。"）后来，记者和摄影师们会发现，索尔克似乎总是很不情愿接受采访和拍摄，但他从不会拒绝。他会警告媒体不要浪费他太多时间，还会抱怨他们耽搁了重要的工作，但是，尽管他老是这么抗议，他对媒体的要求却从来都很配合。[57]

　　和索尔克关系最近的记者是《匹兹堡新闻》的约翰·特罗安，他认为索尔克的不情愿是真的。"索尔克非常内向，非常害羞，"他说，"他和我们打交道是迫不得已，其实他一点都不想。他更愿意一个人呆着。"但其他人看到的是另一个索尔克，他对待媒体就像对待病毒一样小心谨慎，对于他自己的照片，他的眼光简直像电影导演一样毒辣。朱利叶斯·扬纳回忆说，索尔克是科学家中的异数。"乔纳斯'在实验室里'的那些照片，穿着白大衣，周围满是实验室设备和显微镜，然后他举起培养瓶，专注地观察——所有这些场景都是在摄影师到来之前在他办公室里或是哪间空屋子里提前安排好的。"每位记者离开实验室之前总会得到一个故事，扬纳说，不过对于比较重要的消息，索尔克会选择自己信赖的记者，比如约翰·特罗安。"乔纳斯就是他自己的媒体经纪人，"扬纳补充道，"他会精心筛选想要传递给外界的消息。"[58]

　　现代新闻广播之父爱德华·R. 默罗也出席了安娜堡的会议。默罗热情、无畏、烟不离手，看起来有点像是遥远的热点现场或是战地上穿着军用风衣直播新闻的外国记者——这些事儿他真的干过。战争期间默罗从欧洲发回了很多优秀的新闻报道，同时他还很擅长发掘新闻人才，他的长期雇主 CBS 新闻因此成为行业的领导者。4 月里的一天，著名的广播公司齐聚安娜堡，但默罗的出席仍然意义重大。他的到来让这场科学界的枢机会议变得像党派大会或是军事行动一样凝重。

　　默罗掌管着一档晚间新闻广播节目和两档每周一集的电视节目——《现在请看》报道当天的"硬骨头"事件，《面对面》则是拜访名流家庭的当红节目，不过常常拍到尴尬的场面，弥尔顿·伯雷和玛丽莲·梦露都上过这个节目。默罗一直不太喜欢电视。作为一位记者，他的力量隐藏在言辞之中。（1951 年，他首次登上电视节目《现在请看》，当时他坦承，"老团队现在试着搞点新玩意儿"。）连默罗都上了电视，电视媒体的迅猛发展可见一斑，从来没有任何一项发明这么快就进入了美国的千家万户。1946 年，整个美国共有 17 000 台电视。三年后，西尔斯罗巴克公司首次在商品目录上刊登了电视机广告：价格为 149.95 美元，带室内天线。到 1955年，美国每两个家庭就有一台电视，全国共有 4 000 万台电视。尼尔森收视率统计表明，晚上 9 点到午夜之间收看电视的美国人比听收音机的还多，这个时间段也被各大广播公司称为"黄金时段"。[59]

默罗来到安娜堡主要是因为索尔克。几个月前他们两人见过面，当时默罗连夜坐火车来到匹兹堡，邀请索尔克在《现在请看》里亮相。他没怎么费劲就说服了索尔克。默罗毕竟是个大人物，《现在请看》也是影响力最大的公共事务电视节目，他们挑选的都是其他人出于本能就会避开的主题，例如"红色追猎"参议员约瑟夫·麦卡锡造成了什么影响，原子能科学家 J. 罗伯特·奥本海默是否危害国家安全，美国士兵在朝鲜的士气如何。默罗的关注让索尔克受宠若惊，而且，这位著名记者表现出了这么大的兴趣，说明外界对他十分关注，对于一心想要成名的索尔克来说，这真是个好消息。索尔克觉得，终于有敏感、关心现实的人理解他选择的道路了。"我见过的很多记者喜欢刨根究底，"索尔克回忆说，"但艾德·默罗不是那样的人。我发现自己与他互动的分寸正合我意。他的想法十分纯粹，善于内省和深思。他真的有一套。"[60]

2 月 22 日，索尔克首次出席《现在请看》，节目时长半个小时。

宣传效果非常好，尽管索尔克半推半就地抗议了一下，但他还是成了脊髓灰质炎之战的焦点。默罗曾经目睹朋友和家人在脊髓灰质炎的魔爪中挣扎，他问索尔克疫苗的效果到底如何，索尔克胸有成竹地作出了解释，他甚至"在节目现场"用华林牌搅拌机把猴子的肾组织打成了一堆类似麦芽粉的东西。默罗深受震撼。他觉得，如果实地试验成功，这位谦逊的科学家将成为"仅次于神的人物"。[61]

4 月 12 日晚上 10:30，默罗在安娜堡的疫苗评估中心做了现场直播，弗朗西斯和索尔克坐在他身旁。"今天，"默罗的开场白说道，"一项伟大的研究迈出了一大步，这个房间里传出的好消息驱散了千万美国家庭心头的恐惧。"这一步到底有多大，目前还不清楚。一向谨慎的弗朗西斯表示，疫苗的"保护效果不容忽视"，默罗请求他说得具体一点，好让普通观众能听懂。"您的数据表明目前疫苗的有效率为 60%～90%，具体取决于脊髓灰质炎的类型。那么有效率能否达到 95% 甚至 100%？有这样的可能吗?"[62]

这正是争议的焦点，弗朗西斯报告的是目前的疫苗试验结果，索尔克预言了未来的疫苗效果，二者之间的差别不容忽视。弗朗西斯仍坚持自己的观点。他回答说，改善肯定是有的，"但是你说95%～100%，没有哪种疫苗能真正……达到这个水平，除非是在非常理想的条件下"。

索尔克没有在这一点上争执，没必要重燃战火。"呃，事情也许的确如此，"他简单地回答，但是，"我觉得进行这方面的尝试非常有趣。"这个回答巧妙地表达了他改善疫苗的决心。很快默罗换了个话题，索尔克的表现更加出色了。

主持人：疫苗的专利权是谁的？

索尔克博士：要我来说，它属于所有人。脊髓灰质炎疫苗没什么专利权可言，你能说太阳的专利权是谁的吗？

这是索尔克最受推崇、被引用得最多的一句名言。是的，这是所有人的疫苗，慈善基金会领导了这场战斗，大众的献身精神推动项目前进，数百万笔小额捐款提供了资金，无数科学家付出了努力，热忱的志愿者完成了测试。生日舞会、剧院募捐、时尚秀、行动的母亲、海报上的儿童，他们都是疫苗的功臣。公众的努力促成了疫苗的诞生，它属于每一个人。

正如一位作家的描述，这是一个"高尚而慷慨的回答"，反映了实验室科学的至高价值。那天晚上索尔克没有提到（也确实没必要说）的是，国家基金会和匹兹堡大学都曾认真考虑过为疫苗申请专利权，不过最后他们放弃了这个想法，主要是因为索尔克自己的顾虑。1954 年，几位专利权律师拜访了匹兹堡实验室，开诚布公地和索尔克讨论过这件事。最开始，索尔克甚至拒绝和律师会谈，他说自己没时间。"我知道他的担子很重，"首席律师曾如此抱怨，但"要是他抽不出几个小时来谈一谈……我没法做太多实际工作。"索尔克终于和律师坐下来开会，他迅速表明了自己的立场：和其他许多科研项目一样，他的疫苗有很多基础概念和技术是别人的。正如律师的记录：

我们拜访索尔克博士的目的之一是听取他的意见，弄清疫苗研发过程中，有哪些东西是新的、可能申请专利的。其实在与索尔克博士面谈之前，根据他已经发表的文章，我们已经很清楚，和其他类似的项目一样，他的大部分成果基于他人的前期工作，索尔克博士本人也欣然确认了这一点。他表示，据他所知，疫苗的制备毫无创新之处，无论是组织培养还是病毒的制备……根据我搜集的资料，甲醛的使用也是老技术，他只不过根据脊髓灰质炎疫苗的实际情况进行了一些调整。就算在这个阶段真能找到可以申请专利的创新点，那它所处的领域也会非常狭小，很可能没有太大价值。[63]

从某种意义上说，索尔克证实了他的批评者多年来一直在重复，未来还将重复多年的观点：他的疫苗没有什么让人眼前一亮的真正的创新点。一切技术都是已有的，他的疫苗不过是临时的权宜之计，等到更好的东西出现，它就会被取代。当然，对索尔克来说，这根本不是问题的重点。他从未宣称过自己的研究是全新的；他的目标是证明灭活病毒疫苗能够诱发人体对病毒性疾病的长期免疫力。灭活疫苗的技术已经相当成熟，但在此之前，它的商业应用范围十分有限。通过疫苗的研发工作，索尔克利用别人的成果证明了大部分病毒学家，尤其是脊髓灰质炎领域的研究者不愿意承认的一条真理：能带来长期免疫力的不光是天然感染。

在那一刻，批评者沉默了。索尔克的疫苗显然超出了他们的预期。"我必须承认，疫苗有效，这在我的意料之中，"约翰·保罗给巴塞尔·奥康纳写了一封不冷不热的贺信，"但它的有效率让我惊讶。我原本猜测有效率是50%~60%。"索尔克的确有理由乐观。弗朗西斯的报告已经为他的疫苗赢得了合法性，而1955年的新疫苗看起来更棒。又一个夏天即将来临，忧心如焚的父母终于可以松一口气了。[64]

4 月 12 日,《现在请看》节目结束后举行了一场宴会。默罗像父亲一样搂着索尔克的肩膀说:"年轻人,一场大悲剧刚刚落到了你头上。""艾德,你说的是什么意思?"索尔克问道。"你再也不是个默默无闻的人了。"默罗回答。[65]

事实上,默罗所说的悲剧正如潮水般汹涌而来。安娜堡会议正式确认了这位彬彬有礼的年轻科学家和他的救命疫苗深具潜力,情况变得严峻多了。"我们回到匹兹堡的时候,一切都变了。"唐娜·索尔克回忆道,"我得说,在我们看来,这样的变化不是什么好事儿。一下飞机,就有豪华轿车等着我们,还有警察护送。第一件事儿是这样的,当时乔纳森只有 5 岁,他回到家里……直奔电话,打给他的朋友比利。乔纳斯和我都听到了他说的话:'嗨比利,我度假回来啦,现在我和我爸都出名了。'我们心想,好吧,还真是这么回事。"[66]

接下来几周,汤米·弗朗西斯一直闭门不理外界的喧嚣。他写信感谢艾德·默罗:"我想告诉你,我曾经担心过一些事情,但回头去看,现在的结局比我预想的好得多……多谢你和你的团队。"他也写信感谢了巴塞尔·奥康纳:"评估中心能始终保持独立性,您的公正与坚定功不可没,我受益良多。有了您的支持,我们少了很多焦虑与烦恼。"最重要的是,他的生活和他供职的学校重新迎来了安宁,弗朗西斯欣慰地表示,他"一直盼着这场大戏赶快结束"。不过,他也提到,感觉自己就像"小镇上的男孩,看见马戏团已经离开,却紧抓住他们车后面大象表演杂技用的桶不肯松手"。[67]

其实呆在聚光灯下的那段时间，弗朗西斯还是挺享受的。朋友写信向他抱怨周围的气氛就像马戏团似的，他回信说，这一切不可避免，而且也不是全然无益。参与这件事的人都知道，试验结果出来以后，必然会爆发一场"感性风暴"。"奸商弹冠相庆"并未真正削弱这一成就的意义。为了这一刻，人们已经等了太久太久。他们有理由庆祝，有满心的感激要献给英雄。弗朗西斯自己承认说，"那的确是很棒的体验"。[68]

就在 4 月 12 日那天，纽约城一个 9 岁的小女孩躺在拥挤的病房里，去年 10 月，她染上了脊髓灰质炎，脖子以下彻底瘫痪了。小女孩的铁肺上方挂着一面镜子，透过镜子她看到了电视里全世界的人们都在欢庆索尔克疫苗问世。悲痛欲绝的母亲坐在她的床边哭泣。"7 个月，"她说，"你怎么就不能再等 7 个月呢?"[69]

对很多这样的人来说，疫苗来得太晚。

13　卡　特　惨　剧

人们曾把欢呼和赞誉献给运动员、士兵、政治家和飞行员——但以前从来没有哪位科学家享受过这样的待遇。整个国家都满怀感激，他们向索尔克送上了无数礼物和荣誉。为了表彰索尔克对人类的杰出贡献，费城向他颁发了穷查理奖章。鉴于索尔克对公共卫生的贡献，奥马哈互助保险公司向他颁发了克里斯奖和 1 万美元的奖金支票。寄给索尔克的感谢信和"捐款"淹没了匹兹堡大学。一位工作人员回忆说："实验室里堆满了齐膝高的信件，我们把纸币装进一个盒子，支票装进另一个盒子，还有一个盒子用来装金属硬币。"（索尔克到底收到了多少捐款，有没有谁偷偷中饱私囊，这些数据一直没有详尽的统计。）很多小学寄来了全体学生签名的巨幅海报，上面写着"我们爱您，索尔克博士"。1953 年，加拿大的温尼伯曾爆发过一场脊髓灰质炎大流行，现在，他们给索尔克发来了长达 208 英尺（约 6 米）的祝贺电报，上面有每一位幸存者的名字。得克萨斯州北部的一个小镇送来了两份贴心的礼物，虽然乍看之下有些滑稽：一台铲雪机，一辆配置齐全的奥兹莫比尔 98 型轿车。（索尔克把铲雪机送给了孤儿院，又卖掉了汽车，好给镇里多买点儿脊髓灰质炎疫苗。）有人送来了一辆崭新的凯迪拉克，索尔克将它捐给了慈善机构。多家大学恳求索尔克接受他们的荣誉学位。《新闻周刊》盛赞"一位安静的年轻人取得了辉煌的胜利"，他们坚称，现在索尔克的名字"已经和琴纳、巴斯德、希克、李斯特等前辈一样，载入了医学史册"。[1]

　　好莱坞也跃跃欲试。三家大型制片厂（华纳兄弟、哥伦比亚和 20 世纪福克斯）为索尔克生平故事的独家改编权大打出手。有小道消息称马龙·白兰度正在努力争取领衔主演——很多人觉得这样的搭配很奇怪，但无疑是票房大卖的保证。索尔克明智地拒绝了制片厂的邀请。"我相信，拍摄这样的影片最好等到当事人逝世以后，"他表示，"我很乐意等到那时候再来享受这份荣光。"[2]

政治家对他青睐有加。一位参议员提案要求，为 40 岁的索尔克提供每年 1 万美金的终身津贴。另一位参议员提议铸币厂发行索尔克硬币，这是罗斯福曾经享受的待遇。（但这两个提案都无疾而终。）宾夕法尼亚州州长乔治·利德向索尔克颁发了宾州的最高荣誉：杰出服务青铜奖章。随后，宾州州议会举办了联席会议，会场一片欢腾，议员们决定聘请索尔克担任匹兹堡大学医学院讲座教授，薪水高达每年 25 000 美元。更夸张的是，美国众议院和参议院启动了两党联合提名程序，准备向索尔克颁发美国最高的平民荣誉：国会金质奖章。一旦提名成功，索尔克将成为第二位获得这一殊荣的医学研究者，另一位是征服黄热病的沃尔特·里德。除了他们俩以外，还有不少大人物拿到过国会金质奖章，包括托马斯·爱迪生、查尔斯·林德伯格、乔治·C. 马歇尔将军和欧文·柏林。[3]

数百人写信给艾森豪威尔总统，请求白宫为索尔克举办庆祝仪式。有人催促总统为索尔克寻找"一大笔钱"，好让他征服癌症和其他致命疾病。新泽西州的一位商人说得很直白："奖章和学位代表了我们的敬意，这样很好，但是，如果索尔克博士能彻底摆脱财务问题的困扰……那么他该为人类福祉做出多大的贡献啊。"[4]

白宫考虑的奖励自然不是"一大笔钱"。4 月 4 日，总统幕僚长谢尔曼·亚当斯收到了助手送来的一份备忘录，建议他在玫瑰园里为索尔克举办一场庆典，这也许有助于提高艾森豪威尔的声望，表明"他和富兰克林·D. 罗斯福一样关心脊髓灰质炎，多年来民主党在这件事上出尽风头，现在我们也可以分享这份荣光"。亚当斯回答说："我们已经在着手准备了。"[5]

4月22日，索尔克夫妇带着三个孩子和巴塞尔·奥康纳一起来到白宫，谒见总统。此前，J. 埃德加·胡佛已经再次发出了警告，要白宫小心这对夫妻以往的左翼表现，但似乎没人在乎。现在，索尔克已经成了真正的英雄，哪怕是权势滔天的 FBI 局长也不能撼动他的地位。西方世界与共产主义的冷战方兴未艾，索尔克有着巨大的政治价值。他做出的突破表明美国科学昌明、慷慨大方。脊髓灰质炎疫苗对世界各地的孩子都有好处，这是美国送给世界的礼物。[6]

那天在玫瑰园里举行的仪式让人十分难忘。德怀特·艾森豪威尔在公开场合如此坦率地流露真情，这简直闻所未闻。"没有乐队伴奏，没有旗帜飞扬，"多年来一直追踪艾克①的一位记者写道，"但谁也不会忘记当时的场面：老爷子站在那儿，激动得连声音都有些颤抖，他对索尔克博士说：'我对你的感谢无以言表。我非常，非常开心。'"[7]

艾森豪威尔答应向"每一个愿意接受的国家提供索尔克疫苗的配方，包括苏联"。说到从此以后，数百万家庭将永远摆脱"亲眼看着自己深爱的人躺在床上受苦"的折磨，他的声音再次变了调。总统庄严宣告，索尔克博士不光是一位伟大的美国人，还是"所有人类的恩人"。[8]

索尔克本来不应该多说话。这也许是他的荣耀时刻，但却不是供他发挥的舞台。他应该简单地说一句"谢谢你，总统先生"就

————————

① Ike，艾森豪威尔的昵称。

好。在这样的场合，这是一种礼节。应该由艾克来发表最后的陈辞。

但这一次却不是这样。索尔克坚持要发表演说，白宫只好同意。那天下午，索尔克站在讲台上，煞费苦心地将脊髓灰质炎之战描述成了团队合作的成果，他表示，贡献最大的是实验室里的各位同仁。他精心组织了语言，试图弥补安娜堡会议带来的裂痕，虽然这样的裂痕永远无法彻底弥合。"我不能只说一句谢谢就了事，因为荣耀不光属于我一个人，"后来，索尔克表示，"如果一定要我出席这样的场合，那我至少必须清楚地说明，做出贡献的不光是我一个人。"9

他走到了人生的巅峰。这 4 年的疫苗之战紧张而艰辛，同时也带来了巨大的满足感，在索尔克未来的岁月里，再也不会有什么事情能带来同样的紧张和满足感。但与此同时，前所未有的痛苦与失望也将接踵而来。

1955 年 4 月 12 日，《匹兹堡新闻》的通栏大标题奠定了宣传的基调——"脊髓灰质炎已被征服"。那天的新闻里充斥着母亲的哭泣，医生的庆祝，政治家对上帝和乔纳斯·索尔克的感激。一篇报道采访了索尔克的第一位人类志愿者，兴高采烈地表示"他正在努力学习，争取以后成为一名医生"；另一篇报道采访了当地一位瘸腿儿童，悲伤地说"疫苗来得太晚，鲍比的腿救不回来了"。媒体对医学院极尽赞美（"匹兹堡的组合拳赶走脊髓灰质炎"），人们坚信，很快所有人都能用上索尔克的"奇迹"疫苗（"疫苗充分供应指日可待"）。10

从这些故事里我们可以清楚地看到，尽管弗朗西斯的报告只表达了谨慎的乐观，但狂热的民众迫不及待地开始了欢庆，乔纳斯·索尔克已被封圣。对数百万美国人来说，这意味着他们可以立即得到脊髓灰质炎疫苗；近代医学史上，从来没有任何一种产品受到过这样的瞩目，过去20年来，科学界一再承诺，人们苦苦期盼，此时此刻，它终于真的出现了。有小道消息称，全国各地的仓库里存放着很多脊髓灰质炎疫苗，就等着手握大权的卫生、教育和福利部部长奥维塔·卡尔普·霍比签发许可。

霍比夫人多才多艺，但她并不擅长卫生行政管理。奥维塔的父亲是得克萨斯州的议员，丈夫曾经担任得克萨斯州州长，现在转行做了出版商，她一辈子都在政治圈里度过。她的家庭和乔治·C.马歇尔将军关系良好，"二战"期间，马歇尔选中了她来管理陆军妇女队，这个组织由60万名身穿制服的志愿者组成，她们活跃在各种非战斗岗位上，从处理文书，到巡视厨房，再到开卡车、叠降落伞等。离开军队时，霍比已经是陆军上校了，她也是第一位拥有上校军衔的女性；退伍后，她回到家里，掌管自家日益膨胀的媒体帝国，包括广播、电视和旗舰报纸《休斯敦邮报》。在艰险的商业世界和政治世界里，她的能力广受敬重。曾有人评价说："得克萨斯文化盛产强大坚韧的女性，奥维塔·卡尔普·霍比就是其中的佼佼者。"[11]

1952年，在艾森豪威尔的总统竞选中，《休斯敦邮报》立下了汗马功劳。作为一位保守派民主党人，霍比展现了强大的影响力，帮助她赢得了得克萨斯州的选票。"选举结束后不久，"艾森豪威尔回忆道，"有人向我提议让她入阁……我很希望找到一位有能力胜任政府高职的女性，看起来没有人……比她……更合适了。"艾克提名霍比担任新创建的卫生、教育和福利部（HEW）部长，这个庞大的组织将社会保障管理局、公共卫生局和教育局整合到了一起。

一位观察家写道，平生第一次，"骄傲、自信满满的霍比夫人发现自己有点吃不消了"。[12]

艾克对 HEW 没什么兴趣。事实上，他甚至记不住这个部门的名字，经常叫它"卫生、福利和什么部"。作为一位温和的政治家，艾森豪威尔继续支持富兰克林·罗斯福新政期间留下的许多项目。不过，作为一位财政保守派，他希望控制开支，不要让政府插手那些（他认为）不该管的领域，例如国民健康保险和药物、疫苗的配给。在大部分事情上，霍比夫人很好地执行了总统的意愿，她宣称，自己来到华盛顿是为了"埋葬"公费医疗的幻梦。[13]

生物制剂的审批权在霍比手里。公共卫生局的官员预料到了安娜堡会议的乐观结果，在弗朗西斯报告发表后几小时内，他们就为索尔克疫苗发放了商业生产许可。接下来两周内，大约有 40 批疫苗进入市场，也就是 1 000 万剂。可是好景不长，问题很快来了。最初的这些疫苗都是国家基金会储存的，他们承诺将向美国一、二年级的学生（最可能罹患脊髓灰质炎的群体）和 1954 年试验中注射了安慰剂的孩子免费发放疫苗。但是夏天很快就要来了，美国大部分 18 岁以下的青少年却无法及时接种疫苗。问题很简单，根本没有足够的疫苗可以发放。这样的情况"必然引发恐慌和群情激愤"，《商业周刊》的报道写道，"一旦爆发脊髓灰质炎大流行，局面更加不堪设想"。[14]

1955 年 4 月 13 日，纽约市市长罗伯特·F. 瓦格纳打电话给艾森豪威尔总统，强烈要求联邦政府出面管理索尔克疫苗的配给，就像早期管理青霉素一样。和市长想法相同的人很多。艾森豪威尔当局根本没有计划过如何分配脊髓灰质炎疫苗，他们觉得医药公司自己就能处理好这件事儿；虽然有的人一向反对政府过多干涉此类事务，但看到政府真的毫无计划，就连他们也深感震惊。参议院委员会质问霍比夫人，这样的不作为是否直接导致了现在的疫苗短缺，霍比坦率地（同时也是自取灭亡地）回答："我认为这样的事在医学史上也是绝无仅有的，"她沉默了一下，然后继续说道，"我想没人能预见到公众会有这样的需求。"[15]

愤怒的民众像火山一样爆发了。媒体发表社论嘲讽这位部长并要求她辞职。持相同看法的信件和电报堆满了白宫的收发室。有人说她"不称职得令人绝望"，很可能犯下"愚蠢的错误"。还有人说她铁石心肠。有人表示："在和平时期，我很少看到有人对人类的生命如此冷漠无情。"也有人盯上了霍比的性别，要求艾森豪威尔换个"能胜任的男人"，或者把她打发到某个不起眼的位置上，比如说"驻卢森堡女大使"，那样的职位让"女士"来担任也不会有啥害处。[16]

霍比的日子快到头了。她的错误在于承认了显而易见的事实。政府当局是有意识地决定不做计划，而不是一时疏忽。总统和他的幕僚都认为脊髓灰质炎疫苗的配给不是政府应该管的事儿。在那个时代，政府稍有动作就会引来人们对"公费医疗"的愤怒抨击，所以当局完全寄希望于私人企业，觉得疫苗派发的整个流程都应该由私人企业来完成，从生产商到批发商，再到药剂师和各地的医生，家长们会付钱去看三次医生，给孩子接种三剂疫苗。正如一位政府官员的说法："如果要给索尔克疫苗制定配给计划，大家会觉得这是开了一个不好的先例。"[17]

医药公司很赞成他们的想法。几个月来，他们一直在游说国会和白宫，让政府置身事外。"6 家有执照的公司生产出来的疫苗是公司自己的财产，"医药界发言人坚称，"属于他们自己。"如果联邦政府介入，"动用公费向公众派发索尔克疫苗"，那么医药公司就会失去研发救命新产品的动力，为整个国家的健康和安全带来可怕的后果。私人企业的能力会受到压制，美国会变得横行无忌。[18]

事实上，医药公司最害怕的是加拿大的模式，而不是苏联的模式。在公众的强烈要求下，加拿大政府第一时间接管了脊髓灰质炎疫苗。他们的工作要轻松一些，加拿大等待接种疫苗的孩子比美国少得多。不过很快人们就发现，政府生产的疫苗既安全又便宜，而且数量十分充足；这是因为加拿大卫生部花了好几个月详细规划了整个项目。在加拿大，脊髓灰质炎被视作国家级的危机，需要国家级的恰当响应。[19]

而在美国，事情刚好相反。医药公司不遗余力地游说政府支持自由企业，同时还花了数百万美元建设工厂、训练工人，靠这样的手段把疫苗的生产权紧握在自己手中。一方面他们希望获得足够的利润，另一方面他们担心，如果允许政府介入这样重大的医学项目，分享成功带来的荣耀，那可能带来长期的后果。正如礼来制药的领导层所说："就算市面上没有商业性的疫苗，我们也知道公众有这方面的需求；我们不希望疫苗由政府来制造。"[20]

艾森豪威尔政府希望医药公司自行解决可能出现的疫苗短缺。既然他们承担了风险，就应该收获回报。1955 年年初，礼来制药对外批发疫苗的价格是每毫升 80 美分，几个月前，国家基金会支付的价格是每毫升 35 美分，相比之下足足涨了一倍以上。不久后其他几家公司也相应地调整了价格，有流言说他们私底下串通好了，联合涨价。政府没有介入，他们似乎认为，要增加疫苗的供给，涨价是最好的办法。根据 1955 年 4 月一次政府内阁会议备忘录的记载，霍比在会上解释说，她不允许媒体出席疫苗生产商和 HEW 官员的会议，因为"媒体可能会提出反垄断之类的问题"。她说，那次会议"非常成功"。[21]

从生产商的角度来看，会议的确很成功。派克-戴维斯执行副总裁私下里给艾森豪威尔写了一封感谢函。"医学界和制药界都有一种公有化的倾向，我们对此深怀警惕；在这样的时刻，霍比夫人的不懈努力让我们感到欣慰。"他还表示，如果疫苗价格保持高位，政府不加干涉，那么派克-戴维斯的疫苗产量将在四个月内翻番。但是，四个月的等待时间实在太长。又一个脊髓灰质炎流行季即将到来，疫苗的需求量十分巨大，家长正翘首以盼。[22]

大部分人认为华盛顿应该为这场混乱负责。他们缺乏计划性，让孩子的健康面临威胁，疫苗价格居高不下，而且供应不足——这一切让政府显得毫无能力、冷酷无情。《纽约先驱论坛报》在共和党的圈子里颇有影响力，他们发表了一篇言辞尖锐的社论，要求政府履行职责，监督索尔克疫苗的发放流程，"从生产疫苗的实验室到接受注射的人们"。社论指出，如果政府不肯付出这样的努力，美国儿童的生命将面临危险，社论还补充说："这是面对危急情况的应急处理方案，而不是公费医疗的前奏。"[23]

外界的抨击显然十分刺耳。面对脊髓灰质炎之战，艾森豪威尔有自己的心结。内阁会议上手写的会议记录表明，每当提到这个话题，他总会表现出强烈的情感。他会追忆自己早年的军旅生涯，当时黄热病摧毁了他所在的部队，"我自己也险些丧命"；他还会谈到新疫苗是多么激励人心，"征服脊髓灰质炎的奇迹"出现在他的总统任期内，他备感骄傲。"我的孙子已经接种了疫苗，我很高兴，"他会这样说，"等到我的孙女儿长大一些，我也会送她去接种疫苗。"[24]

在这位总统的脊髓灰质炎相关事宜文件中，有一封来自丹佛的信，一位朋友请求他帮个小忙，为一位"曾经是英俊强健的大学橄榄球运动员，现在却因脊髓灰质炎而彻底瘫痪的年轻人"做一些事。

他住的地方离樱桃山高尔夫球场只有100码（约90米）左右，大约位于第13个球洞和第14个球洞之间，去年夏天，他最盼望的事情就是你的四人组出现在视野中。我觉得，今年你打球的时候，如果路过他的家，是不是可以朝着他那边挥挥手。他总是花很多时间呆在天台上看别人打高尔夫球。

这封信经过工作人员层层递送，来到了艾森豪威尔的案头。信件边缘有一位助手手写的备注："事项已处理。总统已挥手。"[25]

但还有更重要的事情没有处理。与共和党高层磋商时，总统无奈之下改了主意。公众的呼声如此强烈，他别无选择。"疫苗供应不足，可能引发公众恐慌，或者造成黑市交易，"会议备忘录写道，"鉴于这样的情况，总统完全同意，在局面改善之前，政府应大规模介入疫苗的派发并提供资金。他不希望金钱成为某人能否接种疫苗的决定性因素。他说，采取这样的措施也许有违他的本心，但事急从权。"[26]

接下来几周里，艾森豪威尔政府将冲在脊髓灰质炎之战的最前线，同时也对未来造成深远影响。不过讽刺的是，他们立刻就会面临一场新的危机，其严峻程度远超过疫苗短缺。

事件始于一通电话。4月24日，星期日的清晨，爱达荷州波卡特洛的一位医生给该地区的公共卫生官员 J. E. 怀亚特打了一通电话。"我刚刚接诊了一位疑似脊髓灰质炎的孩子，"医生报告道，"孩子的妈妈说，昨天她就注意到女儿的脖子有点僵硬，而且开始发烧。今天，孩子的左臂瘫痪了。她名叫苏珊·皮尔斯，上周一我们给一年级学生接种了疫苗，她就是其中之一。"

怀亚特没有放在心上。在1954年的试验中，数十名接种了索尔克疫苗的儿童仍患上了脊髓灰质炎。有时候是因为孩子接种疫苗的时间太晚，而有时候是因为疫苗没有提供足够的免疫力。大家都知道，索尔克疫苗并不完美，但大部分人相信它是安全的——它不会引发脊髓灰质炎。"她肯定是在接种疫苗之前就接触了病毒，疫苗来不及起效，"怀亚特回答说，"不过你能打电话来我很高兴。我们将密切关注事态进展。"

3天后，苏珊·皮尔斯死了。在这72小时内，爱达荷州又报告了4名最近接种过疫苗的儿童罹患脊髓灰质炎。这一切仅仅是巧合吗？怀亚特觉得，似乎不大可能。爱达荷州天气比较寒冷，脊髓灰质炎流行季从来没有来得这么早。有什么地方出了问题。[27]

接下来，报告的病例越来越多。在芝加哥，一位最近接种了索尔克疫苗的婴儿被送到当地医院，他的一条手臂和两条腿都瘫痪了；在圣迭戈，两名7岁的儿童在学校接种索尔克疫苗后出现了严重的脊髓灰质炎症状。奥克兰、纳帕和文图拉也出现了类似的病例。

所有病例似乎遵循同样的模式。所有病人的发病时间都是接种疫苗后 4～10 天，他们接种疫苗的手臂都出现了瘫痪症状，这是一个关键点，因为脊髓灰质炎通常影响身体下肢。而且，所有患者接种的疫苗来自同一家公司——加州伯克利的卡特实验室。

4 月 26 日，政府方面的几位顶尖科学家在华盛顿碰头，试图找出这些病例的根源。会议开了一整个通宵，科学家们达成了共识，的确有证据表明卡特实验室的疫苗与这些病例有关，但没有决定性的证据。卡特的纸面文件似乎没有问题。"我认为卡特实验室的生产记录没有问题。"国立微生物研究所所长维克托·哈斯表示。八九例脊髓灰质炎病例不代表疫情暴发。如果现在让卡特实验室停止生产疫苗，那无异于在拥挤的剧院里大喊"着火了"。家长会恐慌，接种工作会被迫中止，数百万儿童将继续面临脊髓灰质炎的威胁。[28]

当然，如果什么都不干，后果可能更糟糕。如果卡特实验室部分批次的疫苗中含有活病毒，那么接下来很可能出现大规模的流行。而且，其他生产商呢？他们和卡特实验室遵循的是同一套基础生产规范。他们的疫苗会更安全吗？当时在场的一位与会者表示，大家意见不一，有人说"我们等等看"，有人坚持"立即停止整个疫苗项目"。但谁也拿不准到底应该怎么办。

凌晨三点左右，在场的科学家给美国卫生部医务总监伦纳德·谢勒打了个电话，向他汇报会场上的分歧。谢勒让他们找几位"脊髓灰质炎专家"征询意见，然后立刻向他回话。按照计划，当天加州将大规模接种疫苗，而且当地使用的主要是卡特实验室生产的疫苗。

　　4位专家从梦中被叫醒，政府方面通过电话会议告诉了他们目前的问题，并向他们咨询，目前政府是否应该采取措施，以及采取什么措施。这4位专家分别是托马斯·弗朗西斯，索尔克的导师、实地试验的主要评估者；陆军医疗中心的约瑟夫·斯马德尔，索尔克的支持者；威廉·哈蒙德，索尔克在匹兹堡的同事，对疫苗持批判态度；霍华德·肖内西，伊利诺伊州公共卫生部部长，另一位疫苗批评者。他们提出的意见包括召回疑似有问题批次的卡特疫苗、召回所有卡特疫苗、暂停整个疫苗项目，不过也有人表示，只要加强监控就好。

　　哈蒙德博士：我认为，在拿到进一步的数据之前，是否继续给孩子接种卡特疫苗，我们应该万分谨慎地对待。

　　斯马德尔博士：我觉得你没法单单把卡特实验室的疫苗挑出来，不让它进入市场；如果非要这样做的话，那就必须叫停整个疫苗项目……

　　哈蒙德博士：我认为此刻我们没有权力处罚其他几家生产商。现在要处理的是卡特疫苗的问题。

　　弗朗西斯博士：我觉得，我们应该尽力不让疑似有问题的那些批次的（卡特）疫苗流入市场。[29]

　　为了打破僵局，哈斯开口问道："如果卫生部医务总监决定……立即停止使用所有的卡特疫苗，有没有哪位会强烈反对？"
斯马德尔率先表态："我认为这样处理相当严格。"哈蒙德保持中
立，而向来谨慎的弗朗西斯表示目前我们还非常缺乏可靠的信息。
"你提出了问题，"他说，"但却没有足够的数据来推出结论。我们
现在只能瞎猜。"[30]

最后，专家们达成了共识。用斯马德尔的话来说，政府"最好
做点儿什么"。但他们拒绝给出正式的建议，因为他们担心，一旦
爆发无法控制的危机，自己难以承担责任。弗朗西斯甚至坚决要求
匿名。

哈斯博士：呃，我确信卫生部医务总监不会让你为难。

斯马德尔博士：汤米，我觉得（谢勒总监）必须要给外界一个
交代，他至少要说，他咨询了一些了解这个问题的人。

哈斯博士：你能接受这样的说法吗？

弗朗西斯博士：好吧。

哈斯博士：……我相信谢勒博士会非常感谢你们提供的意见。[31]

伦纳德·谢勒对争议并不陌生。作为一位资深公共卫生官员，
他在担任国家癌症研究所所长时，就曾一手主导了将吸烟与肺癌联
系起来的早期论战。1948年，谢勒出任美国卫生部医务总监，他最

广为人知的举动是公开支持饮用水氟化处理，极端主义者认为该项目是"阴谋"，目的是毒害美国的水源。作为一位高明的游说家，在他的努力下，国会拨给公共卫生部的预算大幅增加，投入生物医学研究领域的拨款上升尤为显著。在过去，卫生部医务总监似乎是个可有可无的职位，但谢勒上任后，以强势的姿态对众多公共卫生事务和医疗改革事务发出了自己的声音，很多人认为，是他让卫生部医务总监这个职务变得像现在这样举足轻重。[32]

如何处理卡特事件，这不是个简单的问题。从一方面来说，谢勒没有权限让卡特疫苗退出市场，哪怕是那些可能有问题的批次。卡特实验室已经获得了联邦颁发的生产许可，它的生产规范和设施（应该）已经通过了检验。根据法律，在生产许可被吊销之前，卡特实验室有权分销该疫苗产品。而吊销许可是一个漫长的流程，需要证明该公司虽然在许可发放时达到了联邦标准，但现在却不达标了。此外，如果卫生部医务总监出面叫停卡特疫苗，那么该公司的声誉将遭到不可弥补的损害。以后还有谁敢相信他们的产品？[33]

卡特实验室是一家信誉卓著的企业，1897年，这家中等规模的家族企业诞生于加州弗雷斯诺的一家药房里。6年后，他们搬到了伯克利，此时卡特实验室已经成了兽药行业的领导者。他们首次成功引进了气肿疽（一种危险的家畜感染）疫苗，还研发出了改良型的猪瘟疫苗和狂犬病疫苗。"二战"期间，他们与军方签订了一份利润丰厚的合同，为军队提供青霉素和血液产品。战争结束时，卡特实验室蓬勃发展，他们在伯克利拥有30英亩（约12公顷）的复合园地，小型厂房遍布整个西部。他们的产品包括药物、血浆、静脉注射液，无菌的袋子、瓶子和管子，还有用于动物和人类的各种疫苗。[34]

不过，卡特实验室的履历并非无可挑剔。1949 年，有人起诉该公司静脉注射液遭到污染，卡特实验室申请了无罪申诉[①]；1954 年，国家基金会邀请多家药厂参与实地试验疫苗的生产，卡特正是其中之一，但是他们的产品却出了问题。检测显示，卡特实验室生产的三联疫苗中没有 II 型脊髓灰质炎病毒——毫无疑问，这是一个严重的错误，但在产品研发的早期阶段，这样的情况并不罕见。结果，卡特实验室并未参加实地试验疫苗的生产，但基金会鼓励他们继续改善疫苗生产流程，他们听从了基金会的建议。到 1955 年，卡特实验室对自己生产的疫苗已经很有信心了，他们甚至开始为本公司员工的孩子免费接种自己生产的疫苗。这些孩子都没有患上脊髓灰质炎。[35]

已经有超过 40 万名儿童接种了卡特疫苗，还有 40 万剂疫苗在分销商手里。4 月 27 日上午，谢勒与该公司高层会晤，但并未留下书面纪要。根据谢勒的说法，他要求卡特实验室召回所有尚未使用的疫苗，对方同意了。然后，卡特实验室通知分销商，同时谢勒与媒体通气。他说，卡特实验室的举动"并不意味着他们生产的疫苗与现在出现的那些脊髓灰质炎病例有任何关系"。[36]

但谁也不相信他的话。没有哪家公司会在获得生产许可短短两周后就召回这么畅销的疫苗，除非有什么地方出了问题。公众的怀疑像野火一样蔓延，新闻里又出现了更多的麻烦。4 月的最后一个星期，爱达荷州报告了 14 例新增脊髓灰质炎病例，比往年里一整个

---

① nolo contendere，法学术语，指刑事案件中被告不认罪，但放弃申辩。

春天的病例还多。更糟糕的是，很多新病例是受感染儿童的家人和"密切接触者"。看起来，每一个新增病例都与卡特疫苗有关。

谢勒迅速行动起来。朝鲜战争期间，为了防御可能的生物攻击，美国成立了流行病情报部。谢勒派出了该部门的几位专家前往伯克利，与卡特实验室的高层一起复查该公司的生产记录。随行的还有一位环境卫生工程师，他负责检查生产过程有无问题，"例如气流、管道输送和通风情况"。4 月 28 日，公共卫生部成立了脊髓灰质炎监察组，负责跟踪最近接种疫苗的儿童中的新增病例。也就是在同一天，16 个地区性实验室开始随机检测此前获得许可的所有批次的疫苗。

到这时候，所有人都开始怀疑卡特实验室的疫苗里出现了活病毒。活病毒可能是躲过了灭活程序，又瞒过了一系列的安全检查；也可能是在装瓶过程中进入疫苗的，这时候所有检测都已完成。卡特是唯一一家将装瓶工序和病毒灭活工序放在同一幢建筑物里的厂家，所以一位调查员开始怀疑厂房内部的空气质量。"有两件事让我们开始考虑这一可能，"他说，"首先，在其他生产脊髓灰质炎疫苗的药厂里，我们已经发现至少一幢厂房里的工人血液中有极高水平的脊髓灰质炎抗体，确切证明了这些工人反复接触过脊髓灰质炎病毒。部分工人可能是通过空气传播的病毒被感染的。第二，诊断实验室里总会不时出现意外的脊髓灰质炎感染案例。我们认为部分病例也是通过空气传播被感染的。"

搜集到的数据越来越多，谢勒组建了一流的科学顾问委员会，来为他提供下一步行动的建议。现在，接种过卡特疫苗的儿童中已经出现了数十例脊髓灰质炎确诊病例，还有零星的报告表明惠氏和礼来制药的疫苗可能也出现了同样的问题。虽然总的患病人数不多，但当局需要在风险与回报之间取得平衡。根据一份内部报告，新成立的委员会意见并不统一。

所有人一致同意，应该继续扣留卡特疫苗。有人认为，全国性的疫苗接种项目应该无限期推迟；但也有人认为疫苗的推广应该继续进行，不能中断。人们达成了共识，既然已经有数百万儿童接种了疫苗，那么合理的做法是至少等上几天，看看还会发生什么事情。[38]

谢勒开始等待。情况越来越糟，新增病例不断增多，他面临的压力也越来越大。现在，大部分委员都催促他暂停疫苗接种，但巴塞尔·奥康纳却表示反对。"他想方设法，极力说服我不要叫停疫苗项目，"谢勒回忆说，"一整个通宵他都会给我打电话，他还威胁说要让上面炒我的鱿鱼。"这样的描述并不夸张。奥康纳震怒了，他相信活病毒疫苗的支持者正在以卡特事件为借口，破坏索尔克灭活病毒疫苗的推广。一次开会的时候，奥康纳向 NIH 副院长詹姆斯·香农发出了同样的威胁。"奥康纳一上来就警告我说，他要把我们怎么怎么样，"香农回忆说， "……我好几个晚上都睡不着觉。"[39]

谢勒必须有所行动。疫苗拿到了联邦政府的商业生产许可，那么政府必须为它的安全性负责。这件事不再属于国家基金会自己可以做主的范畴。5 月 8 日，谢勒发表了激动人心的电视演说，命令暂停注射所有的脊髓灰质炎疫苗，重新审查全部 6 家生产商。不过他也谈到了积极的一面，谢勒强调，过去 1 个月里，注射了"非卡特实验室生产的"脊髓灰质炎疫苗的 500 万名儿童罹患瘫痪性脊髓灰质炎的比例约为七十万分之一，疫苗带来的好处远大于风险。"我知道，"谢勒充满希望地说，"为了全国儿童的福祉……大家会完全理解我们做出这个决定的原因并支持这一决定。我们早晚会为所有需要疫苗、盼望疫苗的人提供足够的、安全的产品。"[40]

如果说公众真的理解他们的决定，那大家显然掩饰得很好。《纽约时报》发表的头条新闻题为"索尔克疫苗引发的动荡"，文章指出，事态正在急转直下，不到一个月，围绕索尔克疫苗的"欢庆气氛"已经变成了"让人迷惑、矛盾、怀疑"的丑闻。[41]

该由谁来负责？民主党指责共和党政府犯下了"可怕的错误"，这样的疏忽近乎犯罪。"大型包装工厂里检测猪肉的程序都比霍比夫人和联邦政府……审批脊髓灰质炎疫苗的程序严格，"一位参议员嘲讽说，霍比夫人"最好去病房里看看那些被脊髓灰质炎病魔击倒的男孩和女孩。"乔纳斯·索尔克宣称，如果严格遵照他提供的生产规范，疫苗一定是非常安全的——这无异于扇了药厂一个耳光。与此同时，巴塞尔·奥康纳开始攻击政府和药厂，说他们玷污了自己付出无数心力的战斗。"索尔克疫苗掌握在国家基金会手里的时候，"他说，"我们有科学家的才能，有知识分子的正直，有大众的鼎力支持——但没有政治上的这些破事儿。"[42]

卡特疫苗被叫停后的一次新闻发布会上，有人请求艾森豪威尔总统就此事发表意见，说说到底是哪儿出了问题。这个问题其实很容易糊弄过去。"无可奉告"，"我不是这方面的专家"，或者"我们需要时间来调查清楚"都足以交差。但总统没有选择这些答案，他说，"我只是猜想"，公众对脊髓灰质炎疫苗的需求如此迫切，前所未见，所以政府方面的科学家可能在安全检测中"走了一点捷径"。虽然没有明说，但总统的发言让人们注意到了一个在暗地里已经酝酿多年的问题，关于国家基金会不遗余力推动脊髓灰质炎之战所采用的策略。[43]

基金会一路走来，曾有无数批评者反对他们的做法。但随着基金会在科研前线不断取得重大突破，反对者的声音逐渐被淹没了，到几个月前弗朗西斯报告发布的那一刻，这样的局面到达了巅峰。现在，狂欢已经过去，取而代之的是人们心头的恐惧：索尔克疫苗是否可能危及生命？给它发放商业许可是否操之过急？自然有人责怪基金会用力过快过猛，让公众产生了"喘不过气的紧迫感"，这样的迫切也许更适合大规模的广告战，却不适合严肃的科研项目。一位质疑者指出，基金会并不理解实验室里的东西，至少他们并不理解，"在实验室里，顾客并不永远是对的"。[44]

很多顶尖的脊髓灰质炎研究者都同意这个说法。长久以来，他们对基金会既敬畏又蔑视；研究者一方面依赖于基金会慷慨的资助，另一方面又瞧不起基金会赖以成功的募捐手法和公关手段。有的研究者反对巴塞尔·奥康纳征服脊髓灰质炎的宏大计划，他们相信，奥康纳根本不明白科研成果到底是怎么来的。有的研究者更加激进，他们觉得奥康纳根本就是敌人，他侵犯了实验室的神圣性。

对这些研究者来说，卡特事件就像是邪恶的诅咒终于成真。在一封写给约翰·恩德斯的信里，约翰·保罗表示，卡特事件显然是个痛苦的教训。"如果我们继续容忍那些公关专家抢走本来属于我们的职责，那我们就失去了存在的价值。今时今日，一位有野心的带头人应该能够轻松取得此类事务的主导权，这是我们的责任。"[45]

　　恩德斯已经迫不及待了。"让缺乏科学训练和科学眼光的人就如此重大的科学事务做出决策，我们不能再容许这样的事情发生，"他回答说，"应该牢记这个惨痛的教训。"[46]

　　阿尔伯特·萨宾对此感同身受。4 月 12 日是他生命中糟糕透顶的一天。他受邀前往安娜堡，亲耳听到人们对竞争对手的疫苗献上一阵又一阵的欢呼。漫长的几个小时里，他听到演讲者赞美了几乎所有重要的脊髓灰质炎研究者，除了他自己以外。然后，他听到声誉卓著的同行戴维·博迪恩盛赞"索尔克博士领导着史上行动最迅速的实验室，他们精力充沛、坚韧不拔、冲锋在前"——这让萨宾痛苦地回忆起来，当初冲在最前面的人到底是谁。

　　萨宾不是一个谦虚的人。在他眼里，索尔克不过是个"厨子化学家"，根本不配与恩德斯、博迪恩还有（显然的）他自己相提并论，面对这样的对手，他当然更不会谦虚。事情怎么会发展到这一步？萨宾很清楚这是谁的责任。长久以来他一直憎恶巴塞尔·奥康纳带来的影响，他指责奥康纳更偏爱乔纳斯·索尔克，因为在对抗脊髓灰质炎的战争中，奥康纳想的是速战速决。安娜堡会议之后，萨宾闭上了嘴巴。他知道，如果在这个举国欢庆的时刻批评奥康纳或者索尔克，那人们肯定会觉得他居心不良，甚至更糟。大局已然如此，他无力改变，只能强压怒火。一位作者打算写一本"关于脊髓灰质炎的故事"，她联系了萨宾，希望得到他的指导，萨宾回答说："我不会跟你'过家家'。现在写出来的任何东西显然都是想借这一阵公关宣传的东风。在我看来，1955 年不是为整件事儿盖棺论定的好时机。"[47]

在安娜堡，几位科学顾问建议为索尔克疫苗发放许可，萨宾就是其中之一。不过这只是无奈之举，从他的通信记录里可以清晰地看到这一点。在卡特事件成为全国性新闻之前的几天，萨宾写了一封信给威廉·沃克曼，抱怨说有关方面考虑的主要是速度，而不是安全性。"4月12日我们在安娜堡匆匆忙忙地开了个会，"他写道，"会上我们必须作出判断：1954年的实地试验中出现了一定数量的脊髓灰质炎病例，是否有证据表明，这些病例是由试验中使用的脊髓灰质炎疫苗引起的？谁也没有时间仔细检查详细的报告，所以我只好和其他人一样接受了弗朗西斯博士的解释：没有证据……"[48]

现在，萨宾研读了弗朗西斯报告的各种附件和附录，他产生了一些疑问。1954年试验开始后的第一个月内，接种索尔克疫苗的儿童中出现了至少10例瘫痪性脊髓灰质炎。这很令人不安。安娜堡会议结束之后不久，卡特事件就上了新闻头条，萨宾对此毫不惊讶。他早就怀疑疫苗有问题，而且他觉得自己知道其中的根源。

索尔克在疫苗中使用了I型马奥尼病毒，长期以来萨宾一直留意着这一点。索尔克的选择颇具争议性；众所周知，马奥尼病毒的毒性很强，这意味着它会引发强烈的抗体反应。但是，选择马奥尼病毒也同样意味着，如果灭活过程出了哪怕一点点差错，疫苗就可能引发脊髓灰质炎。马奥尼病毒之所以如此危险，是因为它在非神经性组织中繁殖的能力很强。如果将活的马奥尼病毒注入手臂肌肉，那么有极高的概率导致瘫痪。[49]

萨宾觉得事情很清楚。他认为，所有商业生产的索尔克疫苗都不应再次投入市场，因为全部6家公司使用的都是马奥尼病毒株。接下来的日子里，脊髓灰质炎研究者和联邦官员疲于应对这场危机，而萨宾向公众宣布了自己的看法。他说，美国的儿童应该得到更好、更安全的疫苗。他还警告称："我们必须不惜任何代价，防止卡特事件再次发生。"[50]

与此同时，在华盛顿，调查者发疯似的反复筛查卡特实验室的生产记录，试图找出是哪儿出了问题。这时候出事儿真是太糟糕了。脊髓灰质炎季节正在逼近，人们期盼已久的奇迹疫苗却被迫下架。如果再拖下去，数百万儿童又将在危险中度过一年。他们必须迅速做出判断：卡特疫苗是怎么被污染的？另外5家公司的疫苗会不会也有问题？

其实这些问题都不新鲜。有一个公开的秘密：1954年实地试验之前，入选生产疫苗的几家公司在早期试生产时，灭活程序都出过问题。一份报告中写道，政府方面的科学家"开始担心，大规模生产疫苗时是否有可能保证安全"。正是因为出过这些事儿，乔纳斯·索尔克才开始了与医药公司的深度合作，NIH也对疫苗的生产和测试程序提出了"最低要求"。后来，几家医药公司没再报告过问题，1954年实地试验的成功也证明了这一点。索尔克疫苗能够安全地进行大规模生产。[51]

至少看起来是这样的。1954年试验期间，每一批脊髓灰质炎疫苗都经过三重安全测试——分别由NIH、索尔克实验室和药厂来完成。可是接下来，弗朗西斯报告发布以后，事情的进展快得让人眼花缭乱，三重测试系统也被破坏了。NIH只做了极少量的测试，而且测试的结果迄今仍是秘密。多年以后，NIH的一位顶级研究者宣称，刚刚获得生产许可的脊髓灰质炎疫苗的安全问题被某些人蓄意地忽略了。"我们当时有18只猴子，"当时在NIH任职的微生物学家伯妮斯·埃迪说，"我们把送来的每一批疫苗都注入了猴子的身体，然后，有的猴子出现了瘫痪症状。"

埃迪回忆说，引发瘫痪的疫苗来自卡特实验室。她向上级汇报了这一发现，也送去了猴子的照片，但却如石沉大海。"他们只管匆匆向前，无论如何都要对外投放疫苗，大量疫苗，"她说，"至于我们报告的异常，他们根本就置之不理。"[52]

埃迪的故事并非孤证。近年来又有其他关于卡特事件的追忆浮出水面，伴着确凿的细节。比如说，朱利叶斯·扬纳表示，安娜堡会议结束后，他曾受邀前往卡特公司的疫苗生产厂。"我大吃一惊，"他说，"同一个房间里，有的容器装着活病毒，有的容器装着处于福尔马林灭活过程各阶段的病毒，它们就那么放在一起。现场杂乱不堪。他们连最基本的规则都不在乎，让人心惊胆战……他们没让我看数据，不过我觉得，他们的灭活程序显然问题严重。"

他还提到："我打算返回匹兹堡，立即警告当局暂停为卡特实验室发放许可；如果做不到的话，至少也应该暂停发放他们的疫苗。他们的生产过程那么草率，我简直不敢想。"根据扬纳的说法，他去见了索尔克，告诉对方"卡特的人根本不知道自己在做什么"，并表示自己打算写一封信，向巴塞尔·奥康纳和NIH"详细描述我看到的一切"。扬纳回忆说：

在我的叙述过程中，乔纳斯出乎意料地平静。他同意我的观点：情况严峻，可能造成严重后果。既然如此，他提议说，他来写这封信效果更好……我简直上了大当——据我所知，他根本就没写过这么一封信。乔纳斯没给我看过信的副本，此后他再也没有对我提起过这件事……

　　卡特事件被揭露出来以后……我惊呆了。到那时候，我才意识到乔纳斯很可能什么都没做——但是我也什么都没做，眼睁睁看着这一切发生。我后悔极了，怎么就那样被他骗了呢，但我还能做什么？只能报以沉默。[53]

　　无论你是否相信这些故事的细节，至少有一点可以确定：1955年，最初几批合法生产的商业性脊髓灰质炎疫苗几乎没有经过任何检测。在巨大的压力下，为了加快步伐，NIH几乎仅仅依靠弗朗西斯报告和医药公司的生产记录，就匆匆宣布了这些批次的疫苗可供公众使用。1954年试验期间，每一批脊髓灰质炎疫苗的安全检测平均要花四周；到了1955年，这套流程缩短到了一天以内。而且还有一个大问题，现在药厂可以只提交通过了内部安全测试的批次的生产记录，隐瞒那些没有通过测试的批次，从而掩盖生产过程中遇到的困难。于是，焦头烂额的NIH官员拿到的报告只是整个疫苗生产的冰山一角——成功的那一角，所以他们更容易忽略掉外界的质疑声。比如说，以卡特实验室为例，该公司后来承认，他们早已发现，自己生产的商业性疫苗中大约有三分之一的批次含有脊髓灰质炎活病毒。这个数据如果被外界知道，他们的疫苗肯定会被叫停。卡特方面的应对措施是将这些批次的疫苗报废，但他们没有通知NIH。这个做法颇有欺诈之嫌，却并不违法。根据当时的主流规范，卡特实验室没有义务提交这些不合格疫苗的生产记录，因为他们不打算对外销售这些批次。[54]

　　这就是问题所在。

不过也有好消息。挨个检查了所有的疫苗生产厂以后，政府在5月13日提出，派克-戴维斯和礼来制药某几个特定批次的疫苗可供公众使用。看起来这几个批次疫苗的风险很低，因为已经有数百万儿童接种了派克-戴维斯和礼来制药的脊髓灰质炎疫苗，几乎都没出现问题。卫生部医务总监谢勒希望借着放行这几批疫苗的机会，谨慎地重启全国性的疫苗接种项目，并逐渐扩大规模。他发现，1955年的脊髓灰质炎季节到来之时，美国大部分儿童还来不及接种疫苗，而且很多父母也不希望给自己的孩子接种。公众对索尔克疫苗的信心一泻千里。《商业周刊》上的一篇文章很好地反映了当时的情况："我们应该继续给孩子接种脊髓灰质炎疫苗吗？"

无论走到哪儿，你都会听到这个问题——通勤的火车上，超市里，办公室里，每个人都在议论。仅仅几周前，全国民众还在众口一词地呼吁尽快发放索尔克疫苗，而现在，大家都疑虑重重。我们读到、听到、看到的东西严重动摇了公众信心。学校里的集体接种计划推迟，疫苗生产时断时续，华盛顿遮遮掩掩地开会，不时有流言称奥维塔·卡尔普·霍比部长打算辞职——这一切都令人怀疑。似乎没人打算给我们一个确定的答案。真相扑朔迷离。[55]

5月23日，谢勒指派了另一个委员会重新审查这几个批次的疫苗，并给出是否放行的建议。但就算是这么谨慎的举措也立即引来了批评，批评者和萨宾、恩德斯的观点相同：绝对不应继续给儿童注射现在的索尔克疫苗。事态已经白热化，政府邀请了15位来自论战各方的科学家前往国会山参加特别会议。观察家说，这次会议是

"有史以来最渊博的国会听证会之一"，它同样也是有史以来争吵最
激烈的听证会之一。[56]

出席会议的科学家里有两位诺贝尔奖获得者——恩德斯和温德
尔·斯坦利，后者是一位生化学家，专攻病毒提纯领域。这两位都
是索尔克疫苗的批评者，而且都对索尔克理论上的安全系数不屑一
顾，他们宣称，病毒的抗药性各不相同，而且病毒粒子本身的形状、
大小和活跃度也有差别，任何灭活过程都无法万无一失地杀死所有
病毒。斯坦利说，"这是一件非常棘手的工作"。[57]

然后轮到萨宾说话了。他觉得，脊髓灰质炎研究已经走到了十
字路口。可以按照现在的方向，继续生产安全性有问题的疫苗，也
可以暂停生产，直至找到"潜在的危险"并将之排除。萨宾倾向于
后者。"我想强调一下，我相信，我们的确有可能获得（对脊髓灰
质炎的）免疫力。"他说。但不是通过含有马奥尼病毒株的灭活病
毒疫苗。[58]

不过，索尔克并非孤立无援。托马斯·里弗斯宣称，疫苗本身
是安全的，1954 年的大规模试验，加拿大的推广经验和派克-戴维
斯、礼来制药等企业的数据已经证明了这一点。"我觉得，如果现
在停下来，那将是个悲剧。"他说。乔·斯马德尔同意他的观点，
他表示，科学家常常要面对这种棘手的问题，什么时候"开始使用
你已经制造出来的东西"。既然事物总要不断改进，他说，"那么，
要做出最终的决定，我们只需要问自己，'我们是应该现在就开始
使用，还是无限期地等待下去——3 个月、6 个月，甚至 5 年，等到
我们觉得手里的东西已经足够完美，然后再开始使用？'"

"在我看来，"他总结说，"我们不应该再等了。"[59]

然后，政府请科学家投票，是否应该继续推广疫苗项目。索尔克明智地选择了弃权，同样选择弃权的还有三个人，包括化学家温德尔·斯坦利，他表示这件事应该由医生来决定。最后的结果是8∶3，赞成继续推广的占多数。萨宾、恩德斯和哈蒙德投了反对票。主持人约翰·保罗为持续两天的激烈争执发表了乐观的结束语。他说："控制脊髓灰质炎的曙光已经近在眼前，此时此刻，大家的分歧只是微不足道的小事。"谁也没力气再来反驳这一点了。[60]

事实上，萨宾和恩德斯的言论不出所料。他们俩都对卡特惨剧有着合理的担忧，都坚定地支持活病毒疫苗，而且他们都觉得乔纳斯·索尔克不过是巴塞尔·奥康纳和国家基金会的门下狗。长期以来，这两位科学家经常写信讨论这些事，尤其是基金会对灭活病毒疫苗的偏爱。"你当然知道，我完全同意你经常跟我说的那些事儿，"1953年，恩德斯写信告诉萨宾，"我们应该继续施加压力……直至他们屈服。"[61]

不知道他们事前是否有所预料，他们的发言让奥康纳大发雷霆。这么短的时间里就有这么多事儿出了差错，现在还来了这么一出：和国家基金会关系密切的科学家公开抨击索尔克疫苗。奥康纳认为这是最无耻的背叛。在记者面前，他对阿尔伯特·萨宾——基金会慷慨捐助的主要受益人之一——大肆批评。"这一点都不新鲜，"奥康纳说，"以前萨宾就抓着这一点不放，企图阻止索尔克疫苗的实地试验。从那以后，他就想尽一切办法利用这件事儿来阻止索尔克疫苗的推广。"他补充说，这无关科学，而是出于竞争和嫉妒。"多年来萨宾一直在研发所谓的'活病毒'脊髓灰质炎疫苗，目前还没有成功的迹象。"无论如何，基金会"给了萨宾八十五万三千三百四十美元零七十一美分的资助"，奥康纳着重强调说，却把他养成了一个大叛徒。[62]

奥康纳继续表示，乔纳斯·索尔克和萨宾之间的区别在于，索尔克的目标是拯救儿童，而这位竞争者想的却是在职业生涯中走得更高。这么自私的人"一定得做好准备，年幼的孩子瘸腿的样子会困扰他一生；如果上面批准了给这些孩子注射索尔克疫苗，他们本来可以免受瘫痪之苦"。

奥康纳的攻击十分尖锐。在公开场合，萨宾保持冷静，却毫不让步。"我并不是反对疫苗项目，"他说，"我只是反对继续推广现有的索尔克疫苗。"不过在私下里，萨宾给奥康纳写了一封火上浇油的信。"我们已经认识了 17 年，有过相互的欣赏，也有过争执。"信的开头是这样的。萨宾说，奥康纳是"一位伟大的人道主义者"，并问他："你成功地领导了基金会，从美国人民手中募集了无数捐款来资助科学家；那么，你何不以更公正的态度，来评判一下这些科学家做出的贡献？"[63]

和往常一样，萨宾找到了对手的弱点。奥康纳最痛恨的就是有人指责他因为个人对某位科学家的偏爱，滥用公众捐给脊髓灰质炎之战的钱。"要我来说，"他反击萨宾说，"你才应该以更公正的态度来评判一下别人的科学贡献。"虽然奥康纳并未表示要断绝资助，但他的态度很清楚，攻击索尔克疫苗对萨宾自己没好处。国会里 8∶3 的投票结果表明了谁才是大多数。"在我看来，"奥康纳说，"这个结果完美地表明了，在科学讨论和争议中谁才是正确的。"[64]

萨宾不打算退让。他怒气冲冲地写了一封长达 4 页的回信，宣称自己对活病毒疫苗的信仰一直都是正确的。至于 8∶3 的投票结果，"好吧，事实的确如此，但这又能证明什么？8 个投赞成票的人有 7 个是我的老朋友……但其中有 6 个人从未真正从事过脊髓灰质炎研究；而第 8 位投赞成票的人，那位广受尊敬的公共卫生官员，也缺乏脊髓灰质炎研究领域的第一手知识。"萨宾预测说，未来还会有"别的危机"，他警告奥康纳不要过河拆桥。"作为一位忠诚而恭敬的反对者，到那时候你也许会发现我的好处，请不要剥夺你自己的机会。"[65]

对乔纳斯·索尔克来说，那几周特别难熬。踏上科学之路时，他脑子里有两个目标。第一，证明我们有可能制造出安全有效的脊髓灰质炎灭活病毒疫苗；第二，拯救孩子的生命。现在，这两个目标都遭到了来自四面八方的质疑和攻击。索尔克仍然相信自己的产品，这一点永不会改变。但他无法忘记卡特事件里被病魔毁掉了一生甚至丧命的受害者，他们苦难的源头是一种本来应该保护他们的疫苗——以他的名字命名的疫苗。"我知道这太情绪化，"他告诉一位朋友，"但我无法逃脱那种糟糕的感觉，我对他们的痛苦感同身受。"[66]

对索尔克来说，最糟糕的是 5 月初，卡特事件浮出水面那几天。NIH 紧急召开会议，刚从斯德哥尔摩载誉归来的约翰·恩德斯在会上对索尔克大发雷霆。以前他们俩的关系虽然疏远，但还算友好。1953 年，恩德斯难得地拜访了匹兹堡，随后他写了一封信："乔纳斯：你的实验室的确非常出色，你正在进行的工作值得我奉上最高的敬意。"而现在，恩德斯告诉索尔克："你明明知道疫苗里面有活病毒，每一批里都有，还掩耳盗铃地说那是灭活病毒疫苗，这简直就是江湖骗术。"[67]

索尔克深受打击。那一天，他能感受到所有与会者的失望，他觉得好像大家都在指责他，是他带来了这一切。"那是我一生中第一次也是唯一一次想到结束生命，"他回忆道，"眼前毫无希望，一点儿都没有。"索尔克回到了匹兹堡，筋疲力尽、精神沮丧。他努力试图冷静面对名流的陌生世界里这疯狂的一切，希望现在已经是最糟糕的时刻。"你发现自己被丢进了一个陌生的环境，如何面对这里的一切，你既没接受过这方面的训练，也没有相应的天赋，"他描述道，"有时候处境艰难，但那是暂时的，只要等待那一阵风过去就好。最后，人们会开始想，'那个可怜的家伙'，然后放过我。到那时候，我就可以回到实验室里了。"[68]

这的确是个充满希望的想法。

14　莫斯科任务

卡特疫苗到底是哪里出了问题？人们迄今没有找到确定的答案，未来大概也无法给出定论，不过各种推测层出不穷。看起来最合理的解释是：病毒混合物在仓库里存放得太久，于是沉淀物得以聚集，部分粒子凝结起来，抵抗了福尔马林的侵蚀。超过 200 例脊髓灰质炎病例与 6 批被污染的疫苗有关；受害者包括 79 位接种了疫苗的儿童、105 位接种者的家庭成员和 20 位与接种者接触过的人。大部分受害者出现严重的瘫痪，11 人死亡。[1]

有关方面很快改进了脊髓灰质炎疫苗的生产规章。为了预防粒子凝结，他们要求生产商在加入福尔马林之前先过滤病毒液。与此同时，他们还引入了灵敏度更高的安全测试，并改进了记录的方法，防止错误被掩盖。所有批次的疫苗都必须有记录，而不光是那些通过了生产商检测的批次。[2]

事实证明，这些追加措施非常成功。再也没有类似卡特事件的惨剧出现。索尔克疫苗是安全的，以后也将一直如此，但公众信心却恢复得很慢。1955 年的夏天来了，接种疫苗的孩子却不多。不少州和地区的卫生部门拒绝使用索尔克疫苗，他们表示，马奥尼病毒株太危险了，在脊髓灰质炎流行季节到来之际，接种疫苗的风险太大，完全不值得。那年夏天，波士顿和芝加哥爆发了严重的脊髓灰质炎，一切似乎又回到了老样子，海滩和电影院再次空无一人，为了摆脱邪恶的微生物，人们纷纷逃离城市。"错过了疫苗接种的大部分孩子早晚会回来（补种疫苗）的，"一位卫生官员表示，"虽然可能没有那么快。"[3]

他的发言颇有先见之明。1955 年的研究表明，"未接种疫苗儿童的瘫痪性脊髓灰质炎发病率大约是同年龄组已接种疫苗儿童的 2～

5 倍"。那一年，美国报告的病例超过 28 000 例，这些人本来可以幸免于难。1955 年因疏忽而犯下的错误的确代价昂贵。[4]

卡特事件带来的政治后果十分严重。1955 年 7 月，奥维塔·卡尔普·霍比离开了内阁，返回得克萨斯。"这是我写过的最艰难的一封信，"收到她的辞呈后，艾森豪威尔总统在接受函中写道，"历史会给你应得的尊重。"两周后，霍比的卫生事务特别助理也随她一起辞职了。NIH 也进行了大换血，首当其冲的便是院长。"和卡特事件稍微有点关系的人都被解雇了——虽然没几个人知道幕后的故事。"一位官员回忆说。"统统被扫地出门。"新的 NIH 院长詹姆斯·香农是少数几位反对快速发放疫苗许可的政府科学家之一。[5]

从某些方面来说，卡特事件促使联邦政府加强了各个卫生管理部门。生物制剂管理实验室得以重组并扩大，疫苗测试成为 NIH 的主要工作之一。脊髓灰质炎监察组成功完成了对卡特事件受害者的调查，促使公共卫生部传染病防治中心的规模急剧扩大，这个机构便是疾病控制和预防中心的前身。从 1955 年到 1960 年，NIH 的预算从 8 100 万美元激增到 4 亿美元，自"二战"结束后，联邦政府对卫生事务的支持力度不断增加，到此时更是明显加速。正如一位脊髓灰质炎作家的描述："索尔克疫苗测试是美国有史以来规模最大的实地试验，同时也很可能是最后一次完全由私人机构主持的此类试验。"[6]

卡特事件也将巴塞尔·奥康纳和国家小儿麻痹基金会推到了风口浪尖。有人相信是他们的激进策略造成了公众的恐慌，迫使政府匆匆批准一种未经过充分测试的疫苗，从而诱发了这次危机；有人强烈谴责国家基金会还在不断要求人们捐款、充当志愿者，就好像这次教训还不够深刻似的。公众的激烈反对不可避免，此时此刻，基金会处于旋涡的中心。

科学界内外一直有这样一种看法：脊髓灰质炎对公共卫生的威胁被过度夸大了。但是看到那些戴着腿部支架蹒跚前行或是躺在坟墓似的铁肺里的孩子，要讨论这个话题实在过于残忍。不过，卡特事件创造了一个机会，人们开始考虑：现在还应该把脊髓灰质炎当成头号大敌吗？媒体开始刊登一些几个月前还绝不可能出现的文章：“脊髓灰质炎耗资巨大，受害者甚微”“脊髓灰质炎之战概念贩售堪比小贩叫卖肥皂”“一毛钱进行曲为何出现”。[7]

善款募集是个一山不容二虎的行当，这个事实无可争辩。1954年，美国 8 个大型卫生慈善机构募集的总资金有 1.4 亿美元出头，而国家基金会一家募来的捐款几乎就占了其中的一半。

这样的失衡由来已久。但现在情况变了，人们开始抨击这一现象，提出尖锐的问题。国家基金会是否恶意夸大了脊髓灰质炎的危险性？基金会的募捐策略是否过于激进？如果更合理地分流善款，也许能让科学家更快地找到治愈其他严重疾病的方法？为什么基金会一个组织就需要这么多的钱？[8]

基金会已经准备好了答案。他们回应称，基金会的大部分预算都花在了受害者身上，无论患者自身的支付能力如何，都能得到高质量的医疗服务。脊髓灰质炎是一种特殊的疾病，因脊髓灰质炎而瘫痪的孩子常常需要持续数年的治疗。而且大家还应该考虑一个情况，其他慈善基金会（癌症、关节炎、结核病、脑瘫、肌肉萎缩症）都得到了 NIH 数以百万计的科研资助，但国家小儿麻痹基金会从未向政府开口要钱。基金会表示：“我们脊髓灰质炎之战的辉煌胜利来自最崇高的社区志愿精神。"[9]

但批评者不为所动。"脊髓灰质炎的患者这么少，拿到的捐款却那么多，"一位批评者表示，"所以基金会才付得起所有（或部分）医院、医生、护士、药品和设备的账单。"毫无疑问，基金会全力支持科研的努力十分成功，但最终却只征服了一种相对罕见的疾病。"疫苗的确是好东西，但防弹背心也是好东西，"一家报纸评论说，"根据统计数据，这个国家死于谋杀的人是脊髓灰质炎致死者的三倍以上。"[10]

1955 年，一股新的力量加入了批判国家基金会的阵营：美国医学会（AMA）。这不是什么意料之外的事儿，AMA 的官员一直觉得基金会对他们不够重视。1954 年，美国医学会曾试图参与索尔克疫苗试验的实施和评估工作，却遭到了拒绝。更糟糕的是，后来他们希望提前获得一份弗朗西斯报告，也被基金会婉拒；看起来似乎是这样的，美国医学会和它所代表的无数医生在自己的专业领域里变成了对局势一无所知的路人。有人这样说："就像以前那段让人生气的日子，病人知道的东西比我们还多，要了解新资讯，你得去读《读者文摘》上关于药物的报道。"[11]

事态开始扩大化。弗朗西斯报告是在 1955 年 4 月 12 日发布的，也就是富兰克林·罗斯福的十周年忌日。奥康纳宣称这个时间点完全是巧合，但 AMA 和其他组织认为这里面有明显的政治倾向。"很多共和党人蹦得比天花板还高。"一位医生回忆说。接下来几个月里，随着卡特事件的曝光，AMA 开始猛烈抨击国家基金会，谴责他们的急于求成和激进的推销手法"亵渎了研究者对新发现进行严格评审然后再发布的……传统方式"。[12]

这些指控有其道理。国家基金会无视医学界的保守派权威人士，用密集的媒体轰炸胁迫当局迅速为疫苗发放许可，几乎没留出时间来做进一步的研究和反思。有医生提出疑问，基金会却让他们去读弗朗西斯报告，知道这些就够了，一个全科医师问那么多干嘛？AMA 对基金会的批评不断升级，有人问及奥康纳的看法，奥康纳拒绝让步。"AMA 只是嫉妒，有人侵犯了他们的地盘，"他说，"他们觉得只要是和疾病或者健康有关的事儿，他们就有优先权。"[13]

不过，这场争执没有那么简单，并不仅仅是某个组织傲慢自大，伤害了其他人的感情。AMA 官员相信，1954 年的大规模试验树立了一个危险的先例，基金会在学校和公共诊所里给孩子接种疫苗，这样的事儿本来应该在医生的办公室里完成。而在接下来的那年，基金会向全国一、二年级的学生免费发放了数百万剂疫苗，AMA 的担忧进一步升级了。

对这些官员来说，基金会的举动带有"公费医疗"的气息，这是冷战年代最可怕的妖魔。1948 年，AMA 曾用这个理由让全国性健康保险的提案胎死腹中。基金会的疫苗派发项目既没有逐利动机，又绕开了家庭医生，AMA 不打算支持这样的项目。"索尔克疫苗项目是否打算给美国人洗脑，诱导公众乖乖接受统一的药物？"一位医生写道，"在我们很多人看来，答案是肯定的。"AMA 发动了自己的力量。几周内，艾森豪威尔总统和国会高层就公开表示，脊髓灰质炎疫苗应该主要由内科医生来接种。让大众以低成本获得免疫力的模式完全没有机会。[14]

卡特事件引发的问题也影响了法律界。事件发生几个月后，《耶鲁法学杂志》上发表的一篇文章预测称，针对制药公司的疏忽大意提出的诉讼会败诉，因为从表面上看，疫苗"符合制药商一直以来秉持的标准"。所以文章作者建议受害者换条路子。何不起诉卡特公司违反了"默认保证"？因为使用他们公司产品的人本来默认该产品是安全的。没有必要去证明卡特公司的疏忽，要拿到赔偿金，不用证明药厂有过错，不过赔偿的金额可能会少一些。药厂也会得到教训，避免未来出现类似的问题。[15]

事情的走向果然如此。1958 年，加州的一个陪审团作出判决，两个年幼的孩子在接种卡特疫苗后染上了脊髓灰质炎，他们的家庭得到了约 15 万美元的赔偿。乔纳斯·索尔克为受害者出庭作证，他表示，1955 年的生产规范足以保证药厂制造出安全的脊髓灰质炎疫苗。陪审团表示怀疑。的确，"原告在注射卡特公司的产品后染上了脊髓灰质炎，因此卡特公司违反了保证"，但是，陪审团并未发现该公司有"直接或间接的"疏忽——这个判决让大律师梅尔文·贝利深感震惊，他正是孩子们的代理人。"如果没有您的支持，"他写信告诉索尔克，"我敢肯定，卡特公司一定会被判处无罪，逍遥法外；他们不光会让您和疫苗项目蒙受不白之冤，还会证明孩子们根本没有染上脊髓灰质炎，说那只不过是我们想象出来的。"[16]

不过，事情终究没有走到这一步。索尔克频频为卡特事件的受害者出庭作证或是提供书面证词，在他的努力下，接下来数十年中，卡特公司将向脊髓灰质炎受害者及其家庭支付数百万美元的赔偿金。这家公司将撑过这场灾难，然后在 1974 年并入拜耳实验室旗下。不过从惨剧发生以后，他们再也没有生产过哪怕一滴脊髓灰质炎疫苗。

对脊髓灰质炎研究者来说，卡特事件既影响了部分人当时的名望，也影响了一些人未来的计划。赢家占领了输家的地盘，聚光灯照亮了新的面孔。1955 年 5 月，《时代周刊》首次刊出了阿尔伯特·萨宾的长篇报道，题目是"下一步：活病毒疫苗?"这篇报道对萨宾推崇备至。在杂志上刊登的一张照片里，萨宾穿着浆过的实验室白大衣，睿智的目光望向远方。"病毒学家仍在为索尔克博士的灭活病毒疫苗是否安全、能否变得更安全而伤脑筋的时候，"文章开头写道，"有的专家已经开始讨论是否应该彻底抛弃灭活病毒疫苗的概念。生于俄国的阿尔伯特·萨宾博士就是这一群体的领袖，他今年 48 岁，是辛辛那提儿童医院的院长。他提出，我们可以用无毒的活病毒来制造疫苗，而不是对有毒的病毒进行灭活。"[17]

此前，萨宾的公众形象一直是一位批评家，他对卡特事件发表了一些严厉的抨击。科学界以外很少有人知道他也在研究脊髓灰质炎，知道他在研究一种竞品疫苗的人就更少了。现在，这层面纱被掀开了。活病毒疫苗与灭活病毒疫苗孰优孰劣，这个议题曾经只出现在科学会议和深奥的学术期刊上，现在却走入了公众的视野。阿尔伯特·萨宾不再默默无闻。

后来公众产生了一种根深蒂固的印象：索尔克和萨宾当时正在针锋相对、争分夺秒地进行疫苗竞赛。接下来的那些年里，萨宾的朋友一直努力试图消除公众的这一印象。根据彼得·奥利茨基的说法，萨宾压根儿就没这么想过。奥利茨基表示："如果是在竞赛，参赛者不会停下来欣赏风景。"萨宾对脊髓灰质炎的研究前后持续了 20 年，无论如何都没法形容为"争分夺秒"。"所有实验都没有什么完成期限。我们从来没想过跟谁竞赛；无论是公开场合还是私底下，我们也从没提过这回事儿。我们常常会停下手头的脊髓灰质炎项目，转而研究更迷人的新课题，例如其他病毒，诸如此类。"
此外，萨宾还慷慨地与众多研究者分享自己的观点和发现，其中包
括索尔克。"哪个情报贩子会说这算是竞赛？"当然不会！"还记得
我们墙上挂的老格言吗？'微生物学不可操之过急'。"[18]

　　奥利茨基说得很有道理。脊髓灰质炎疫苗的研制的确不是全力
冲刺的那种竞赛，而是索尔克和萨宾之间的残酷竞争，从 20 世纪
50 年代初开始不断发酵——这场竞争定义并主宰了他们两人的职业
生涯，直到他们死后仍在继续，一直延续到今天。的确，萨宾一直
都不着急，他有充分的理由。索尔克的疫苗理念更简单，而且他拥
有无限的资金，谁都知道先出成果的人肯定是他，所以萨宾不得不
调整自己的目标。一位同时代的人写道："他的首要目标是防止索
尔克在别人有机会上场之前就载誉而归。第二个目标才是准备好自
己的竞品。"[19]

　　卡特事件以一种恐怖的方式拖慢了索尔克疫苗大获全胜的势
头。现在人们开始对它的替代品产生了兴趣，也许活病毒疫苗的效
果更好。竞品上场的时机到了！

　　萨宾从 1951 年开始研制活病毒疫苗，当时他知道已经有人走了
这条路，其中包括希拉里·科普罗夫斯基。萨宾曾和约翰·恩德斯
讨论过自己的计划，也派了一位助手去匹兹堡学习索尔克的组织培
养技术。他还去了莱德利实验室拜访自己在洛克菲勒研究所时的老
同事，赫勒尔德·科克斯。在莱德利的时候，萨宾专程去见了科普
罗夫斯基，后者对这次会面印象十分深刻："要我来说的话，他来
见我是为了告诉我，他即将进入我的研究领域。他和我沟通、讨论
了这个项目，说我们现在在一条船上了——他也更看好活病毒方法。

他说自己用心考虑了这件事儿……他希望我们能握手言和，交换病毒样品。所以我给他送去了一些样品，不过我从来没收到过他送来的样品。"[20]

和乔纳斯·索尔克一样，萨宾也得到了国家基金会的鼎力支持。1949 年，他得到的 5 年期资助包括 89 500 美元的设备资金、60 000 美元的猴子购置资金和 8 200 美元的物资补给资金（包括动物饲料）。基金会还付了一位病毒学家、一位研究助理、两位动物饲养员和 4 位技师的薪水，并补贴了辛辛那提大学的间接支出。萨宾也许不是巴塞尔·奥康纳最喜欢的科学家，但他也用不着为研究经费头疼。事实上，萨宾表示，基金会"为我的研究提供了所有资金"[21]。

萨宾的团队没有索尔克的那么庞大，有一部分原因是他讨厌假手他人，无论工作有多枯燥，他都觉得自己会干得更好。NIH 传染性疾病实验室主任罗伯特·查诺克回忆说："研制脊髓灰质炎口服活病毒疫苗的过程中，总共给 20 000 多只猴子接种过疫苗，每一次都由萨宾亲手操作；而且他还会每天亲自观察猴子的临床状况……组织培养进入常规流程后……几乎每一份关键的培养物都是他亲自测定的。"查诺克表示，最后的结果是，萨宾的同事非常信任他的研究结果，他们"直接根据萨宾的观察报告进行下一步研究，根本不用进行复查"[22]。

萨宾面对的任务比索尔克的更加艰巨。简而言之，弱化病毒的毒性比杀死病毒要难。如果仅仅是杀死病毒，索尔克可以认为，只要福尔马林的浓度足以杀死三种脊髓灰质炎病毒株中毒性最强的那种，那么杀死其他两种也不成问题。但活病毒就没有这么简单了，因为它们会在体内不断地生长和繁殖。每种病毒株都必须能够刺激身体产生轻微的感染，但又不能造成更大的损害。"这样的区别，"一位科学作家写道，"就像一个是杀牛，另一个是让牛产仔；或者说，一个是拧断鹦鹉的脖子，另一个是教鹦鹉说话。你可以以某种方式将死亡标准化，但你没法将生命标准化。"[23]

活病毒疫苗值得付出这么大的努力吗？在那个年代的大部分病毒学家看来，答案是肯定的。他们同意萨宾的看法，脊髓灰质炎活病毒疫苗有很多优势。首先，它是一种口服疫苗，所以它进入人体的路径和天然的脊髓灰质炎感染相同，疫苗会沿着消化道下行，在肠道中大量繁殖，带来持久的免疫力，就像天然感染一样。人们相信，活病毒疫苗也许只需要服用一剂，就能提供终生的免疫力。不需要多次注射，也不需要"增强剂"。其次，活病毒疫苗起效的速度也更快，服用几天后就有效果，而不是几周，这意味着它能够遏止已经爆发的流行趋势。最重要的是，它让人们看到了公众中"被动免疫"的希望，因为服用疫苗的人会通过排出的粪便将经过弱化的病毒传播到环境中，于是很多没有服用疫苗的人也会获得免疫力。最终，（安全地制造出来的）活病毒疫苗有可能彻底扫除脊髓灰质炎。[24]

阿尔伯特·萨宾回忆说，要弱化三种脊髓灰质炎病毒株，制造出有效的疫苗，"这样的工作不能急"。他的工作包括大量单调重复的工序，目的是制造出能在消化道里迅速繁殖的病毒，"同时尽量不出现可见的病毒血症，而且，随粪便排出体外的病毒，其神经毒性应尽量不变"。简而言之，3 种病毒株应该在肠道里繁殖，但不能破坏神经系统；而且，排出体外的病毒，其毒性不应强于吃下去的疫苗。[25]

　　萨宾削弱病毒的方法是用一系列的猴子组织连续培养数代病毒株，直至病毒被有效弱化。（"我得出了结论，"1954 年，他写信告诉一位同行，"如果将某种脊髓灰质炎病毒株直接注入黑猩猩的脊髓，却没有引发瘫痪……那么这样的病毒株也许可以视为安全的，可用于定向的人体研究。"）1954 年冬，在俄亥俄州奇利科西市的一所联邦监狱里，萨宾在 30 位成年犯人身上试验了自己培育出来的病毒，走出了人体试验的第一步；4 年多以后，他将在数千千米外的苏联展开大规模的实地试验，给数以百万计的儿童接种活病毒疫苗，这也是世界历史上规模最大的医学试验。[26]

　　用犯人来做试验，这一举动表明萨宾的想法出现了某种奇妙的逆转。1951 年，在国家基金会召开的圆桌会议上，萨宾严厉谴责了科普罗夫斯基在纽约的精神病院里用孩子来做活病毒疫苗秘密试验的行为。"你怎么敢，"他曾发出这样的咆哮，"你为什么要这样做？为什么？为什么啊？"（见第 8 章）可是 3 年后，萨宾自己却做了同样的尝试。1954 年初，索尔克试验开展前夕，萨宾联系了纽约州政府，表示自己也打算做人体试验。"我希望得到你们的帮助，"他写道，"让目前的脊髓灰质炎研究能够走出关键的一步。研究工作已经到了瓶颈期，要取得更多的……进展，只能靠人体试验来实现……我们的疫苗已经经过了大量猴子和黑猩猩试验的验证，人体试验将采用相同批次的疫苗。精神上有缺陷的孩子长期居住在疗养机构里，受到持续不断的观察和监控，非常适合我们精心准备的长期后续研究。"[27]

　　至少需要 60 名儿童参与试验。"我们非常希望，"他写道，"参与本次试验的儿童体内没有（三种中的）任何一种脊髓灰质炎病毒抗体。所以，首先应该对 120~150 名 1~6 岁的儿童进行抽血检查。"值得注意的是，萨宾提到他的疫苗里采用了剧毒的马奥尼病毒株。他宣称："我已经做好了准备，随时可以启动试验。"[28]

他的计划和科普罗夫斯基在 1951 年做的试验如出一辙。唯一的区别在于，萨宾希望测试 3 种类型的弱化病毒，而科普罗夫斯基只测试了一种。消息传到国家基金会，立即引起了警惕。基金会新任科研督导亨利·库姆警告萨宾，要他"在基金会审查批准之前不得进行任何人体试验"。审查来得很快，病毒研究委员会驳回了萨宾的计划。[29]

但萨宾没有放弃。他知道，用机构里的儿童来做试验的 A 计划已经行不通了，于是他转而争取 B 计划，将目光投向了机构里的成人。通过几个月的密集游说，萨宾说服了托马斯·里弗斯和亨利·库姆，他们同意开展有限制的人体试验，受试者是精心挑选的志愿者。"我有理由相信，基金会很可能会支持我的计划，让我在犯人身上开展特定的脊髓灰质炎研究，"他写信告诉 NIH 的一位朋友，"如果你能告诉我俄亥俄州奇利科西市那家联邦监狱负责人的具体姓名和地址，让我能够跟他们商讨这件事，我会非常感激。"[30]

萨宾与联邦监狱管理局局长詹姆斯·V. 本内特私下里见了一面，得到了对方的支持。他选择奇利科西是因为这里离他的大本营辛辛那提很近。每位参与试验的志愿者将得到 25 美元的补助和减刑"一定时间"的承诺。几乎所有 21 岁以上的因犯都递交了申请。然后他们接受了抽血检验，以"确定受试者对三种类型脊髓灰质炎病毒的免疫情况"。30 名男性犯人入选——"体内没有抗体的那

些人"。³¹

　　面对当局，萨宾十分坦诚。这个领域目前还是一片空白。"我必须声明，"他写信告诉一位监狱官员，"本次研究是否有风险，或者说有多大的风险，我们无法确定。之所以决定进行……人体试验，是因为我们在黑猩猩身上观察到的结果十分乐观，病毒株是无害的。这种灵长类动物与人类的亲缘关系最为接近。"幸运的是，奇利科西试验进行得十分顺利。全部 30 名囚犯体内都产生了 3 种脊髓灰质炎病毒株的抗体，无人患病。"我们给受试者用的疫苗剂量非常小，"萨宾表示，"但足以让受试者产生免疫性感染。"³²

　　下一步该走向哪里？这确实是个问题。国家基金会不打算为脊髓灰质炎疫苗组织第二次大规模试验，一方面是卡特事件的影响，另一方面，萨宾是基金会最桀骜不驯的受益人。大规模试验所需的后勤工作令人望而生畏。而且，美国已经有数百万儿童接种了索尔克疫苗并成功获得了对脊髓灰质炎的免疫力，萨宾上哪儿去找合适的志愿者？另外，虽然疫苗采用的病毒经过了弱化，但病毒的毒性是否有可能恢复，导致受试者染上脊髓灰质炎？这一点萨宾也没法打保票。事实上，萨宾碰到过这样的问题。他曾写道，"早期部分粪便样品中的病毒，其神经毒性强于受试者吃下去的病毒"——这是个危险的信号。于是，可敬的托马斯·里弗斯（萨宾曾将他形容为"杰出的美国病毒学之父"）于 1955 年建议萨宾"妥当销毁已经制备好的大批口服脊髓灰质炎活病毒疫苗"。³³

　　萨宾发现，前景一片渺茫。他原本一直以为里弗斯是他在国家基金会里最坚定的盟友，毕竟里弗斯一直在支持他的活病毒疫苗研发工作。现在却来了这么一出！"我得说，迄今为止，我在财务上的所有需求都得到了满足，"1955 年，萨宾写信告诉一位同行，"但是，我得强调一下，我得到的只是'财务'上的支持而已。因为在其他所有方面，很难说基金会对我走的这条路有什么特别的兴趣。"在其他人面前，萨宾说得更加深入。"我每走出一步，"他告诉一位英国朋友，"都会遇到阻碍，而阻碍的源头正是为我提供了研究资金的基金会。我觉得这样形容不算夸张：基金会的行为看起来更像是对某个特定专利早有成算的商业性公司，而不是忠于事实、客观冷静的科学性基金。"[34]

萨宾走到了十字路口。他发现自己完全没有任何办法在美国境内大规模测试活病毒疫苗。他不得不寻找其他能为他提供机会的环境。但问题是，去哪儿呢?

萨宾曾经考虑过与科克斯、科普罗夫斯基合作。1955 年，他与这两人联系，提出为有志于研究脊髓灰质炎活病毒疫苗的科学家建立一个委员会。那时候，萨宾有一些东西可以和同行分享，不过他要学的东西也还很多。科克斯和科普罗夫斯基已经在活病毒疫苗上浸淫多年，所以他们两人的回复十分谨慎，这是最客气的说法。他们回复说，这主意听起来很不错，所以算上我一个。当然，莱德利实验室的保密制度十分严格，所以请不要太指望我们。成立委员会的计划很快胎死腹中。正如亨利·库姆在写给萨宾的信里说的："在我看来……如果真的成立这样一个委员会，那信息的交流完全是单向的……你或者国家基金会其他受益人做出的发现他们都能知道，但他们自己却什么都不能告诉我们。"[35]

事实上，莱德利实验室的疫苗研发并不顺利。它的母公司美国氰胺公司管理层发生了动荡，埋头于生化研究的科学家也士气低迷。

一位科学家表示，现在管事儿的那些人太精打细算了。"他们觉得，把两种牙膏混到一起就算是好产品了。我们被剥夺了自由。"此外，赫勒尔德·科克斯年纪较长、思想比较传统，而希拉里·科普罗夫斯基锐气十足、勇于冒险，他们两人之间也有一些摩擦。"他希望自己掌管的病毒学部门里，所有成员写的文章都要署上他的名字，"科普罗夫斯基回忆说，"所以我不跟他们混，我自己发表文章。当时我们俩就这么较劲，就像我们不是在一家公司里干活似的。"[36]

事情总要有个了结。科普罗夫斯基的资历较浅，他知道自己在莱德利呆不了多久了。"我的小世界受到了干扰，我努力寻求解决方案，最后做出了决定，"1954 年，他告诉约翰·恩德斯，"所以我写了这封信，想请你帮个忙。如果波士顿或者其他地方有对口的学术性工作，请务必通知我。"[37]

不过，在离开莱德利之前，科普罗夫斯基得到了一个等待已久的机会——大规模测试疫苗的机会。1956 年，贝尔法斯特[①]女王大学的病毒学家乔治·迪克发来了邀请；作为活病毒疫苗的支持者，迪克希望为活病毒疫苗组织第一次大规模的实地试验。不过这次合作似乎注定没有好结果。后来，参与了迪克-科普罗夫斯基合作的一位学生写道："在北爱尔兰工作有个最大的好处，你会得到很高的自主权。因为在那时候，北爱尔兰有自己的议会，所以他们能在一定程度上摆脱伦敦的政客和医学权威的影响。而且那里人口分布稀疏，流动性不强，当地政府也很愿意配合医学研究者的工作。"[38]

迪克觉得能在贝尔法斯特推行实地试验是这座城市的荣幸，而

---

① 　Belfast，北爱尔兰城市。

且有助于他自己的职业发展。按照计划，最先接种疫苗的应该是研究者本人和他们的孩子，然后再慢慢向公众推广。不过项目一开始就出了问题。孩子（包括迪克四岁的女儿）粪便样品中的病毒粒子，其毒性强于当初吃下去的疫苗。更令人胆战心惊的是，将粪便里的病毒粒子注射给猴子以后，猴子瘫痪了。看起来发生了最糟糕的事情：科普罗夫斯基的疫苗在通过人体消化道的过程中恢复了毒性。迪克的形容非常贴切，"你吃进去的疫苗温顺得像一头羊羔，但粪便里排出的病毒却变成了一头狮子"。[39]

迪克中止了试验。"科普罗夫斯基让我十分失望，"他回忆说，"我觉得他的数据不准确。"他说，如果试验继续进行下去，"肯定会有一些孩子因此瘫痪"。与此同时，科普罗夫斯基却指责迪克因为个人的私怨夸大了问题。有人认为救命的疫苗应该确保绝对的安全，但作为一个冒险主义者，科普罗夫斯基对这些人的意见不屑一顾。"获得对疾病的免疫力需要付出代价，"1957 年，科普罗夫斯基在一次科学会议上表示，"自然界里没有什么东西是免费的，我们付出的所有努力都是为了降低代价。"他说："直接向猴子的神经内注射人类粪便以后，猴子的爪子瘫了，是有这么回事儿；但是和彻底扫除脊髓灰质炎的前景相比，这又算得了什么？因为前者而放弃后者实在太蠢了。"世界上没有完美无缺的东西；"不会变异的病毒粒子根本就不存在。"面对这一类事情，人类需要"算算账"。目前已有的弱化病毒株，也就是他在贝尔法斯特用过的那些病毒株，"已经好得不能再好了"。他坚称，自己的疫苗能拯救成千上万的儿童免遭瘫痪与死亡的威胁。[40]

但是对精打细算的莱德利管理层来说，他的疫苗还不够好。那一年，科普罗夫斯基离开莱德利实验室，去了当时奄奄一息的费城威斯达研究所出任所长，还带走了莱德利的几位同事。他的离职闹出了很大动静。莱德利实验室花了数百万美元研究脊髓灰质炎，却没有得出什么像样的成果，于是该公司管理层指责科普罗夫斯基窃取了属于公司的科研资料和病毒株，赫勒尔德·科克斯是主要的指控者之一。但科普罗夫斯基矢口否认。[41]

在威斯达研究所，科普罗夫斯基还会继续研究脊髓灰质炎，寻找大规模试验的新机会。他甚至联系了阿尔伯特·萨宾，希望与萨宾合作，但此时的萨宾已经一点儿跟他合作的兴趣都没有了。"我得说，"贝尔法斯特事故发生后，萨宾写信告诉同行约翰·保罗，"我觉得希拉里·科普罗夫斯基完全不值得合作，因为他当面跟你说的花言巧语你一句都不能当真，他在科学会议上发布（或者未能成功发布）的数据也一样靠不住。"现在，脊髓灰质炎活病毒研究领域进入了人各为己、自求多福的时代。[42]

到 1956 年，萨宾对病毒的研究已经取得了很大的进展。"我已经选出了最棒的 II 型和 III 型病毒子代，现在我正在测试……两种 I 型病毒株，"他写信告诉约翰·保罗，然后一如既往地补充说，"研究工作进行期间，我从来没在周六或者周日休息过，从没离开过实验室哪怕一天。"1 月，萨宾接到了公共卫生局打来的电话，通知他有几位苏联科学家将拜访美国，学习"脊髓灰质炎的新知识"和"如何制备索尔克疫苗"。虽然苏联人的第一目标是匹兹堡，但他们还希望见一见其他脊髓灰质炎研究者，包括博迪恩、恩德斯、保罗和萨宾。萨宾能让他们来辛辛那提拜访他的实验室吗?[43]

当然可以，而且请他们一定要来，萨宾回答说。"我希望能安排几场会议和现场演示，我们医学院的院长也打算举行私人晚宴招待他们。"苏联人的到访十分顺利。他们告诉萨宾，最近脊髓灰质炎在苏联迅速蔓延，他们正在对索尔克疫苗进行早期试验。萨宾给客人看了自己的活病毒株，并表示自己有兴趣去他们的国家拜访，那也是萨宾出生的地方。苏联人答应让卫生部给他发邀请。[44]

接下来的事儿就要萨宾亲自去办了。考虑到冷战还在进行，他联系了卫生部医务总监办公室、公共卫生部和国务院，希望他们同意自己出访苏联。这几个部门的回应都十分积极。"一般而言，国务院乐于看到美国科学家出访苏联。"国务院的一位科学顾问写信告诉萨宾。但另一位顾问却提醒他"动作尽可能快一点"，因为"国务院对科学出访事务总是拖拖拉拉的，对于这一类的事情，杜勒斯（国务卿）就是拿不出一套固定的处理章程来"。[45]

一个月后，邀请函来了。经过两次冗长的 FBI 调查，国务院批准了萨宾出访，那年 6 月，萨宾乘飞机来到了列宁格勒。他在苏联呆了一个月，发表演讲、会见研究者、一有机会就兜售自己的疫苗。一回到辛辛那提，他就向有关部门提出了申请，想寄一些病毒样品给苏联以供测试。虽然国防部警告说俄国人可能将病毒"用于生物战"，但国务院还是批准了他的申请。萨宾的一只脚迈进了门槛里。[46]

现在的时机非常好。1953 年约瑟夫·斯大林逝世后，美国和苏联的关系已经开始解冻。与此同时，联邦政府对科研的支持力度不断加大，华盛顿出现了一批强力的官僚阶层，他们致力于寻求生物医学领域更广泛的国际合作。艾森豪威尔总统曾经承诺与全世界共享脊髓灰质炎疫苗的"技术知识"。现在看来，对这些知识的需求最为迫切的正是苏联。

脊髓灰质炎侵入苏联的时间很晚。直到 1930 年，苏联还是整个欧洲脊髓灰质炎发病率最低的国家，他们的年发病率还不到 1/100 000，相比之下，丹麦的发病率是 6.3/100 000，瑞典是 15.4/100 000。但是，随着苏联进入工业化、卫生条件改善，脊髓灰质炎也开始蔓延。1955 年，一系列的大流行迫使苏联人在莫斯科建立了脊髓灰质炎研究所，一流病毒学家米哈伊尔·丘马科夫出任所长，带队访问萨宾实验室的也正是他。苏联政府希望尽快开展大规模人体试验，摆在丘马科夫面前的问题是，应该采用哪种疫苗。[47]

这是一个艰难的决定，丘马科夫难以抉择。索尔克疫苗的早期试验结果喜忧参半。虽然苏联的脊髓灰质炎发病率有所下降，但这种疫苗的制造成本昂贵，使用起来也比较烦琐，而且效果不太稳定。和苏联科学家交流一番以后，萨宾觉得自己很有机会。他告诉约翰·保罗："苏联人表示，他们愿意和我一起研究弱化病毒口服疫苗。"不过驻莫斯科事务部的一位官员却告诉了萨宾另一个消息："我问了（苏联人的）打算。他们还没有确定要用活病毒疫苗，说要等到进一步测试以后再做决定；不过，他们希望在起步阶段采用索尔克那一类的疫苗，但需要用其他病毒株代替其中的马奥尼病毒。"[48]

苏联人最终将做出什么样的决定，两位美国科学家的态度是关键因素之一。萨宾非常渴望得到这个机会，索尔克则没这么迫切。丘马科夫曾邀请索尔克前往苏联考察疫苗生产设施，讨论大规模试验事宜，却遭到了婉拒。"我还记得，父亲无数次为自己当时没有去而悔恨不已，"乔纳斯的长子彼得·索尔克说，"可是母亲下定了决心。她告诉父亲，我受够了，你有多久没陪过我们了。母亲很少限制父亲的行动，但那次她就是坚决不同意让他去苏联。想起来真令人惊叹，她的举动可能改变了历史的进程。"[49]

与此同时，丘马科夫和萨宾的关系渐渐亲近起来，逐渐发酵为持续一生的友情（考虑到丘马科夫从来没学过英语，萨宾也不怎么会说俄语，这段友谊看起来有点奇怪）。丘马科夫和他的妻子玛丽娜·伏罗希洛娃一直致力于消除斯大林时代的影响，解放苏联的医学。那时候，苏联的教科书上还有这样的描述："多亏了苏维埃社会主义制度，苏联的感染得到了成功的控制。"事实上，1956 年萨宾在列宁格勒演讲时还曾遭到批评，因为他没有提到李森科①那些丢人现眼的理论；别人告诉他，李森科的理论一定能"制造出完美的疫苗，因为苏维埃的遗传原理能让我们以更好的方式挑选病毒"。[50]

不过，丘马科夫很快就会为萨宾提供一个至关重要的机会，事实上，他们两人都为对方带来了一些无价之宝。"当时，在我的研究领域里，"萨宾告诉一位国务院官员，"苏联人要向美国人学的东西比美国人能跟他们学的多得多。"1959 年，苏联人用萨宾提供的病毒株为一千万名儿童接种了疫苗。有的疫苗制成了药水，有的是糖丸。一小部分儿童接种了三联疫苗——该疫苗内含三种类型的病毒株，一次性服用完毕；其他大部分儿童分别接种了三剂疫苗（Ⅰ型、Ⅱ型和Ⅲ型）接种间隔期约一个月。当时在场的一位专家表

---

① Trofim Lysenko，苏联生物学家、农学家。李森科坚持生物的获得性遗传，否定孟德尔的基于基因的遗传学。他得到斯大林的支持，使用政治迫害的手段打击学术上的反对者，使他的学说成了苏联生物遗传学的主流。

示，这次试验堪比军事动员。"学校、托儿所、幼儿园、诊所、工厂，诸如此类的地方都变成了免疫中心。"政府通知家长在某个时间把孩子带到某个地方，各地官员确保所有人都能到场，儿科医生负责具体的接种工作。试验记录一丝不苟，"包括姓名、地址、年龄、使用的疫苗类型和接种时间"。一切都有条不紊，多亏了丘马科夫博士的努力、良好的项目规划和极权国家的高压强权。[51]

1959 年的萨宾试验和 1954 年的索尔克试验大相径庭，他们使用的疫苗、受试者人数和试验规划本身都不一样。苏联人不打算照抄美国人的双盲试验。没有对照组，没有安慰剂，也没有哪个孩子故意不接种疫苗。整个试验以"人道主义原则"为基础，索尔克曾经想要这样的人道主义，却遭到了拒绝。丘马科夫表示，他们唯一的目标是扫除脊髓灰质炎。

到 1959 年年底，初步的结果出来了。"很高兴地告诉你，"丘马科夫写信给萨宾说，"你的疫苗在我国取得了新的胜利。获得免疫力的人数稳定增长，反映出……活病毒口服疫苗明显优于灭活病毒疫苗。"然后，丘马科夫丢出了一颗大炸弹。苏联卫生部决定给全国 20 岁以下的人口接种疫苗，总计 7 700 万人。"我正在运作一些事情，"他说，"准备让你入选我国医学科学院的名誉院士。"[52]

萨宾非常高兴。"如果事情进展顺利，"他回信说，"苏联也许会成为世界上第一个彻底扫除脊髓灰质炎的国家。"不过问题也来了。这么好的消息美国人肯定不会相信，他们会觉得这是苏联惯用的宣传手法。必须有来自非共产主义阵营的西方国家的人士，来独立鉴证萨宾的成果。如果没有第三方的背书，萨宾告诉丘马科夫，"人们会说，'好吧，可是苏联人的话我们能相信几成？'"[53]

幸运的是，有盟友愿意帮忙。对活病毒疫苗的支持者来说，贝尔法斯特试验无疑是一次挫败，但来自苏联的好消息也许能扭转局面，促使西方国家采用活病毒疫苗，包括美国。萨宾的密友、同样研究脊髓灰质炎的约翰·保罗帮了他这个忙。保罗说服了世界卫生组织（WHO）派出一位科学家前往苏联，研究本次疫苗试验并撰写公开报告。他推荐了耶鲁大学的同行多萝西·霍斯特曼来承担这份工作。[54]

选择 WHO 来做见证是顺理成章的事儿。WHO 一直认为，要在全球范围内扫除脊髓灰质炎，口服疫苗是最好的办法。霍斯特曼的名望无懈可击。她一向以行事缜密著称，素有正直之名。虽然她和萨宾的关系颇为亲近，但她一定能写出客观的报告来。

1959 年秋①，霍斯特曼在苏联呆了 6 个星期。她向 WHO 提交的报告印象成分居多，不过她表示情况十分乐观。所有事情都井井有条，她写道："接受评估的地区实验室工作的标准十分严格，设施也相当充足。"不过还有很多事情要做，最终的结果"还要等上好一阵子才能出来"。她总结说，有一点显而易见，萨宾的病毒株安全有效。的确，"1959 年，服用了口服疫苗的苏联人发病率明显下降，这表明疫苗可能极大地降低了瘫痪性脊髓灰质炎的发病率。"[55]

事情真的这么顺利吗？在苏联这么个幅员辽阔、管制严格的国家，6 周时间足以得出可信的结论吗？如果我们仔细研究一下霍斯特曼在这关键的几周里的信件往来，或许会发现一些令人不安的蛛

---

① 原文如此，此处时间线似有误。

丝马迹。比如说，有迹象表明萨宾曾通过约翰·保罗联系过她，
1959 年 10 月，保罗写信告诉霍斯特曼："ABS（阿尔伯特·布鲁
斯·萨宾）上周在我这儿的时候说过一些话，我赶紧把摘要记下来
寄给你。也许这份摘要里你不知道的信息不多，但我觉得它或许会
对你有所帮助，你写报告的时候可以验证、参考一下。"[56]

更明显的是霍斯特曼在 1959 年 10 月 3 日写下的一份"随手笔
记"，上面写道："工作的口径主要是由苏联负责脊髓灰质炎活病毒
疫苗事宜的丘马科夫教授确定的。"她在这里写下的结论更加谨慎：

> 总体评价：丘马科夫一家的确做了很多工作，他们派人带着疫
> 苗前往全国各地；现在，很多地区的准确数据尚未统计完毕，样品
> 的实验室分析工作亦有滞后。虽然到明年 1 月，会有更多数据准备
> 就绪，但要筛选出统计学、流行病学、血清学和病毒学等方方面面
> 的数据，在略显混乱的局面下推动项目前进，需要的远不止这点
> 时间。[57]

事实上，霍斯特曼尽了最大的努力，靠着粗略的信息写出了报
告；她暗示了数据的匮乏，却没有太过强调这一点。她承认，"美
国之所以会接受萨宾的疫苗，这份报告起了至关重要的作用"。[58]

1960 年，在一片欢庆的气氛中，苏联代表团来到华盛顿特区，
出席了第二届脊髓灰质炎活病毒疫苗国际大会。代表团成员骄傲地
宣布，他们的国家获得了"不朽的胜利"，扫除了国内的脊髓灰质
炎。虽然霍斯特曼的报告已经让很多研究者相信了苏联人的话，但
仍有一位美国科学家站起来，以一种挑衅的方式坦率地表达了自己

的怀疑。他的发言结束后，一位苏联代表团成员简短地说："我愿意向你保证，我们苏联人爱护自己的孩子，这一点我们和美国人，或者全世界任何地方的人都一样。"[59]

与会代表全体起立鼓掌。新时代拉开了帷幕。

15　萨宾星期日

—

从 20 世纪 30 年代开始，国家小儿麻痹基金会就打出了"我们能征服脊髓灰质炎"的动员口号，以此召集志愿者、募集捐款。1956 年，一条新标语出现了，标志着局势已经彻底改变。"我们仍未击败脊髓灰质炎，"他们警告说，"战斗还未结束。"但是对很多人来说，这句话听起来更像是墓志铭，脊髓灰质炎运动的使命已经完成，它的生命即将结束，亲手终结这场运动的正是它本身的成功。[1]

这条标语出现的时机说明了一切。1956 年，索尔克疫苗已经履行了大规模试验的承诺，弗朗西斯报告也宣告了消灭脊髓灰质炎的承诺即将实现。人们预期，1956 年美国报告的脊髓灰质炎应该下降到 15 000 例，只有 1955 年的一半；到 1957 年，报告病例数还将腰斩，下降到仅 7 000 例。40 岁以下的大部分美国人至少已经接种了一剂脊髓灰质炎疫苗，未来一片光明。

1956 年夏天，全国各地的游泳池重新开张，荒谬的流言逐渐消失。孩子发烧或是脖颈僵硬，邻居不再恐慌；报纸不再在头版实时播报脊髓灰质炎患者数量；媒体的注意力转移到了别的地方。

当然，脊髓灰质炎并未消失。不过既然发病率急剧下降，这种疾病已经不再令人惊慌失措。恐惧让位于自满，有人开始担心，自以为大获全胜的美国人会忘记这场战争是怎么打赢的。"现在，我们的主要问题，"托马斯·里弗斯表示，"不是索尔克疫苗有什么毛病，而是那些不肯接种疫苗的人有什么毛病。"[2]

但其他人看到了不肯接种疫苗的表象背后藏着更重要的问题，例如收入和阶层。要获得足够的免疫力，需要接种三剂索尔克疫苗，每次接种之间要有适当的间隔期，另外基金会还推荐每年再接种一次疫苗增强剂。这意味着需要多次拜访诊所或当地的医生。疫苗需要花钱，家长也必须带孩子去打针。统计表明，数百万儿童仍面临罹患脊髓灰质炎的风险，尤其是那些贫困家庭的孩子。过去，最容易感染脊髓灰质炎的是卫生情况良好的中产阶级家庭；而现在，风险最高的人群是未接种疫苗的城市贫民。1959 年，国家基金会的一份报告警告称："今天，最大的危险来自底层的都市'软肋'区域……那里的人们对这个问题不够重视，或者知之甚少，所以他们并未接种索尔克疫苗。"[3]

新标语说的没错，我们仍未击败脊髓灰质炎。但患病人数不断减少，受害人群转向城市贫民，国家基金会的根基也受到了冲击。母亲不再行动，捐款热情不再。大局如此，谁也无力回天，面对这样的情况，1958 年，巴塞尔·奥康纳向理事会提交了一份备忘录，谈到了让基金会"突破脊髓灰质炎局限"的计划。没有人比他更了解如何动员志愿者。"关于索尔克疫苗的诞生，"他写道，"某个人的一生可能平凡无奇，但如果他参与过一毛钱进行曲，他就可以说，'我曾为这件事付出过努力。不管我还做过其他什么事情，至少这是一桩值得我付出的事业'。"基金会必须再次激发人们的这种感觉。不过首先，他们需要一个理由。[4]

奥康纳考虑了各种选择。现代的两大健康威胁是癌症与心脏病，这二者都已经有了专门的慈善组织运作。精神疾病和老年病的范围太大，而且基金会的顶尖受益人对这两个课题都不怎么感兴趣。一毛钱进行曲关注的核心一直是儿童，儿童的福祉曾激励了无数的科学家和志愿者，基金会必须坚持这条道路。

"与专家进行长时间的讨论后"，奥康纳推荐了几个选项：青少年关节炎、先天缺陷和孕期保健。考虑到他在基金会的权威地位，不用再讨论其他选择了。"小儿麻痹症的开局很精彩，但它仅仅是我们的开局，"奥康纳说，"20 年前，我们抓住了时机，对一种可怕的疾病宣战；而现在，是时候进入更广阔的天地了。"

他们也做出了承诺。基金会永远不会抛弃脊髓灰质炎患者，不过他们很可能不得不削减科研资助。基金会也会继续努力，"让索尔克疫苗尽善尽美"。这一点非常重要，因为阿尔伯特·萨宾和他的支持者正在致力于为脊髓灰质炎活病毒疫苗争取生产许可，他们的力量正在不断增强。奥康纳不愿意看到萨宾把索尔克排挤出局。

1959 年，在主席的催促下，基金会批准了索尔克的最后一笔脊髓灰质炎资金申请，金额高达 306 564 美元，此外还有 28 000 美元的间接支出拨款。这笔钱的资助期仅有"一年"，表明基金会已经有了新的方向。脊髓灰质炎长期资助的时代结束了。[5]

乔纳斯·索尔克不打算转过身去，放弃这场战斗。他对自己的疫苗和它所代表的灭活病毒理念很有信心。自安娜堡辉煌的那天结束后，这些年里索尔克一直在研究诸多相关问题，例如如何提高疫苗效果、能否找到新的替代病毒株、多长的接种间隔期最完美，诸如此类。不过他也开始厌倦了疫苗研发的技术性工作，不想再试来试去，修修补补。他回忆说，随着时间流逝，他的兴趣逐渐转移到了生物科学中更大的谜题上。他的宏愿是，以现代医学的巨大进步为基础，"力图理解所有层面的人类问题"——包括生理性的、精神性的、社会性的和伦理性的。

索尔克脑子里已经有了一幅蓝图。他希望在匹兹堡大学创建一个"实验性研究所"，类似新泽西州声誉卓著的普林斯顿高等研究院。索尔克曾前往高等研究院考察运作机制，并与院长 J. 罗伯特·奥本海默会谈，这位睿智而颇受争议的核物理学家曾领导了研发出原子弹的曼哈顿计划。高等研究院和大学之间并无正式的从属关系，它的资金完全来自私人捐助。索尔克采取的方式与它略有区别。他希望匹兹堡大学为他的研究所支付大部分费用，同时由国家基金会提供大部分私人捐助。巴塞尔·奥康纳对这个设想很有兴趣，索尔克认为其他人也会支持他。[6]

但结果却出乎意料。人们对他的构想反响不一。有的批评者认为这证明了索尔克的名流身份，他需要得到外界的关注和赞美。也有人觉得这个所谓的研究所不过是失势者的避难所，这个男人已经没有任何一点成果可以贡献出来。"乔纳斯很长时间以来都悄无声息，这不奇怪；他拒绝和自己曾经的朋友讨论研究工作，也不奇怪，"一位同行轻蔑地表示，"他不敢。"[7]

1957 年，索尔克接触了匹兹堡大学的新校长爱德华·H. 利奇菲尔德。他说，他的目标是召集"一批经过挑选的科学家和学者"，研究"如何实现人体的生物学潜能"。利奇菲尔德的回应十分谨慎，他希望听到一些"更具体"的东西。在不清楚到底需要付出什么代价、不了解匹兹堡大学将在项目中扮演什么角色的情况下，他不愿意做出提供资源的承诺。"咱们私下里说，"他告诉索尔克，"再过几年，我们也许能理解你的部分设想。"[8]

利奇菲尔德干劲十足，骄傲自负。他生于 1914 年，与索尔克同龄，他在密歇根大学获得了政治学博士学位，同时还是棒球小联盟的球员。1956 年，利奇菲尔德辞去了康奈尔大学商学院院长的职务，来到匹兹堡担任校长。刚刚上任，他就接受了一份兼职，成了史密斯-科罗纳公司的董事会主席，这让匹兹堡大学的理事们深感震惊。"我们有共同的目标，但是如何实现这些目标，我有自己的方式，"他宣称，"这其中包括自由分配我的时间。"[9]

利奇菲尔德身兼二职，他总是坐着私人飞机来回奔波，处理两个职位的相关事务。他的冲劲为他赢得了全国性的名望，同时也为匹兹堡大学带来了喜忧参半的影响。在接受《时代周刊》采访时，利奇菲尔德表示，匹兹堡大学"资质平平，有停滞不前的风险"，然后他补充说："我们的教学质量差强人意。事实上，有时候相当糟糕。我们的科研进展也不尽如人意。"这时候，利奇菲尔德在校长的职位上只呆了不到 6 个月。[10]

但是在他的领导下，匹兹堡大学在全国的声望突飞猛进。捐款爆炸性增长，挑选学生的标准变得更加苛刻，教职员工的薪水上升，外界资金滚滚而来。利奇菲尔德的性格没有妨碍他的工作。"他是一位帝王式的管理者，"一位同事回忆说，"他住的房子富丽堂皇，出行就坐私人飞机。他的生活像路易十四那样奢靡。不过正是他推动了这所大学一路向前。他是一位有远见的帝王，他的野心推动了医学院前进。"[11]

利奇菲尔德理解索尔克提出的研究所的价值，它一定会为匹兹堡大学带来更多的声望。麻烦在于研究所的管辖权。这所研究所将要设立在匹兹堡大学的房子里，花匹兹堡大学的资金，消耗匹兹堡大学的资源，那么在利奇菲尔德看来，双方应该都拥有控制权。

但索尔克不同意。他回答说，伟大的研究所需要绝对的自主权。"你必须允许我……拥有……完全独立的自主权。我会尽我所能为大学做出贡献，但是我需要确保自己不会遇到什么大大小小……难以克服的阻碍。"[12]

两个人都有自己的道理，而且他们都不愿意让步。索尔克想要完全的自主权，建立一个更宏大、结构更松散的科研组织。利奇菲尔德则希望设立一定的资金额度和组织自由度，在此范围内他愿意尽量满足索尔克的要求。作为妥协，这位校长组建了一个委员会来研究相关事宜。他甚至请了奥本海默出任委员，后来证明这是个错误的举动。不出所料，奥本海默支持索尔克的想法，他滔滔不绝地发表了一大篇意见，谴责官僚主义压制科研。"利奇菲尔德博士，我们不需要讨论什么组织形式，"他明确表示，"就是讨论得太多，天上才没有美国的人造卫星！"[13]

委员会陷入了僵局。奥本海默私下里鼓励索尔克去别处寻找建立研究所的机会——双方很快就会接受这个方案。虽然索尔克还未完全放弃匹兹堡，但他的耐心已经不多了。"我希望明年的各种烦心事儿能比今年少点儿，"1959年，他告诉一位同事，"半开玩笑地说一句，'我真是受够了。'"[14]

利奇菲尔德也有同感。在一份咄咄逼人的备忘录里，他说索尔克就像个妄自尊大的自私鬼，除了自己的需求以外什么都看不见。"我们都盼着找到大家都能接受的方案，好让他满意"，利奇菲尔德写道，可是有的事情确实是做不到的。索尔克拿的薪水已经是全校最高的了，而且他还掌管着一个一流的实验室，实验室所在的大楼以他的名字命名。"医学院已经给了他前所未有的自由度。他没有教学任务，也不会有人要求他对教学工作做什么贡献。校方让他随心所欲地以他自己的方式研究他自己想研究的课题。与此同时，他还拥有本校教职工的所有特权，包括招收研究生协助科研工作。"[15]

利奇菲尔德警告说，索尔克的要求非常危险。如果建立这样一个独立的研究所，那就是"树立了一个先例，这会影响到学校的其他部门；以后如果其他人也提出类似的要求，校方还怎么去拒绝"。显而易见，问题来了：索尔克值得校方如此大费周章吗？利奇菲尔德认为不值得。他说，如果因为某位教职员工名气很大，校方就举手投降，那将是一个严重的错误。其他大学都盯着呢，"比如说，那些拥有诺贝尔奖得主的学校，他们的教职员工贡献远大于索尔克博士"。匹兹堡必须站稳立场，不受胁迫。"对于那些基本的原则性问题，校方无论如何都不应该让步。"[16]

不到一年后，索尔克离开了匹兹堡大学。对利奇菲尔德和他周围的小圈子来说，这事儿没什么可遗憾的。很多人已经开始厌恶索尔克，觉得他不像正统的学者，反而更像受尽宠溺的巨星。他们支持利奇菲尔德在谈判中的强硬立场，并宣称匹兹堡大部分教职员工都持同样看法。一位院长甚至幸灾乐祸地四处散播流言，说索尔克傲慢自大、喜怒无常，已经得罪了某些"重要的博士"。这个小道消息是他从理发师那儿听来的。[17]

对利奇菲尔德来说，还有最后一个问题要解决：控制损失。乔纳斯·索尔克曾是匹兹堡大学最负盛名的教职员工。他让匹兹堡医学院在学界有了一席之地，也为整个地区带来了荣耀。校方该如何对外解释这个重大的损失？公众会作何反应？

利奇菲尔德最担心的是，虽然匹兹堡大学没法满足索尔克，但也许会有其他大学愿意为他提供条件，如果真是这样，那就会显得他这个校长目光短浅、嫉贤妒能。不过事情没有这样发展。1960年，索尔克宣布了自己的计划，他打算在加州拉霍亚设立一个独立的科研机构，资金完全来自私人资助。匹兹堡大学脱险了。"现在，我们的目标是，"利奇菲尔德写道，"确保给外界留下这样的印象：索尔克并不是为了其他大学的职位而离开匹兹堡，而是为了追求完全不同的环境和氛围而离开。"利奇菲尔德深感庆幸地补充道："索尔克博士和我们一样，希望以这样的口径向所有关心此事的人作出交代。"[18]

这是真的。索尔克希望留下一个优雅的背影。他希望大家知道，他离开匹兹堡是迫不得已——不是因为和管理层有矛盾，而是为了"一个非常特别的地方"提供的非常特别的邀约。匹兹堡的校长松了一口气，他表示完全理解索尔克的想法。"寻求独立是一件好事儿。"爱德华·利奇菲尔德说。[19]

几年后，索尔克会谴责利奇菲尔德对他的排挤。"我们本来可以在匹兹堡建立研究所，千真万确，"他宣称，"但是关于如何设立这一机构，利奇菲尔德和我的意见出现了分歧。我认为研究所必须围绕特定的人来建立，他觉得……科学研究所的管理方式与监狱、大学、教堂什么的并无区别。最后，一切都很清楚了，在一个什么都规定好了的地方，我无法取得成功；从某种意义上说，正是这一点导致了我的离开。"但其他人却有不同意见。索尔克在匹兹堡的相当一部分同事觉得他"喜欢自行其是"，他越来越自私，离大家也越来越远。事实上，没几个人去给他送别。"我们是一个团队。我们应该团结一心，建设自己的学校，而不是远走高飞，这一点很重要。"医学院院长回忆说，"乔纳斯更感兴趣的是筑好他自己的巢，而不是建设学校；不过，当然，那是他的特权。"[20]

看来，独立并不容易。乔纳斯·索尔克前往西海岸，展开了一段新的生活，有了一个全新的开始，但谁也无法逃离自己的过往。旧伤口很快就会重新崩裂，老对手将再次出现。老战场上出现了新的生力军，这一次的战斗将带给他耻辱与挫败。

20 世纪 60 年代是阿尔伯特·萨宾的时代，正如 20 世纪 50 年代曾是索尔克的时代。挟苏联脊髓灰质炎试验胜利之威，萨宾开始动手扫除领域内的敌人。他的行动主要目标有二：首先，证明他的疫苗优于其他的活病毒疫苗，例如希拉里·科普罗夫斯基和赫勒尔德·科克斯的疫苗；然后，让大家知道他的疫苗强于乔纳斯·索尔克的灭活病毒疫苗。"他们的争斗活像一群狗在抢骨头。"一位科学家回忆说。"索尔克、萨宾、科普罗夫斯基、科克斯，"另一个人表示，"我倒是很想看看他们组合摔跤。"[21]

活病毒领域的王者之争，萨宾大获全胜。比起科克斯和科普罗夫斯基来，萨宾有着很大的优势。在别人眼里，他是一位独立的研究者，为人类的福祉而努力；而另外两位却受雇于商业公司，为私利而工作。萨宾得到了脊髓灰质炎一流研究者的强力支持，另外两位基本没几个支持者。萨宾懂得公关的重要性，宣传自己、打击对手，而且他有能力进行各种公关活动。一位作家说，萨宾的行动让他看到了"有条不紊、极富科学性的指挥才能"。[22]

他们三人的疫苗都曾接受大规模测试。科普罗夫斯基的试验在比属刚果完成，科克斯则是在安第斯。但比起萨宾在苏联的盛大演出，他们两人的试验规模都小得可怜，而且，他们的试验结果未经过第三方确认。此外，科普罗夫斯基还背负着贝尔法斯特的惨败，显然，他只能排在第三位。科克斯的背后是莱德利实验室，这家公司投入脊髓灰质炎活病毒疫苗的科研资金超过 1 100 万美元，另外还花了 200 万美元建设生产设施。但科克斯在洛克菲勒研究所工作时曾与萨宾共事，根据他对萨宾的了解，他感觉到以后还有麻烦。"我无数次希望自己从未涉足这一项目，"他向一位朋友吐露了心声，"但现在，我别无选择，只能奋力前行，争取最后的胜利。"[23]

科克斯有理由顾虑。1959 年，随着争斗的升温，萨宾告诉莱德利高层，有流言说科克斯的疫苗"毒性只经过了轻微的削弱"，很可能有危险；这无疑是在暗示莱德利选错了支持的对象。科克斯愤怒地要求萨宾收回自己说过的话，萨宾却没理他。"我相信你非常清楚，"科克斯回应说，"你发表的言论影响力很大，而且暗示我的疫苗有缺陷……你应该知道，如果我或者我的合作者有任何理由相信我们的病毒株有丝毫致病的可能……那我们一定会第一个宣布这个消息……你（的指控）给我们造成了很大的困扰，因为它完全不符合事实。"[24]

1960 年，萨宾和科克斯获得了在美国境内实施疫苗试验的许可。萨宾顺理成章地选择了辛辛那提和附近的俄亥俄州汉密尔顿郡作为试验地点。当地社区参与了试验，正如当地的主要报纸所说，他们知道，"整个国家都在关注本次试验"。萨宾的试验于 4 月 24 日启动，持续几个星期，发放疫苗的时间是星期日，所以这一天又被称为"萨宾口服疫苗星期日"，近 20 万人在学校、医院和诊所外排起了长队，其中大部分是儿童，他们都领到了藏在甜甜的糖浆和糖块里的疫苗。

当地社区的确有理由自豪。萨宾的大本营就在辛辛那提，而且他发誓说，这里很快就会成为美国第一个"让脊髓灰质炎绝迹"的城市。不过萨宾的问题一如既往，他无法忍受不同的意见。在一封写给美国卫生部医务总监的信里，汉密尔顿郡的卫生专员很是抱怨了一番，他说，处理试验相关事宜让他感到"疲惫不堪，压力很大"。"萨宾博士一直非常努力，想让他的产品获得本地的支持，"专员写道，"我觉得他的行为有些过火，损害了公众利益。"根据这位卫生专员的说法，汉密尔顿郡不需要搞什么萨宾口服疫苗星期日。由于索尔克疫苗的广泛使用，这个郡本来就已经没有脊髓灰质炎了。他说，事实上，萨宾的宣传重新激起了人们对一种已经不复存在的疾病的恐惧，反而让大家忽略了其他更重要的卫生问题。他说："我觉得这整件事是有害的。"[25]

与此同时，科克斯在佛罗里达州戴德郡展开试验，接受免疫的人数超过40万。外界对他的项目很感兴趣，因为只有他的疫苗是三联式的——一剂疫苗里含有三种病毒株，可以一次性完成免疫。不过他的试验结果却颇有争议。虽然他的疫苗成功地激发了受试者的免疫力，但是有6位受试者在服用樱桃色液体疫苗后的7~14天内患上了严重的脊髓灰质炎，这正是脊髓灰质炎病毒引发瘫痪性疾病所需的时间。虽然没有证据表明这些病例是由疫苗引发的，但人们普遍怀疑可能发生第二次卡特惨剧。科克斯被淘汰出局。[26]

1960年8月，卫生部医务总监勒罗伊·E. 伯尼签字同意在美国境内试生产萨宾疫苗，这是发放生产许可流程的第一步。出于安全方面的考虑，科克斯和科普罗夫斯基的疫苗没有获得试制许可。卡特事故发生后，政府方面吸取了教训，现在有一批一流的脊髓灰质炎研究者为伯尼提供建议。试制许可发布后几小时内，4家大型制药公司宣布了生产萨宾疫苗的计划，辉瑞制药便是其中之一，此前他们已经在英国启动了生产工作。还有一家是赫勒尔德·科克斯的雇主莱德利实验室，该公司的发言人表示，"在商言商"。数百万的科研资金已经花了出去，生产设施也已准备就绪，是时候拥抱胜利者，推出疫苗了。[27]

在百老汇 120 号那间富丽堂皇的办公室里，巴塞尔·奥康纳开始坐不住了。基金会投入了上百万美元的资金，支持萨宾获得了今天的成就，现在奥康纳希望得到回报。不过，虽然花了这么多钱，但他一直盼着萨宾的项目失败。安娜堡会议是奥康纳的辉煌时刻，索尔克疫苗是他献给世界的礼物。而现在，萨宾的胜利指日可待，他眼睁睁看着自己为之骄傲的东西分崩离析，但他却无能为力。

现在已经没有什么人支持索尔克了。曾经的盟友拒绝为他公开表态，例如托马斯·弗朗西斯和戴维·博迪恩。与此同时，不少一流的医学专家见缝插针地宣传萨宾疫苗的优越性，例如约翰·保罗、约翰·恩德斯和米哈伊尔·丘马科夫。在医学界和科学界的大会上，在公共卫生的重要会议上，他们不遗余力地支持萨宾疫苗，而且通常萨宾就站在他们身边。基金会的一位官员参加了波士顿的一次座谈会，他在发回总部的备忘录中写道："会议主席约翰·恩德斯博士表示，脊髓灰质炎问题还未完全解决。现在，索尔克疫苗已经经过了 5 年的试验，的确有一部分受试者获得了对脊髓灰质炎的免疫力，但免疫力的持续时间尚属未知。有证据表明，索尔克疫苗的效果并不尽如人意……然后，他介绍了一位与会学者，该学者质问：'为什么索尔克疫苗未能完全成功？'"[28]

这些反索尔克的素材大部分来自 1958 年和 1959 年一系列零星的脊髓灰质炎爆发。大部分专家相信，问题主要出在接种疫苗的流程上，而非疫苗本身。针对美国大城市展开的研究表明，40 岁以下的城市人口中可能有一半的人未能获得完全的免疫力。事实上，来自底特律的数据显示："罹患瘫痪性脊髓灰质炎的患者中，只有12%的人接种了全部三剂索尔克疫苗，这些患者中73%的人从未接种过疫苗。"根据 HEW 流行病学主管亚历山大·兰米尔的说法，情况最严重的是"社会阶层较低的地区和黑人聚集区"，他很怀疑，目前这些地区的脊髓灰质炎发病率比疫苗普及之前还要高。[29]

　　国家基金会顺理成章地启动了宣传攻势，提醒人们注意及时给孩子接种疫苗。但对于现在的局面，奥康纳觉得阿尔伯特·萨宾也有一部分责任。奥康纳表示，萨宾不遗余力地攻击索尔克疫苗，这无疑是鼓励公众推迟接种计划，等待更新、据说效果也更好的萨宾疫苗出现。奥康纳认为萨宾是在有意误导公众，于是他勃然大怒；他找到了基金会最受尊敬的科研偶像托马斯·里弗斯，请求里弗斯阻止萨宾的中伤。

　　里弗斯和奥康纳一样重视基金会。从基金会成立之初，他就已参与其中，最开始是担任基金会主席特别助理，然后是医学督导，最后，他在 1958 年成为了基金会的医学事务副主席。在他担任病毒研究委员会主席期间，里弗斯一直支持索尔克的灭活病毒疫苗研究工作，他还为 1954 年的大规模实地试验提供了幕后指导。里弗斯所做的这一切都是出于公心，他个人并不偏袒疫苗之争的任何一方。（他对那两位竞争对手的称呼都完全不偏不倚，萨宾是"聪明的犹太人"，索尔克是"年轻的犹太人"。）里弗斯的目标很简单，他只想彻底扫除脊髓灰质炎。

　　萨宾对索尔克疫苗的攻击不断升级，里弗斯和奥康纳一样大为光火。他觉得，一位科学家以如此嚣张的方式贬低对手、自抬身价，

这简直就不堪入目。萨宾宣称索尔克疫苗的有效率"只有 60%～
70%"，而公共卫生局宣布的数据是 90% 左右；萨宾还说，如果当局
不能立即为萨宾疫苗发放许可，那将有"成百上千的儿童"因此丧
命，这些言论深深伤害了里弗斯。"我觉得你的说法毫无根据，"他
责备萨宾说，"你是一位优秀的病毒学家，不过我相信，你的统计
学水平还亟待提高。"[30]

尽管如此，里弗斯仍希望基金会在这场混战中保持中立，不要
因为过去跟索尔克或是萨宾的关系影响现在的判断，而应该考察双
方疫苗的实际效果。他也公开表明了自己的态度，于是不可避免地
与奥康纳发生了冲突。1961 年，传染病防治中心在亚特兰大召开研
讨会，讨论两种疫苗的优劣。在专家云集的会议室里，奥康纳指责
里弗斯动摇了基金会的根基和他们追求的目标。两人爆发了激烈的
争执，大家不得不把他们分开。不过在曼哈顿的基金会总部，他们
又大吵一架，里弗斯当场倒下，十二指肠溃疡大出血让他险些丧命。

里弗斯在病床上给博迪恩写了一封信，他说，一旦谈到萨宾和
索尔克的问题，奥康纳就会变得不可理喻。"总部里的人谈到那两
人的疫苗时都得压低声音，"他写道，"我不愿意这么偷偷摸摸的，
所以我总是麻烦不断。"奥康纳对索尔克的忠诚令人钦佩甚至感动，
里弗斯表示，但这样的忠诚需要付出代价。"科学界里没有神圣不
可动摇的东西。有了更新、更好的发现，你就应该抛弃以前的
旧货。"[31]

博迪恩理解里弗斯的想法。作为基金会最早的几位受益人之一，
他早就尝过这种滋味。他回信说："对付脊髓灰质炎并不容易，无
论是对受害者而言还是对科研工作者而言。你的话让我不由得想起，

自从我们认识以来，我们几乎时时刻刻都在面对战斗和危机！对于你们基金会里的人来说，局面想必更加艰难，因为你们很愿意向前看，但却不得不解决一些遗留问题。"[32]

1961 年，美国医学会（AMA）也卷入了这场争斗。他们的会长表示，虽然医学会一般会避开此类争议，但这次他们无法置身事外。面对两种疫苗，医生无所适从，他们需要第三方的公正指导。所以，AMA 药物委员会将进行调查研究，并就"美国脊髓灰质炎免疫现状"做出报告。[33]

现在，萨宾占尽优势。一位观察家说他像是"一只坐在蒸汽压路机上的柴郡猫"。国会议员开始质问，为什么苏联的孩子用上了萨宾的疫苗，美国的孩子却没有。有人说美国不但在导弹的研发上跟苏联有差距，现在就连疫苗都有了差距，于是脊髓灰质炎疫苗变成了关乎国家安全和尊严的大事。与此同时，莱德利和辉瑞开始在广播电视上狂轰滥炸，宣传萨宾口服疫苗星期日带来的奇迹。报纸和杂志频频发问："为什么脊髓灰质炎新疫苗迟迟无法上市？"[34]

结果我们发现，AMA 药物委员会的主席曾经担任过辉瑞制药的医学督导，他的倾向性十分明显。事实上，他挑选出来写报告的那个人定期与萨宾通信，征求意见，询问数据，甚至直接请萨宾帮忙。"明年夏天我的一位同事将携妻子与三个孩子去印度呆一年，"他写道，"有没有办法给他们弄点儿活病毒疫苗？"萨宾非常乐意帮忙，他直接从实验室里寄了一瓶疫苗过去。[35]

从另一方面来说，索尔克只能从报纸上了解委员会的进展。他请求委员会提前向他透露一些消息，得到的回答是"现在还不行"。1961 年 7 月，在 AMA 的全国性大会上，药物委员会提出建议，一旦萨宾疫苗上市，就用它来替代索尔克疫苗，AMA 接受了这个提议。一位作家写道："在美国医学会 114 年丰富多彩的历史上，这样的举动还是头一回。通过投票，他们决定采用一种尚未取得公共使用许可的商业性产品——萨宾疫苗。"[36]

索尔克大发雷霆。"乔纳斯气得那么厉害，而且生气的时间那么长，甚至主动反击，我只见过那一次。"奥康纳回忆说。索尔克匆匆举办了记者招待会，指责 AMA 的科学立场并不公正，他们根本就是反对使用灭活病毒疫苗。他还更加直接地说，AMA 对一种"还不存在"的产品这么热衷，要是他们对索尔克疫苗也同样重视，那美国早就没有脊髓灰质炎了。这实际上是在暗示，对于目前不尽如人意的局面，AMA 负有不可推卸的责任。[37]

但他的指控收效甚微。AMA 科学督导约翰·尤曼斯写了一张言辞尖锐的纸条，回应称："在我看来，你对 AMA 报告的攻击既无科学眼光，也无道德底线。"然后索尔克提出，如果 AMA 打算"修正"自己的看法，务必提前通知他一声，结果他得到的回应十分尖酸刻薄。"你似乎是在暗示，你有资格让我们顾忌，"尤曼斯写道，"不过，恕我无法苟同。而且我相信，我们并无义务以你要求的方式提供报告。要知道，卡普罗夫斯基博士（原文如此），萨宾博士，科克斯博士，约翰·保罗博士以及业界其他研究者获取报告的途径与你完全相同。"当然，尤曼斯没有说的是，萨宾从一开始就能提前看到报告。[38]

AMA 的决定很受欢迎，而且言之有理。口服疫苗的有效性和便捷性的确优于索尔克疫苗，而且业界绝大多数研究者都更看好活病毒疫苗，大部分人觉得索尔克疫苗已经过时了。让人不安的是

AMA 采取的策略，他们的倾向性太过明显，调查时间表遮遮掩掩，委员会成员经过精心挑选，对信息的控制并不平衡，这一切都是为了达到预设的结果。[39]

索尔克还剩下最后一个办法。1961 年 8 月，他拜访了美国卫生部医务总监办公室，希望阻止他们在短时间内给萨宾疫苗发放许可。索尔克提醒当局，为了证明灭活病毒疫苗能否扫除脊髓灰质炎，我们在 1954 年展开了革命性的试验。他说，这场试验尚未完成。投入了这么多东西，美国人民有权知道，索尔克疫苗是否值得这所有的付出。如果贸然允许另一种竞品疫苗进入市场，那将"扰乱"最终结果，我们永远都得不到确定的答案。他苦苦恳求当局三思而后行。[40]

但他没能如愿。不到一个月后，HEW 为萨宾的 I 型活病毒疫苗发放了许可；接下来一年内，II 型和 III 型疫苗也将获得许可。到 1963 年，疫苗之争已经尘埃落定。萨宾疫苗获得了政府的批准和 AMA 的支持，成功进入市场。索尔克疫苗落败出局，它成了医学界的恐龙，一步步走向灭绝。

一位新的明星科学家诞生了，不过他与之前那一位不太一样。阿尔伯特·萨宾永远不会成为乔纳斯·索尔克那样的全民偶像，而且他似乎也并不在意。作为一位重量级的科学家，萨宾在乎的是业内同行的认可。现在有科学会议以他的名义举行，有传言说某些声望崇高的职位向他递出了橄榄枝，还有强烈的迹象表明他有可能受邀前往斯德哥尔摩领取诺贝尔奖。丘马科夫从莫斯科写来了一封信："很高兴地告诉你，我获得了我国最高的专业性奖励——列宁奖，多亏了你的脊髓灰质炎口服疫苗。很遗憾，由于规则的原因，你无法获得列宁奖的提名……不过在我看来，你为这件事做出了非常大的贡献……苏联的病毒学家和数以百万计的父母会永远感谢你。"[41]

作为一位痴迷于研究工作的科学家，萨宾曾在 1958 年写过一封信给朋友彼得·奥利茨基："我整整一生都在辛勤工作——直到现在也没有丝毫松懈，因为我并不满足于目前取得的成就。"两年后，他告诉奥利茨基："我衷心期盼 1961 年的到来，到那时候，我的脊髓灰质炎研究工作就将圆满结束。终于能够进入全新的研究领域，想到这个我就激动不已。"又过了一年，胜利已经在望，萨宾在信中说，他盼着"重返工作台，不再离开"。萨宾希望远离纷争，但事实上，他在论战中做了不少煽风点火的事儿。他常常说，在实验室外面花掉一天，这一天就永远不会再回来。"我们在一生中能做的事情这么少——时间又过得这么快。"[42]

那几位失败者没有他这样的哲人风范。众所周知，赫勒尔德·科克斯不好相处。"我是说，那家伙会跑去问门房，'你觉得我干的活儿是不是很棒？'"一位同事回忆说。莱德利实验室决定采用竞争对手萨宾的疫苗，科克斯深受打击，不久后就离开了这家公司。从那以后，他再也没有回到脊髓灰质炎研究领域。科普罗夫斯基比科克斯坚强一些，他宣称自己得到了解脱。作为威斯达研究所的所长，他可以回去研究狂犬病之类的老问题，也可以进入新的研究领域，例如多发性硬化和癌症。他说，只要大家记住，他是第一个有勇气让人类服用脊髓灰质炎活病毒的研究者，这就够了；他补充说："有时候我会自我介绍说，我是脊髓灰质炎萨宾疫苗的研发者。"这时候，他还不知道，他在脊髓灰质炎研究领域的路还没走完。[43]

乔纳斯·索尔克的故事也还在继续。虽然现在的他已经走出了实验室，但他永远不会接受萨宾获胜的最终结果。"正常情况下，父亲会努力看开一些。他真的很讨厌针锋相对，"彼得·索尔克表示，"但这一次他受到的伤害太深，作为一位科学家，他受到了严重的侮辱，所以他没法看开。他的余生一直被这件事所困扰，这么形容一点都不夸张。"[44]

1961 年，也就是索尔克疫苗垄断美国市场的最后一年，全国报告的脊髓灰质炎病例还不到 1 000 例，是多年来的最低点。但没有多少人注意到这件事。击败脊髓灰质炎已经指日可待。

16　大人物与幸存者

在 J. 罗伯特·奥本海默的启发下，乔纳斯·索尔克脑子里第一次冒出来了创办研究所的想法。在匹兹堡大学设立研究所的计划破产以后，索尔克走遍了整个美国，为研究所寻找理想的地点，经常和他一起考察的还有巴塞尔·奥康纳。索尔克回忆道，奥本海默"告诉我，'你有没有考虑过去加州？比起东海岸来，在那边你能做一些更加不寻常的事情'。"[1]

索尔克想要的正是一些"不寻常"的东西。"很难确切形容索尔克研究所的理念。"1972 年，也就是这家机构成立 10 年后，一位科学作家拜访了他们，发出这样的感慨。他们的募捐宣传册上说，研究所的目标是促进"人类的健康与福祉"。按照索尔克自己的说法，他希望把冰冷的科学与活生生的人性结合起来，发展"有良心的生物学"。在传统的大学里，教职员工被分为不同的部门，教学工作和管理事务会占去很多有价值的时间；但是在索尔克研究所里，遗传学、生物学、哲学、视觉艺术及其他各学科最顶尖的人才能够摆脱所有束缚，通力合作，为人类的健康与进步绘制蓝图。[2]

事实上，这个理念已在索尔克的脑海里酝酿多年。在匹兹堡大学，索尔克要求获得完全的独立性，利奇菲尔德校长为学校的大局考虑，拒绝了他的要求。此后，索尔克又修正了自己的理念。自安娜堡那段艰难岁月后，激烈的争斗困扰了索尔克的整个职业生涯，某些人认为，索尔克的乌托邦构想似乎源自于此。从那以后，直到他离开匹兹堡，他几乎没做什么正经的科研工作。他试图改进自己的灭活病毒疫苗，但阿尔伯特·萨宾的竞品活病毒疫苗来势汹汹，他的努力黯然失色。有时候，索尔克也会在其他领域做出一些新发现，比如说，他曾做过一项实验，试图培育出一种猴子的心脏细胞，这些细胞被注入身体后，身体会产生对外来（肿瘤）细胞的抵抗力。"乔纳斯·索尔克进入癌症研究领域"，毫无疑问，这样的消息会吸引公众的注意力，事实也的确如此。面对外界的疑问，索尔克澄清说："现在我们并没有研究癌症疫苗，我们在做的是关于细胞特性的基础研究工作，目前还无法用于医疗实践。"结果我们发现，他一直保持低调是有理由的。"后来，提高人体对癌症免疫力的索尔克理论无疾而终。"一位曾经的同事回忆道。[3]

曾与他并肩战斗多年的团队也分崩离析。1957 年，朱利叶斯·扬纳离开了索尔克实验室，他仍为索尔克忽略幕后团队的辛勤工作而耿耿于怀。吉姆·刘易斯和拜伦·本内特留下来的时间比他略长一些，不过他们发现自己越来越无事可做。"考虑到索尔克最终离开了匹兹堡，而且他追求的方向也变了，"扬纳回忆说，"他已经不再需要这些人的专业技能。"[4]

索尔克为他的研究所选择了一个羡煞旁人的地点。1960 年，圣迭戈市通过全民投票，拨给了索尔克一块土地，那地方位于多利松山顶，俯瞰太平洋，风景绝佳。研究所建筑预算高达 1 500 万美元，其中大部分由国家基金会资助。索尔克请来了建筑师路易·卡恩（Louis Kahn），要求他修建"一座值得毕加索前来拜访的建筑"。根据建筑师同行的说法，索尔克研究所是卡恩的"第一座大师之作"，用一位评论家的话来说，这些美不胜收的几何建筑群不亚于"爱琴海畔的宙斯神庙"。[5]

1963 年，索尔克研究所开张了。在丰厚的薪金、一流的实验室和奢华的美景吸引下，无数顶尖人才来到这座悬崖畔的研究所里，汇聚到索尔克麾下：物理学家利奥·西拉德、生物学家弗朗西斯·

克里克、病毒学家雷纳托·杜尔贝科、数学家兼哲学家雅各布·布罗诺夫斯基，这仅仅是其中的几位。"我觉得，要是有这么一个地方，而且我能够受邀去工作，那该多好啊，"几年后，索尔克回忆道，"不过我半开玩笑地说一句，要不是那座研究所是我创办的，那我肯定不会得到邀请。"[6]

按照最初的计划，国家基金会需要为索尔克研究所提供大部分的启动资金，每年还需提供 100 万美元的捐助。此外，索尔克还将利用自己的名望吸引新的捐助者，研究所麾下的科学家也会申请外部资金来资助自己的科研项目。不过至少在早期，这个设想的实际效果不太理想。募捐工作随意性太强，资金申请进展缓慢，研究所的支出远大于收入，只好靠基金会的补贴来维持平衡。基金会的确帮研究所付清了账单，但高层的担忧与日俱增。1965 年，基金会财务主管 H. E. 怀特写信告诉巴塞尔·奥康纳："如果研究所不能付出切实的努力，配合我们削减支出、寻求国家基金会以外的资金来源……那么我不愿意继续支付他们的费用。"[7]

也就是在那一年，索尔克辞去了研究所所长的职务，退居为主管，因为他希望专注于"科研和学术性工作"。不过他大手大脚的习惯依然没有改变，基金会仍为此忧虑不已。就连一向慈爱的奥康纳都向研究所理事会发出了警告："虽然我很希望支持我们理想中的这家研究所的发展，维持它的运作……但是，滥用基金会的资助不但令我深感担忧，甚至会危及基金会自身的生存与发展。"[8]

1972 年，奥康纳逝世。他死在出差的旅途中，为一生的辛勤工作画上了完满的句号。当时他正在凤凰城处理基金会事务，心脏病的再次发作让他永远地倒下了。虽然奥康纳活得够长，他看到了脊髓灰质炎在美国境内几乎绝迹，但是同样地，他也看到了自己的女儿在 1950 年罹患脊髓灰质炎，看到了外界的兴趣从索尔克疫苗转向萨宾疫苗这一戏剧性的变化——虽然他曾极力反抗这个变化。奥康纳逝世后，失去保护伞的索尔克陷入了危机。新的基金会管理层要求改变研究所现在的发展方向，对高层实施更好的管理。短短几个月内，新的构想出炉了："广受瞩目、名望尊崇"的索尔克将保留现在的主管职位，但要交出所有"科研大方向和管理方面的职责"。索尔克曾满怀热情地创办了这座研究所，但是现在，从本质上说，他仅仅是这家研究所的精神符号而已。[9]

索尔克宣称自己得到了解脱。10 年前，他申请资金、管理实验室的才能曾令同行嫉妒；现在，他进入了另一个角色，作为科研事务的管理者，他招募了一流的科学家，为他们创造完全没有压力的环境，鼓励跨学科交流，借此碰撞出天才的火花。同时，他开始思考一些关于人类生存的更重要的事情，他感到新的变革时代正在到来，世界将以前所未有的速度发生巨大的变化。他写了 4 本书来阐释自己的哲学思路（当他在深夜里凝望太平洋，这些想法常常会翩然而至）。"我们需要以革命性的思路有意识地引导变革，"他写道，"更深入地参与其中，借此有效地不断改善人类的处境。"[10]

时隔几年后回头去看，匹兹堡曾经发生的一切似乎都已无足轻重。"对现在的我来说，过去漫长的 10 年中发生了一些重要的变化，"1965 年，索尔克写信告诉汤米·弗朗西斯，"未来在我眼前越来越清晰。"索尔克已经脱下实验室白大衣和深色领带，换上了宽领带、V 领毛衣和丝质慢跑运动服。随着 3 个儿子离家去上大学（后来还进入了医学院），他的婚姻也破裂了。"没有什么标志性事件，也没有太大的痛苦，"达雷尔·索尔克回忆道，"多年来我的父母一直过着互不相干的生活。"1968 年，索尔克夫妇离婚了，唐娜·索尔克留在拉霍亚继续做社会工作。1 年后，乔纳斯与法国画家弗朗索瓦丝·吉洛通过一位共同的朋友相识。1970 年，他们的婚讯上了《纽约时报》头条："索尔克博士与毕加索的前情人弗朗索瓦丝·吉洛喜结良缘。"这对夫妇在巴黎郊区的讷伊举行了简单的仪式，随后返回加州，吉洛在加州建立了一个工作室，继续绘画。"弗朗索瓦丝和我有着相同的世界观，"索尔克告诉一位记者，"我们所做的一切都关乎艺术与风尚。"[11]

与此同时，阿尔伯特·萨宾正在辛辛那提的大本营里有条不紊地打扫战果。现在，他的口服脊髓灰质炎疫苗已经在美国和世界大部分范围内取得了胜利，索尔克疫苗已被排挤。专家认为，萨宾疫苗效果更好、使用更方便、制造成本更低；澳大利亚、中国、日本、中南美洲大部分地区和东西欧大部分地区都已采用萨宾疫苗。（荷兰和斯堪的纳维亚地区的疫苗主要靠政府生产，管控也十分严格，他们仍在坚持使用索尔克疫苗。）1985 年，萨宾自夸说："过去 20 年来，我的疫苗可能预防了约 500 万例瘫痪性脊髓灰质炎（每年 125/1 000 000 的发病率×20 年×20 亿人口）。"[12]

不过，他的疫苗也并非完美无缺。自 1955 年的卡特事件以后，美国境内再也没有任何一例脊髓灰质炎被归因于索尔克疫苗。事实证明，只要经过恰当的制备，索尔克疫苗的安全性无可挑剔。但不幸的是，萨宾疫苗却没法做出同样的保证。研究表明，萨宾疫苗引发了少量的脊髓灰质炎病例——大约百万分之一的概率——受害者通常是免疫系统较弱、患病风险较高的孩子。简而言之，活病毒疫苗的确明显优于灭活病毒疫苗，但它却有不容忽视的缺陷。除了阿尔伯特·萨宾以外，所有人都承认这一点，但萨宾却寸步不让。他坚称："没有证据表明这些脊髓灰质炎病例是疫苗引发的。"正如萨宾的朋友兼同行约瑟夫·梅尔尼克所说："他非常固执，他觉得只要自己坚持不动摇，事情就会如他所愿。"[13]

20 世纪 60 年代末期，荷兰的研究者研发出了效果更好的灭活病毒疫苗。人们不再需要接种增强剂，这解决了实际操作上的一个大问题。这一突破令乔纳斯·索尔克和他的儿子达雷尔（他已经是西雅图的一位儿科医生了）深感振奋，他们发表了一系列的文章，宣传灭活病毒疫苗的优越性。他们在文章中写道，现在美国的脊髓灰质炎发病率已经降到了极低的水平，残存的大部分脊髓灰质炎病例显然与活病毒疫苗的使用直接相关。因此，要彻底消灭脊髓灰质炎，美国人必须重拾索尔克疫苗，放弃萨宾疫苗。[14]

达雷尔·索尔克回忆说，他们的文章引起的反响简直令人绝望。"完全就没有反响，没有争议，没人对这个话题感兴趣——什么都没有，只有彻底的沉默。"这样的结果并不出人意料。政府、制药公司和医疗机构都觉得萨宾疫苗挺好，数千万儿童已经成功地获得了免疫力。到 20 世纪 70 年代中期，美国的脊髓灰质炎年发病率已经下降到不足 0.1/100 000——这是美国人口调查局统计发病率的最小单位。专家认为，这时候换一种疫苗毫无道理。萨宾疫苗的风险很低，但换掉它的代价却很大。既然这种产品卓有成效，那为什么要无事生非，削弱公众对它、甚至对整个疫苗免疫理念的信心？[15]

问题就出在这里。1980 年以后，美国几乎所有的脊髓灰质炎病例（每年 12 例左右）均可归因于萨宾疫苗。曾带来无数悲剧的野生脊髓灰质炎病毒几乎已经销声匿迹。鉴于这一情况，达雷尔·索尔克再次号召人们重拾他父亲的灭活病毒疫苗，这一次他得到的反响和上次一模一样，人们漠不关心，甚至大加嘲弄。"他根本不知道自己在说什么，"阿尔伯特·萨宾嗤之以鼻，"（他的工作）已经完全落伍了，他的信息并不真实……只是些老掉牙的渣滓罢了。"[16]

看起来，随着时间推移，乔纳斯·索尔克和阿尔伯特·萨宾之间的裂痕反而越来越大。这两位竞争者享有不同的名望、拥有不同的支持者、获得不同的奖赏。虽然他们两人都获得了颇负盛名的拉斯克临床医学奖（索尔克于 1956 年获奖，萨宾则是 1965 年），但这也是他们仅有的几个奖项交集之一。萨宾是精英组织美国国家科学院的长期院士，他于 1951 年进入科学院，提名的几位院士是托马斯·里弗斯（1934 年）、约翰·保罗（1945 年）和托马斯·弗朗西斯（1948 年）。接下来的几十年里，几乎每一位重要的脊髓灰质炎研究者都进入了国家科学院：约翰·恩德斯（1953 年）、戴维·博迪恩（1958 年）、托马斯·韦勒（1964 年）、弗雷德·罗宾斯（1972 年），还有多萝西·霍斯特曼（1975 年）。就连颇受争议的希拉里·科普罗夫斯基都在 1976 年入选了国家科学院。[17]

当然，在这个领域，唯一没有入选的重要人物就是乔纳斯·索尔克。索尔克的同行宣称，他的研究成果原创性不足，不值得认真考虑。他没有做出任何发现。一位科学家表示，在脊髓灰质炎之战中，乔纳斯的角色类似产品经理，而不是研究先驱。还有人说他食古不化、原创性不足，只会无耻地讨好公众。正如一位观察家所说，索尔克破坏了科研界"不成文的戒律"："汝应默默无闻。汝应归功他人。汝应在医学期刊上讨论研究工作，不应在报纸上哗众取宠。"[18]

1970年，萨宾获得了国家科学奖章，以奖励他研发出了"扫除脊髓灰质炎的疫苗，解除了人类健康的一大威胁"。（他会强调说，"这里可没提到其他疫苗"。）他还出任了以色列魏兹曼科学研究所的所长，直到1972年动过一次心内直视手术后才退休。一直有流言说萨宾或者索尔克可能获得诺贝尔奖，不过对萨宾来说，这样的流言伴随了他一生。1976年，米哈伊尔·丘马科夫从莫斯科给萨宾发来电报："亲爱的阿尔伯特：请立即将你在脊髓灰质炎领域的主要研究成果及个人履历航空邮寄给我，用于斯德哥尔摩提名。"萨宾回复说："你的好意令我深受感动……不过，你或许有兴趣知道，至少在过去3年内，已经有世界各地的多位人士为我提名诺贝尔奖，但目前仍无效果。也许你的推荐会成为最后那根稻草——不过坦率地说，我觉得希望渺茫。"[19]

他的直觉是对的。诺贝尔奖一直没有向他伸出橄榄枝。据说是因为脊髓灰质炎疫苗领域旷日持久的互相找茬，结果双方都失去了获得殊荣的机会。（索尔克曾经开玩笑说自己不需要诺贝尔奖，因为大部分人都相信他已经拿过了。）事实上，1954年，诺贝尔委员会已经为脊髓灰质炎颁过一次奖了，约翰·恩德斯、弗雷德·罗宾斯和托马斯·韦勒载誉而归，因为他们在非神经性的组织中成功培养了脊髓灰质炎病毒，大部分科学家认为，这个伟大的发现是解决脊髓灰质炎之谜的关键。所以，似乎没有必要为这个课题再次颁奖，虽然恩德斯不遗余力地向诺贝尔委员会推荐他的朋友，他写信告诉萨宾："我非常钦佩你在活病毒疫苗领域的研究工作，以及其他不可胜数的成就。"

1986 年，为了庆祝萨宾的 80 岁生日，多萝西·霍斯特曼以他的名义在贝塞斯达的国立卫生研究院举办了一场科学研讨会。出席这次盛会的有诺贝尔奖得主，例如戴维·巴尔的摩，有政府方面的顶尖科学家，例如安东尼·福奇，有脊髓灰质炎领域硕果仅存的巨擘，例如罗宾斯和韦勒，还有约翰·恩德斯和戴维·博迪恩的遗孀。索尔克没有受到邀请。1993 年萨宾去世时，一流期刊《生物制品学》出了一期专刊介绍他的生平和职业生涯，所有文章众口一词地褒奖萨宾，说他的活病毒疫苗终结了美国内外的脊髓灰质炎疫情，称赞他是世界上最伟大的病毒学家之一。[20]

对乔纳斯·索尔克的赞誉则完全来自另一个世界。萨宾是学术界的宠儿，索尔克是普通民众的偶像。萨宾拥有科学会议和一流期刊的赞美，索尔克得到的则是哈里·S. 杜鲁门好邻居奖、弗拉纳根神父青年服务奖（在内布拉斯加州奥马哈市的一座酒店舞厅里，索尔克彬彬有礼地接受了这个奖项）之类的荣誉。婴儿以他的名字取名。"索尔克坐飞机的时候，机长会通过广播告诉大家他在飞机上，"一位作家写道，"乘客们立刻热烈鼓掌。酒店总是为他免费升级到顶层套房，如果他非要到餐馆里吃饭，那免不了会有仰慕者前来打扰。"在公众民意调查中，索尔克一直和路易·巴斯德并列为最著名的医学研究者。1985 年，罗纳德·里根总统宣布将 5 月 6 日定为"乔纳斯·E. 索尔克博士日"，鼓励美国人向这位拯救了无数年轻生命的男子献上"恰当的赞誉"。十年后，《时代周刊》还将索尔克和其他几位脊髓灰质炎研究者列入了 20 世纪"100 位最重要的科学家和思想者"，他的照片与阿尔伯特·爱因斯坦、西格蒙德·

弗洛伊德一起出现在杂志封面上。"索尔克的职业生涯中至少有两件事十分醒目,"《时代周刊》写道,"首先,在其他人慢吞吞前进的时候,他以超群的速度研发出了脊髓灰质炎疫苗;其次,尽管作出了这样的贡献,但他却没有得到应得的奖励。"[21]

索尔克一直坚信,要彻底扫除美国的脊髓灰质炎,灭活病毒疫苗最可能取得成功;但是,在他职业生涯的最后那些年里,他的注意力却转去了别的方向。到 20 世纪 80 年代,索尔克研究所已经成了遗传学、分子生物学和神经科学领域的权威机构;但是,将基础科研与人道关怀结合起来的宏伟蓝图却已付诸东流。纯学术事务统领了整个研究所,诺贝尔奖得主和国家科学院院士接踵而来,索尔克关闭了自己的实验室,退缩到摆满了雕塑和当代艺术作品的优雅办公室里,继续思考人类变革带来的社会后果。

然后,艾滋病的快速增长突然成为全世界的噩梦。对这种疾病了解得越多,索尔克就越坚信,艾滋病和脊髓灰质炎一样可以通过疫苗来解决。不过正如索尔克所认识到的,二者之间主要的不同点在于,脊髓灰质炎疫苗的机制是预防尚未发生的病毒入侵,而艾滋疫苗必须应对的是已经发生的病毒感染。前者是预防性的,后者是治疗性的;前者的目的在于防患于未然,后者则应压制病毒的活性,不让它带来危害。但索尔克相信,研制两种疫苗的流程大体相同:分离病毒,用福尔马林给病毒灭活,加入佐剂提高疫苗效果,最后再将疫苗注射给患者,刺激身体免疫系统作出响应。"我开始从这样的角度来思考,"索尔克回忆说,"试图用 40 年前曾经成功过的方法解决现在的问题。"[22]

当然,对他的众多批评者来说,这正是问题所在。"从某种角度来说他很像是瑞普·凡·温克尔①，病毒学领域的老古董，"约瑟夫·梅尔尼克如此评价"新的"乔纳斯·索尔克，"他从沉睡中醒来，觉得在他做梦的这些年里，科学毫无变化，和他入睡时一模一样。"此时的阿尔伯特·萨宾已经因中风而失去了自由行动的能力，基本连话都没法说了；他在轮椅里听说了索尔克的艾滋研究工作，于是他艰难地拿起笔来，向这位恩怨纠葛40年的老对手发出了最后一击。"我认为索尔克的艾滋疫苗试验毫无科学基础，"萨宾写道，"而且从科学的角度来说，我也不同意他的其他大部分理念。"[23]

　　尽管如此，仍有人赞赏索尔克的研究方向。他们相信，就算他的研究本身无法得出像样的成果，至少可以起到公共宣传的作用。"这个人拥有巨大的公众影响力，"一位艾滋活动家表示，"他的名字有魔力，疫苗这个词儿从他嘴里说出来有着惊人的效果。"索尔克自己也希望公众能够因为他而更加关注这种疾病，他要求大家"拿出四五十年代一毛钱进行曲对抗脊髓灰质炎那时候的劲头来"。

　　他还参与创建了一家"免疫反应公司"（IRC），准备生产销售即将问世的疫苗。不过这一次，没有人再提起送给全世界的礼物这回事儿了，也没有"太阳的专利权"这样的比喻。索尔克承诺，如果他在该领域做出任何发现，那么新发现的所有权属于公司，于是他以3000美元的内部价格拿到了约50万股该公司股票。到1990年IRC公开上市，这些股票的价值已经飙涨到了300万美元以上。[24]

　　"按照乔纳斯·索尔克的设想，接下来的事情应该是这样的，"

---

① 　Rip Van Winkle，19世纪同名小说的主人公，进入森林后沉睡一觉，醒来后发现时间已经过去了数十年，作者以此代称"落后于时代的人"。类似中国的烂柯山故事。

一流科学作家乔恩·科恩表示，"他将成功研制出艾滋病疫苗，再次拯救世界，证明自己专注于大局的思路正确无误；与此同时，还能给那些一直抱团排挤他的科学界大人物漂亮的一击。"但世事难料，这么美好的结局不太可能发生。索尔克在艾滋病领域的研究毫无进展，哪怕是那些支持疫苗解决方案的人也对他的方法失去了兴趣。尽管如此，索尔克仍坚持不懈，并对那些质疑他研究工作的批评者大加嘲讽。"总要有一些超前于时代的人勇于前行，"他说，"这就是我的命运。"[25]

1993 年 9 月，索尔克回到匹兹堡参加自己肖像画的揭幕礼，这幅画像将悬挂在匹兹堡大学医学综合楼的礼堂里，离他曾经做出历史性突破的那家医院只有一箭之地。仪式开始前，索尔克告诉乔治·伯尼尔院长，他希望和朱利叶斯·扬纳私下里谈谈，扬纳曾是他的助手，现在已经成了医学院的杰出贡献教授。自从 1961 年，索尔克前往加州以后，他们两人再无交集，也从来没有联系过。索尔克觉得，出于礼貌，他应该和自己实验室老团队里唯一还在世的扬纳聊聊，但扬纳却不这么认为。扬纳回忆说，当时自己缓慢而温和地向索尔克说出了萦绕心头三十多年的"伤痛"。"'你还留着 1955年安娜堡会议的那份演讲稿吗？你有没有重新读过？'"扬纳开口说道，"'我们都坐在听众席里，你最亲密的同事，你忠诚的同仁，为了共同的目标，和你一起辛勤工作、全心奉献的人……你还记得自己提到了哪些人，又漏掉了哪些人吗？你怎么都不肯提及我们的名字，那么你有没有意识到，在那一刻，以及从那以后，我们是多么地震惊与痛苦？你明白我的意思吗？'我这样问他，他回答说，他明白。"

扬纳并未就此罢手。"我还告诉他，他在卡特事件中的表现也令我十分困扰，我仍然无法原谅他。那段回忆显然也让乔纳斯深受震撼，他几乎没做出什么反应。我相信，他肯定知道我指的是什么事。"

不愉快的谈话持续了片刻，然后伯尼尔院长过来邀请他们两人参加仪式。后来，扬纳在记者面前承认："我说了很多心里话，当面告诉了他，我也就放下了。我相信，这是第一次有人这么直接地跟他说这些事儿。"当被问及是否后悔与索尔克共事，扬纳回答说："绝对不后悔。你肯定无法想象，当时那份工作给了我多少激情与震撼。我唯一遗憾的是，他让我失望了。"[26]

1993 年 3 月 3 日，阿尔伯特·萨宾因心力衰竭而逝世，享年 86 岁。报纸上为他登出的讣告尊敬而疏远。"在他漫长的职业生涯中，"《纽约时报》写道，"人们铭记于心的是他的勤勉、努力和才华。"1995 年 6 月 23 日，乔纳斯·索尔克因心脏衰竭逝世，享年 81 岁。美国各大报纸的头版都刊登了他的讣告，几乎所有媒体都极尽溢美之词。"救世主""神使""人道主义者""人类的恩人"——这些称呼饱含着人们的敬意。"要评价医学界的伟人，有一个好办法：如果因为他的贡献，我们已经彻底忘记了他曾为我们带来了什么，那么他的成就无人能及，"《时代周刊》写道，"以这个标准来衡量，乔纳斯·索尔克博士的地位很高很高。"[27]

所有的讣告都提到了他们两人的关系，而且绝大多数文章的调子都一样。"乔纳斯·索尔克是一位英雄，"《匹兹堡邮报》写道，"但从很多方面来说，阿尔伯特·萨宾才是胜利者。"这两位对手去世时都以为一切已成定局，但令人惊讶的是，整个局面即将逆转。

1996 年，疾病控制中心免疫事务顾问委员会提出了一个意义深远的建议。当时，自然发生的脊髓灰质炎感染几乎已经从西半球消失，最后一例"天然"脊髓灰质炎是在 1991 年由秘鲁报告的，于是委员会成员觉得是时候关注一下美国每年与疫苗有关的十数例脊髓灰质炎了。这背后的逻辑很简单：萨宾疫苗成功地遏制了脊髓灰质炎的流行，而现在，它自己却成了彻底扫除这种疾病的最后障碍。[28]

1996 年，委员会提出的建议是一个折中的方案，旨在让美国进入脊髓灰质炎免疫的新时代。CDC 采纳了他们的建议，号召儿科医生采用"混合方法"，在孩子 2 月龄和 4 月龄时，各注射一剂灭活病毒疫苗；然后在孩子 12 月龄到 18 月龄，以及 4 岁到 6 岁时，再分别口服一剂活病毒疫苗。CDC 解释说，萨宾疫苗有极低的风险，不过可以通过索尔克疫苗来抵消，大多数儿科医生接受了这个说法，采纳了他们的建议。但是，"混合方法"的效果并不如预期，与疫苗有关的脊髓灰质炎感染依然存在，于是，CDC 顾问委员会得出结论：活病毒疫苗带来的好处不足以弥补它的风险。2000 年，CDC 开始支持美国全面回归索尔克疫苗，并建议只在特殊情况下采用萨宾疫苗——比如说，孩子即将前往脊髓灰质炎疫情暴发的区域时。[29]

这场疫苗之战转了一个圈，又回到了原地。虽然在大多数发展中国家，萨宾疫苗仍是主流产品，但它独霸美国 30 年的时代已经结束——至少目前如此。简而言之，正如达雷尔·索尔克所说："如果我的父亲能看到这一天，他一定十分欣慰。"[30]

不过，与此同时，关于脊髓灰质炎疫苗整体安全性的新疑问开始出现。怀疑者不太关注索尔克疫苗和萨宾疫苗之间的区别，而是更关注它们的共同点：1954 年到 1963 年之间的早期阶段，所有脊髓灰质炎疫苗中都含有有害的猴病毒。科学界内部长期以来一直在讨论被污染的脊髓灰质炎疫苗的危险性，但直到 1992 年，这个问题才吸引了公众的注意力。《滚石》杂志刊登了一篇文章，题为"艾滋的起源：石破天惊的新理论试图解答这个问题，'天灾还是人祸？'"[31]

根据这篇文章，"人祸"的矛头直指希拉里·科普罗夫斯基，这位科学家曾服务于莱德利实验室，现在则就职于威斯达研究所，他是口服脊髓灰质炎疫苗的先驱。文章中说，"75 岁的科普罗夫斯基嗓音低沉，魅力十足"，他曾于 20 世纪 50 年代末期在比属刚果开展脊髓灰质炎免疫试验，当时有近 100 万人使用了他的口服疫苗，在此过程中，他可能无意间把猴子的艾滋病毒传给了人类。"在鼓声的召唤下，"《滚石》记者汤姆·柯蒂斯写道，"非洲的农民来到村里的集合点，排队喝下液体疫苗。"和其他所有脊髓灰质炎疫苗一样，科普罗夫斯基的液体疫苗里含有用猴子的肾脏组织培养的脊髓灰质炎病毒。柯蒂斯提出，有一种猴子是 1 型 HIV 的天然宿主，正是这种病毒引发了人类艾滋病，而科普罗夫斯基的疫苗可能采用了这种猴子来做组织培养。

这篇文章的观点看似有理，但背后几乎没有什么证据支持，而且显而易见，它很容易招来诉讼，于是《滚石》不得不刊登了一篇"免责声明"。声明中写道，本刊编辑"无意暗示有任何科学证据表明，杰出的科学家科普罗夫斯基博士将艾滋病传给了人类"。尽管如此，人们心中的疑问却没有熄灭。科普罗夫斯基试验的时间和地点与世界上第一例已知的艾滋病病例高度吻合，这仅仅是巧合吗？[32]

1999 年，英国记者爱德华·胡珀的皇皇巨著《河流》又掀起了新一轮的争议，胡珀在书中提出，艾滋病是通过科普罗夫斯基口服脊髓灰质炎疫苗中被污染的黑猩猩组织而传染给人类的。科普罗夫斯基矢口否认，他旗帜鲜明地表示自己从未使用过黑猩猩组织，近年来搜集到的证据也支持他的这一表态。大多数专家认为，疫苗试验将 HIV 传染给人类的指控完全是无稽之谈，而且，近期的研究也没有在科普罗夫斯基疫苗的冰冻样品中发现可见的黑猩猩 DNA，于是怀疑者的指控更显苍白无力。一个科研组织表示："口服脊髓灰质炎疫苗引发艾滋病的说法可以就此罢休了。"[33]

但故事还在继续，关于艾滋病的争议只是其中的一朵小浪花。早在 1954 年，也就是索尔克试验启动的那一年，礼来制药的研究者就已发现，用于生产脊髓灰质炎疫苗的猴子肾脏组织中含有各种猴病毒，他们开始归类这些病毒。第一种病毒的编号是 SV1。随着时间流逝，发现的病毒越来越多。1959 年，NIH 的伯妮斯·埃迪博士把同类肾脏组织的滤液提取物注射给刚出生的仓鼠，结果大部分仓鼠长出了肿瘤，然后死去了。她分离出的是 SV40。[34]

这种病毒会威胁人类健康吗？谁也不知道确切的答案。不过有人假设，即便 SV40 会带来健康问题，也只有口服脊髓灰质炎疫苗可能有这个隐患——人们相信，索尔克疫苗采用了福尔马林来给脊髓灰质炎病毒灭活，那么这个过程同样会杀死猴病毒。1960 年，托马斯·里弗斯告诉阿尔伯特·萨宾，他的口服脊髓灰质炎疫苗里出现了 SV40 的踪迹，国家基金会为此颇为担心。"我希望你能搜集一些有说服力的证据，"里弗斯写道，"证明你的疫苗中现在含有的空泡病毒（例如 SV40）不会感染人类。"萨宾的回复一如既往的自信满满，他说自己的疫苗是安全的，刚刚完成的实地试验共有 8 000

万名苏联儿童参与，有力地证明了这一点，谁也不该凭空怀疑；而且，没有证据表明 SV40 会威胁人类。[35]

不久后人们发现，索尔克疫苗也遭到了污染。设计疫苗的时候，研究者并不知道猴子组织中含有猴病毒，福尔马林灭活程序也不是为了消灭这些病毒而设计的。直到 1963 年，美国政府才开始在所有新批次的脊髓灰质炎疫苗中筛查猴病毒，这意味着 1954 年到 1963 年期间，近 1 亿美国儿童已经在无意中接触了 SV40。对于这样的情况，萨宾似乎并不担心，索尔克也同样如此。他们两人都认为 SV40 对人体无害，这同样是当时学界的主流观点，只有寥寥几位科学家表示反对，其中包括特立独行的希拉里·科普罗夫斯基，他认为埃迪博士的实验十分重要，不容忽略。

和脊髓灰质炎以及艾滋病一样，关于 SV40 的争议也通过媒体的曝光得到了公众的关注。2000 年，两位大胆的记者戴比·布克金和吉姆·舒马赫在《亚特兰大月刊》上发表了一篇文章，引用反对派科学家的研究工作，指出 SV40 与几种致命的人类疾病有关，尤其是间皮瘤，它是肺癌的一种形式，通常与吸烟以及大量接触石棉有关。后来，这两位作家出了一本名为《病毒与疫苗》的书，指责联邦政府、制药公司和科学家无视脊髓灰质炎疫苗受到了可能（在他们眼里其实是一定会）致癌的病毒污染，并因此犯下了"医学史上最大的错误之一"。[36]

作为回应，NIH 和国家癌症研究所的官员引用亚洲、欧洲和美国的多项研究，表示学界并未发现 SV40 与人类癌症（包括间皮瘤）有任何相关性。"目前，"2003 年，NIH 的詹姆斯·格德特告诉国会，"我们认为，还没有决定性的证据能证明 SV40 与（人类）癌症的发展有何关系。"他说，新的实验还在进行中。[37]

当然，显而易见的是，近年来围绕脊髓灰质炎的科学争议已经发生了戏剧性的变化。"我们为自己的成功所困，"一位优秀的研究者表示，"这种曾经肆虐的疾病目前已逐渐式微，甚至销声匿迹。于是人们开始质疑疫苗本身。"[38]

胜利的光环笼罩一切，争议的声浪从未停歇，在这样的氛围中，那些被脊髓灰质炎改变了一生的人却常常被遗忘。今天，"脊髓灰质炎"这个词语指代的是一种需要接种的疫苗，而不是令人恐惧的疾病。"很有趣，"一位脊髓灰质炎幸存者表示，"多年来我的腿一直有点跛，我还佩戴着各种护具，但别人一般都不知道我的腿到底是什么毛病。"另一位幸存者回忆说，曾经有一位年轻的邻居问他，是否因为他的父母信仰某种不允许接种疫苗的"奇怪宗教"，他才会患上脊髓灰质炎。"对她那个年纪的很多人来说，"这个男人补充道，"脊髓灰质炎疫苗似乎天生就存在于世界上。"[39]

保守估计，美国至少有 40 万名瘫痪性脊髓灰质炎幸存者。有人通过康复疗程重建了残存的神经细胞与失去信号源的肌肉纤维之间的连接（轴突再生），恢复了大部分的肌肉功能，有人经受了多次手术，试图"找回丢掉的脚"、修复变短的腿或是矫正严重扭曲的脊椎，这样的手术需要钉骨钉、拉伸肌腱、融合关节。有人需要手杖和腋杖的支撑才能行走，有人需要穿特制的鞋子来补偿变短的腿，有人只能坐着电动轮椅行动，还有人需要呼吸机来辅助换气。不过，所有脊髓灰质炎幸存者一直有一个共同点：他们都强烈希望自己能够勇敢地面对身体的缺陷。有研究比较过这些人与勇于进取、争强好胜的 A 型人格者。用一位幸存者的话来说："我们受到的教育是：

你必须勇敢坚强。我做到了……永不放弃、严于律己，我需要这样的人生，只有勇敢坚强才能做到。"[40]

华盛顿特区国家复健医院脊髓灰质炎康复项目主管劳罗·霍尔斯特德表示，大部分脊髓灰质炎幸存者"与自己的身体建立了与正常人迥然不同的特殊关系。他们能够更加熟练地控制自己的肌肉和运动，这样的控制力……同样浸染了他们生活的其他方面，这也许能解释为什么有这么多的幸存者……在学习和工作上表现优秀"。调查表明，脊髓灰质炎幸存者的受教育程度高于大众平均水平，收入水平和结婚率也高于常人。"我们总是说，我们只想和其他人一样做个'正常人'，但你千万别信，"一位脊髓灰质炎幸存者在调查问卷中写道，"我们必须比其他人做得更好，才能补偿自己的缺陷……有时候连这都还不够。"[41]

经过多年的手术、复健和锻炼，脊髓灰质炎幸存者开始认为自己的情况已经稳定下来。他们把脊髓灰质炎视为一种静态的疾病，不太可能随着年龄的增长卷土重来或者恶化。但是到了20世纪80年代，这个令人舒心的假设受到了挑战，有的幸存者开始出现一些神秘的健康问题，让他们想起早年受到的折磨。他们的症状令人忧心忡忡：关节疼痛、畏寒、呼吸和吞咽困难、不断恶化的肌肉虚弱、极度疲劳。类似的情况出现得太多，脊髓灰质炎幸存者自发建立了组织，搜集信息并呼吁医学界重视他们的困境。索尔克和萨宾的年代过去以后，美国大部分医生从未治疗过哪怕一例脊髓灰质炎。虽然这样的情况的确表明了免疫的重要性，但他们对这种疾病的忽视令人绝望。[42]

1984年，霍尔斯特德博士和其他一些人组织了姗姗来迟的第一届研究脊髓灰质炎影响的国际会议。他们希望借此提高公众的警惕，促进医学研究的发展。组织者给那些恼人的症状起了个名字——脊髓灰质炎后综合征（Post-Polio Syndrome，PPS）。"从本质上说，没有名字就意味着没人认为这是一种疾病，"霍尔斯特德回忆说，"起了名字——哪怕不太准确甚至可能对病源有所误解——至少能赋予它正式的意义。"[43]

过去二十年里，学界对 PPS 的研究取得了一定进展。大部分人相信，这么多脊髓灰质炎幸存者遭遇的疲劳和肌肉虚弱是因为残存的神经细胞损耗过大，这套理论的依据是，患者在三四十年后才出现了这些症状。研究者表示，经受了最初的脊髓灰质炎侵袭后，残存的运动神经元萌发出新的分支，但随着时间过去，它们会发生退化。部分是因为身体机能随年龄增长正常老化，不过更重要的因素在于，这些残存的运动神经元承担的工作超过了应有的负荷。"这就像是你本来有一辆 10 缸的汽车，可是在得病以后，车里只剩下 4 个气缸了。然后，它基本正常地运转了 40 年甚至更久，"一位研究者解释道，"到了某个时间点，发动机就快熄火了。"[44]

虽然目前为止，PPS 还没有足以形成定论的诊断性检查，但根据估算，遭受不断恶化的肌肉虚弱与极度疲劳折磨的脊髓灰质炎幸存者，比例高达 50%。此外，当时的病情最严重、复健疗效最显著的患者最容易受到 PPS 影响。霍尔斯特德博士亲自现身说法。1954 年，还在上大学的霍尔斯特德染上了脊髓灰质炎，他"先是呆在铁肺里，后来换成轮椅，又换成腿部支架，最后彻底抛弃了辅助设备"。虽然他的右臂仍处于瘫痪状态，但他还是很快念完了医学院，在激烈的竞争中披荆斩棘一路向前；他开始相信，"脊髓灰质炎已成往事，我终于征服了它"。但是到了20世纪90年代初，霍尔斯特德写道："我的双腿开始出现新的虚弱症状。几个月内，情况不断恶化。以前我走路完全没有问题，锻炼的时候一下子能跳过6层楼梯，可是后来，我工作的时候得借助电动滑板车才能正常行动。"霍尔斯特德对自己的病情很有把握，这和10年来他在其他脊髓灰质炎患者身上发现的症状一模一样。[45]

PPS的确对一些不肯面对过去的脊髓灰质炎幸存者产生了极大的影响。"在此之前，"一位脊髓灰质炎幸存者表示，"我们大部分人不愿意接触同病相怜的人，更不愿意加入互助组织。我们知道自己的身体有缺陷，但却不愿意去想这件事，哪怕偶尔想到了这一点，我们也认为自己只是有点不方便，而不是残疾人。"但是由于PPS的出现，脊髓灰质炎幸存者因共同的恐惧和忧虑而聚集起来，他们开始回顾那些压抑已久的记忆：疾病到来时的头痛欲裂、浑身无力，确诊时痛苦的脊椎抽液，恐怖的隔离病区，伤心欲绝的父母，长时间无法与家人团聚，无数次手术，被石膏固定身体的日日月月，无助、耻辱、失败。脊髓灰质炎幸存者理查德·欧文博士在明尼阿波利斯的肯尼护士研究所创建了脊髓灰质炎后诊所，他回忆说，当时自己和其他患者常常在教学医院接受治疗，"我们身上只盖着一点点衣物，遮不住身体，更藏不住耻辱。"他们成了临床演示的绝佳道具。"我们很多人生病、康复都是在青春期，"欧文补充道，"除了成长中的压力和烦恼以外，我们还背负着脊髓灰质炎的重担。年轻的脊髓灰质炎幸存者要面对种种藩篱：行动不便，无法参加活动和社团，错过许多机会，挫败感无处不在，有时候还会遭到孤立。而且事实上，很多藩篱……是我们自寻烦恼。各种各样的应对手段常常掩盖了内心真实的丧失感。拒绝直视的态度常常会扭曲真实的情况。"[46]

那样的日子结束了。对 PPS 的担忧促使脊髓灰质炎幸存者结成强大的组织，应对他们面临的身体问题和心理问题，他们的行动又促进了美国蒸蒸日上的残疾人权利运动。1990 年，美国通过了《残疾人法案》，脊髓灰质炎幸存者居功至伟。该法案禁止歧视残疾人，并要求大部分公共场所设立便于残障人士使用的设施。更富有象征意义的是，1997 年，美国国家公园管理局在华盛顿为富兰克林·德拉诺·罗斯福修建的新纪念公园落成迎宾，但却遭到了残疾人权利活动者的抗议，因为这座公园几乎没有展现罗斯福抗争脊髓灰质炎的一面，脊髓灰质炎幸存者也加入了抗议的浪潮。公园管理局坚称，他们之所以这样做，是因为罗斯福本人不希望公众把他当成残疾人。"大萧条之后，这个国家渴望强有力的领导，"当局表示，"罗斯福也意识到了保持强硬形象的重要性。"但脊髓灰质炎幸存者希望所有美国人都能记住，他"既是一位英雄，也是一个残疾人"，他们辩称，罗斯福的残疾是他生命中不可分割的重要特质，如果没有这一点，罗斯福就不是大家最终看到的那个人。最后，管理局勉强在公园里增加了一座罗斯福坐在轮椅上的 10 英尺（约 3 米）塑像，对于那些最了解这位已故总统窘境的人，这个妥协意义重大。"从 20 世纪 30 年代以来，我国的残疾人权利运动走过了一条漫漫长路，"一位活动家解释说，"现在，我们的审美也应该直面这一挑战：转变残疾在大众心目中的印象。"[47]

1955 年，托马斯·弗朗西斯在安娜堡登上演讲台，向全世界宣布了人们渴求已久的消息：有效的脊髓灰质炎疫苗终于诞生了。自那以后，已经过去了 60 多年。今天的大部分美国人很难理解公众听到这个消息时的欣喜若狂。他们没有经历过 1955 年之前的那些脊髓灰质炎之夏，没有见过那样的场景：大门紧闭的电影院、空荡荡的游泳池、父母恐慌地警告孩子、报纸上每天刊登的脊髓灰质炎患者数字、戴着腿部支架蹒跚前行的儿童、挤满医院病房的一排排铁肺。

　　脊髓灰质炎已经成为历史，但它的故事就像一面镜子，映射出 20 世纪中期的美国文化，在这个受脊髓灰质炎危害最深的国家，人们几经艰辛，终于找到了应对它的方法。在脊髓灰质炎之战发生的那个年代，联邦政府尚未涉足医学研究，患者保健刚刚起步。作为唯一一家参与其中的慈善机构，靠着一往无前的领导力，国家小儿麻痹基金会让这种可怕但相对罕见的儿童疾病变得广为人知，也让脊髓灰质炎之战成为对抗潜在的公众敌人的全国性运动。广告、募捐、公关，他们采用各种最新的技术手段，指引人们前行。靠着一往无前的领导力，基金会聚集了一批争论不休的研究者，为他们提供计划的蓝图和科研资金，迫使他们共享科学发现，并对他们之中研制疫苗的紧迫感最强的那一位表现出明显的偏爱（没错）。靠着一往无前的领导力，他们实施了美国历史上规模最大的卫生试验——1954 年的索尔克疫苗试验，近两百万名儿童和数十万成年志愿者参与其中。靠着一往无前的领导力，一直支持这场运动的人们得到了承诺的回报：一个没有脊髓灰质炎的国家，一片能安居的土地。

　　这一切都来自志愿精神。这一切反映了"二战"后美国社会对医学和技术进步的坚定信念，用一位观察家的话来形容："胸有成竹、坐言起行的扬基传统美德"。严格说来，这样的精神与血统无关，而是深植于社会深处，因为巴塞尔·奥康纳是爱尔兰移民之子，托马斯·弗朗西斯来自威尔士钢铁工人家庭，乔纳斯·索尔克、阿尔伯特·萨宾和希拉里·科普罗夫斯基则是东欧犹太人的后裔。

后 记

虽然人们一直在努力消灭脊髓灰质炎，但直至今日，它仍困扰着世界上零星的部分地区。1987 年，世界卫生组织高调发出了全球性的号召，希望在 15 年内彻底扫除脊髓灰质炎。人们有理由乐观。通过萨宾疫苗的广泛使用，全世界大部分国家已经阻断了天然脊髓灰质炎病毒的传播。1987 年报告的 30 万例脊髓灰质炎病例集中在亚洲和非洲的几个"热点地区"。美国疾控中心（CDC）、联合国儿童基金会（UNICEF）和其他著名组织积极响应 WHO 的倡议，面临脊髓灰质炎风险的国家也非常愿意配合行动。[1]

也许更值得一提的是国际扶轮社（RI）的加入，这个组织满怀激情地举起了扫除脊髓灰质炎的大旗，就如半个世纪前的国家小儿麻痹基金会一样。RI 成立于 1905 年，是世界上第一个服务型组织，它的各个分社可以独立挑选自己资助什么项目。20 世纪 80 年代，菲律宾和南美出现了一系列的疫苗推广运动，自那以后，作为一个整体，RI 开始对脊髓灰质炎产生了兴趣。很多扶轮社成员在第三世界国家工作、生活，所以对扶轮社来说，关注全球卫生是顺理成章的事情。既然已经有了成功的疫苗，扫除脊髓灰质炎的目标看起来的确有可行性。

自 1987 年以来，国际扶轮社募集了 5 亿美元，为全世界的孩子接种脊髓灰质炎疫苗。（比尔和梅琳达·盖茨基金会捐助了超过 10

亿美元来为发展中国家的孩子提供各种免疫，其中包括脊髓灰质炎疫苗。）扶轮社与 WHO 合作，组织"全国免疫日"，迄今已为超过10 亿人口接种了疫苗。一位观察家提到："那时候扶轮社社员四处搜集冰箱来让脊髓灰质炎疫苗保持低温，在那些电力供应不稳定或者根本就没有电的国家，要做到这一点很不容易。他们弄来了足够的交通工具——路虎、摩托车、自行车，甚至还有骆驼和独木舟，把疫苗送往偏远村庄。他们坚守在接种疫苗的岗位上，持续好几个小时。"CDC 负责脊髓灰质炎事宜的主管罗伯特·基根表示，如果没有他们的帮助，"我们就错失了项目的核心价值。他们所做的一切值得景仰"。[2]

到 2000 年，扫除全球脊髓灰质炎的目标似乎触手可及。发病率大幅下降，从 1987 年的每天 1 000 例跌落到 20 世纪末的每年不到2 000 例。2005 年，WHO 决心彻底终结脊髓灰质炎，他们开始重点关注尼日利亚、印度和巴基斯坦，当时世界上 95% 的脊髓灰质炎新增病例来自这三个国家。但事实证明，这最后的一步并不容易。印度北部和巴基斯坦西北部的偏远地区不时出现新的脊髓灰质炎爆发，因为交通不便、当地文化抵触接种疫苗，那里有很多人面临脊髓灰质炎风险。尼日利亚北部卡诺州的情况更加糟糕，那里生活的主要是穆斯林，当地政客和阿訇抵制免疫项目，宣称口服脊髓灰质炎疫苗被人下了毒，会引发不孕和艾滋病。2004 年，尼日利亚的新增病例大幅上升，而且疾病还蔓延到了本已消灭脊髓灰质炎的邻国，包括乍得、加纳、象牙海岸和博茨瓦纳。UNICEF 的一位工作人员表示："卡诺州的火星点燃了周边地区。"[3]

WHO 希望在 2008 年以前彻底消灭脊髓灰质炎。他们关注的重点是那些所谓"因政治原因、疏忽大意和责任感不足"而导致地方性脊髓灰质炎徘徊不去的国家，尤其是尼日利亚。此外，WHO 还敦促已经消灭了脊髓灰质炎的国家放弃活病毒萨宾疫苗，改用灭活病毒索尔克疫苗，他们表示，"继续使用 OPV 进行常规免疫，会让脊髓灰质炎病毒继续流通，阻碍我们达成彻底扫除脊髓灰质炎的目标"。WHO 认为，现在的努力是我们"彻底消灭脊髓灰质炎的最好机会，可能也是最后一个机会"。如果全世界"抓住这个机遇"，他们补充说，"以后世界上的孩子将不会知道这种可怕的疾病会带来残疾"。[4]

译者注：后记中所有数据均截至本书英文版出版时，即 2005 年。根据最新数据，2014 年 3 月，印度被 WHO 认证为无脊髓灰质炎地区，截至 2020 年，全世界只有 2 个国家仍有脊髓灰质炎流行：巴基斯坦和阿富汗。在三种野生脊灰病毒中（Ⅰ型、Ⅱ型和Ⅲ型），Ⅱ型野生脊灰病毒已于 1999 年得到消灭，自 2012 年 11 月尼日利亚报告病例以来，未发现Ⅲ型野生脊髓灰质炎病例。这两种菌株已被正式认证为全球根除。我们正处于根除脊髓灰质炎的冲刺阶段。

主要资料来源：

http://www.who.int/mediacentre/factsheets/fs114/zh/

http://www.who.int/bulletin/volumes/92/7/14-142273/zh/

http://www.who.int/health-topic/poliomyelitis#tab=tab-1

致　谢

　　5 年前，我开始着手进行本书的研究工作，一路上有很多人提供了帮助。穆伦堡学院的丹·威尔逊教授善良、睿智而勇敢，是他让我对脊髓灰质炎产生了兴趣。安吉洛州立大学的雪莉·埃尔夫教授和她的学生为我提供了 1949 年得克萨斯圣安吉洛大流行的背景材料。悉尼·索德堡翻遍了艾森豪威尔总统图书馆，查找脊髓灰质炎相关资料。我还要感谢美国慈善学会、密歇根大学本特利图书馆、得克萨斯大学美国历史中心、约翰·霍普金斯大学切斯尼医学档案馆、罗斯福总统图书馆、洛克菲勒档案中心、匹兹堡大学和耶鲁大学图书馆的各位档案管理员及图书管理员。有几位朋友让我获益良多：玛吉·亚克斯以丰富的经验，帮助我从辛辛那提大学医学遗产中心浩如烟海的资料中，查找阿尔伯特·萨宾部分经过处理的论文；琳达·克拉森帮助我查找圣迭戈加州大学曼德维拉特殊文献图书馆里收藏的乔纳斯·索尔克论文。研究过程中，对我帮助最大的是一毛钱进行曲的档案管理员戴维·罗斯，他的专业技能、对项目的热爱、无穷无尽的精力和真挚的友谊我都铭记心间。

　　我还想感谢那些以其他方式提供帮助的人们。匹兹堡大学学术事务副校长玛格丽特·麦克唐纳博士为我安排了数次关键采访，让我参观了该大学世界一流的卫生与医学设施，并为我安排了愉快的行程。UCSD 医学院药学系主任琼·赫勒·布朗博士在圣迭戈为我提供了同样的帮助。达雷尔·索尔克博士花了很多时间为我解释脊髓灰质炎的相关知识，与我分享他对父亲的追忆。他的慷慨与睿智让我的研究工作充满了愉悦。彼得·索尔克博士为本书贡献了宝贵的资料。费城儿童医院传染性疾病科主任保罗·欧菲特博士与我分享了卡特事故的资料，并为我审阅了很大一部分手稿。匹兹堡大学医学院的杰出贡献教授朱利叶斯·扬纳博士，提供了至关重要的脊髓灰质炎研究第一手资料，并为我审阅了全部手稿，他总会在恰当的时机向我提出有用的建议。迪安·阿拉德和埃莉诺·博迪恩提供了他们对伊莎贝尔·摩根博士的职业生涯与约翰·霍普金斯脊髓灰质炎研究组的看法。《匹兹堡新闻》前编辑约翰·特罗安回忆了他与乔纳斯·索尔克肝胆相照的岁月。CDC 的罗伯特·基根向我描述了全球扫除脊髓灰质炎的最新进展。

在牛津大学出版社，我有幸与杰出的编辑出版团队共事。感谢彼得·金纳的慧眼如炬，他对项目的热情投入几乎无人能及。我对他有多感激，只有他自己才知道。弗拉哈·诺顿负责本书出版的各个流程，他的热情和高效让我觉得三生有幸。作为一流的专业人士，乔林·奥森卡以独到的眼光、对细节的一丝不苟为本书画上了圆满的句号。我的经纪人兼好友格里·麦考利以娴熟的职业技能风度翩翩地代表我处理各种事宜。

感谢你们所有人。

注 释

引言

1. San Angelo Standard-Times, May 27, 30, 31; June 2, 6, 1949; Steven Spencer, "Where Are We Now on Polio?" Saturday Evening Post, September 17, 1949, 26 – 27.
2. San Angelo Standard-Times, May 28, 1949.
3. Ibid. ; also Ralph Chase, "A Circle of Wagons," West Texas Historical Association Yearbook, 1990, 98 – 111.
4. San Angelo Standard-Times, June 3, 5, 6, 8, 9, 1949.
5. Ibid. , June 4, 1949.
6. Ibid. , August 7, 8, 1949.
7. Ibid. , August 9, 14, 15, 1949.
8. Chase, "Circle of Wagons," 98.
9. Ibid.
10. U. S. Department of Health, Education, and Welfare, Vital Statistics of the United States, 1952, volume 2, Mortality Data, 50 – 94.
11. Helman, Great Feuds in Modern Medicine, 140 – 41.

1

1. Paul, A History of Poliomyelitis, 1 – 9; Sass, Polio's Legacy, 1 – 20; Smith, Patenting the Sun, 34.
2. Crawford, The Invisible Enemy, 6; Oldstone, Viruses, Plagues, and History, 3 – 23; Simmons, Doctors and Discoveries, 270 – 74.
3. Dorothy Horstmann, "The Poliomyelitis Story: A Scientific Hegira," Yale Journal of Biology and Medicine, 1985, 79 – 90; Frederick Robbins and Thomas Daniel, "A History of Poliomyelitis," in Polio, ed. T. Daniel, 5 – 22; Joseph L. Melnick, "Enteroviruses," in Virology (2nd ed.), ed. B. N. Fields, 1990, 558 – 64; Karlen, Man and Microbes, 149 – 54; Lauro S. Halstead, "Post-Polio Syndrome," Scientific American, April 1998, 42 – 47; Richard L. Bruno, The Polio Paradox, 2002, 30 – 37.
4. Paul, History of Poliomyelitis, 12.
5. Ibid. , 17 – 18.
6. Charles S. Caverly, "Preliminary Report of an Epidemic of Paralytic Disease, Occurring in Vermont, in the Summer of 1894," in Infantile Paralysis In Vermont, 1894—1922, State Department of Public Health, Burlington, Vt. , 1924.

7. Paul, History of Poliomyelitis, 88 – 97; Saul Benison, "The History of Polio Research in the United States: Appraisal and Lessons," in The Twentieth Century Sciences: Studies in the Biography of Ideas, ed. Gerald Holton, 1972, 313 – 14.
8. Paul, History of Poliomyelitis, 98 – 106; Crawford, The Invisible Enemy, 105 – 8.
9. Tomes, The Gospel of Germs, 30 – 32, 92 – 96.
10. Corner, History of the Rockefeller Institute, 1901 – 1953, 22 – 29.
11. Lester King, "Medical Education: The Decade of Massive Change," in American Medical Association, American Medicine Comes of Age, 1840 – 1920, 1984, 83 – 87; Starr, Social Transformation of American Medicine, 116 – 27; Ludmerer, Time to Heal, 3 – 25.
12. Chernow, Titan, 468.
13. Burnow, Organized Medicine in the Progressive Era, 11 – 13; Brown, Rockefeller Medicine Men, 108.
14. Corner, Rockefeller Institute, 30 – 31; Chernow, Titan, 417 – 18, 471.
15. Benison, "History of Polio Research," 312 – 14; De Kruif, The Sweeping Wind, 12 – 15.
16. J. T. Flexner, Maverick's Progress, 8; J. T. Flexner, An American Saga, 218 – 35; Bonner, Iconoclast, 32 – 34.
17. Corner, Rockefeller Institute, 59 – 61; Flexner, American Saga, 440.
18. Corner, Rockefeller Institute, 60 – 61; Chernow, Titan, 478; Wall, Andrew Carnegie, 832.
19. Caverly, "Anterior Polio in Vermont in the Year 1910," in Infantile Paralysis in Vermont, 39; California State Board of Health, "Poliomyelitis," Bulletin for Health Officials, 1912; Robert Lovett, "The Occurrence of Infantile Paralysis in Massachusetts in 1910," Monthly Bulletin of the Massachusetts State Board of Health for 1911; F. G. Boudreau, "Acute Poliomyelitis with Special Reference to the Disease in Ohio," Monthly Bulletin, Ohio State Board of Health, January, February, March 1914.
20. Saul Benison, "The Enigma of Poliomyelitis: 1910," in Freedom and Reform: Essays in Honor of Henry Steele Commager, ed. Harold Hyman, 1967, 251 – 52.
21. Dorothy Horstmann oral interview, April 26, 1990, in Daniel Wilson File, Dorothy Horstmann Papers, Yale University Archives.
22. Williams, Virus Hunters, 136.
23. 《纽约时报》，1911 年 3 月 9 日。弗莱克斯纳关于鼻腔传播途径的"发现"发表在他与 Paul A. Lewis 合著的论文《猴子急性脊髓灰质炎的传播》（The Transmission of Acute Poliomyelitis to Monkeys, Journal of the American Medical Association, 1909 年 11 月 13 日及 12 月 4 日）中。他没有直接说鼻腔是脊髓灰质炎唯一的传播途径，虽然他显然是这么认为的。
24. Tom Rivers, 192 – 93.
25. Horstmann, "Poliomyelitis Story," 81 – 82; Rogers, Dirt and Disease, 28.
26. Peter Olitsky to Albert Sabin, undated, 1936, File 6, Peter Olitsky Papers, American Philosophical Society. 研究所内部关于《阿罗史密斯》的争议，详见 Richard Lingman, Sinclair Lewis, 2002, 206 – 9; Mark Schorer, Sinclair Lewis: An American Life, 1961, 366 – 67, 410 – 20; Charles Rosenberg, "Martin Arrowsmith, The Scientist as Hero," American

Quarterly, Fall 1963, 447－58. 在撰写《阿罗史密斯》的过程中，辛克莱·刘易斯得到了保罗·德克吕夫的协助；当时，这位聪慧而略有怪癖的研究者兼科学作家，刚刚因弗莱克斯纳施加的压力而从洛克菲勒研究所离职。不出所料，这本书在研究所里引发了骚动。"大家都急着想看《阿罗史密斯》把研究所里的人写成了什么样，这很正常，"一位科学家朋友写信告诉弗莱克斯纳，并补充说，"这本书令人不安，因为它对科学和科研的描述并不真实……怎么说呢，写得颇为恶心。"亚伯拉罕·弗莱克斯纳（Abraham Flexner）表示，这本书"扭曲"了他哥哥的形象。见 Peyton Rous to Simon Flexner, Spring 1925, Collection O, Peyton Rous File, 4; Abraham Flexner to Simon Flexner, June 13, 1925, Collection 1, Abraham Flexner File; both in Simon Flexner Papers, Rockefeller Institute. 德克吕夫在脊髓灰质炎研究工作中扮演的角色，见 P54－59。

27. 关于1916年大流行的详细情况参见：Gould, A Summer Plague, 3－28; Rogers, Dirt and Disease, 30－71.

28. David Rosner, "Introduction," 7－15, and Gretchen Condran, "Changing Patterns of Epidemic Disease in New York City," 30－37, both in Hives of Sickness, ed. D. Rosner.

29. Alan Kraut, "Plagues and Prejudice: Nativism's Construction of Disease in Nineteenth and Twentieth Century New York City," 71－75, in Rosner, Hives of Sickness; Markel, Quarantine, 15－39.

30. Rosner, "Introduction," 14－15.

31. Kraut, Silent Travelers, 109; New York Times, July 8, 1916.

32. Naomi Rogers, "Dirt, Flies and Immigrants: Explaining the Epidemiology of Poliomyelitis, 1900—1916," in Sickness and Health in America, ed. Judith Walter and Ronald Numbers, 1997, 543－54.

33. New York Times, July 26, 1916; Rogers, Dirt and Disease, 54.

34. New York Times, July 14, 1916.

35. Rogers, Dirt and Disease, 53.

36. Rogers, "Dirt, Flies, and Immigrants," 543.

37. Ibid. , 544.

2

1. Goldberg, The Making of Franklin D. Roosevelt, 26－27; Cook, Eleanor Roosevelt, 1884－1933, 267－71, 305－6; New York Times, July 23, 1921.

2. Gallagher, FDR's Splendid Deception, 9.

3. Davis, FDR: The Beckoning of Destiny, 647－51; Anna Roosevelt, "How Polio Helped F. D. R. ," The Woman with Woman's Digest, July 1949, 54.

4. Eleanor Roosevelt, This Is My Story, 330; Cook, Eleanor Roosevelt, 308; Cohn, Four Billion Dimes, 12.

5. Davis, FDR, 651.

6. 在一封写给詹姆斯·"罗西"·罗斯福（James "Rosy" Roosevelt）的长信里，埃莉诺·罗斯福详细描述了罗斯福发病早期的情况：脊髓灰质炎如何发作，医生如何上门诊疗，全家的反应，罗斯福的精神状态。见 Eleanor Roosevelt to "Rosy," August 14, 1921, "Family and

Personal Correspondence," 1894－1957, Box 2, "Condolence Letters After FDR's Polio Attack," Eleanor Roosevelt Papers, FDR Library.

7. Ward, A First-Class Temperament, 589; Paul, A History of Poliomyelitis, 337－38; R. W. Lovett, The Treatment of Infantile Paralysis, 1916.

8. Goldberg, Making of FDR, 44.

9. 虽然罗斯福并未过于责怪基恩医生的诊疗让他的情况恶化，但回想起来的时候，他也同意基恩的疗法是错误的。"对于脊髓灰质炎，最好的治疗方法是，"他写信告诉一位病友，"彻底的休息静养，直至肌肉酸痛彻底消退。在此之前，完全不要按摩。等到肌肉不再酸痛以后，再进行轻柔的按摩和锻炼，以恢复肌肉功能。"见 FDR to G. S. Barrows, October 31, 1921, "Family, Business, Personal," Box 23, Subject File: Infantile Paralysis, Franklin Delano Roosevelt Papers, FDR Library.

10. Cook, Eleanor Roosevelt, 308－10; Anna Roosevelt, "How Polio Helped F. D. R.," 54.

11. Goldberg, Making of FDR, 43.

12. Ward, A First-Class Temperament, 187－88, 203, 368－69, 407－10.

13. 《纽约时报》2003 年 3 月 4 日发表的 Abigail Zuger 作品《"你会冻死的！"这仅仅是老太太吓唬人的口头禅吗？》("You'll Catch Your Death!" An Old Wives' Tale?) 简要介绍了关于寒冷的最新医学理论; Ward, A First-Class Temperament, 595。在罹患脊髓灰质炎的 21 年前，罗斯福做了扁桃体摘除术，后来一位医生猜测，这次手术可能对他后来患病有所影响。研究者相信，夏天（或者说脊髓灰质炎流行季）不宜进行扁桃体摘除术，因为手术过程中，神经末梢可能接触到脊髓灰质炎病毒。但没有证据表明，做过扁桃体摘除术的人更容易罹患脊髓灰质炎。见 Eye, Ear, Nose and Throat Monthly, 1957 年 6 月刊，P348－49。

14. See Armond Goldman et al., "What Was the Cause of Franklin Delano Roosevelt's Paralytic Illness?" Journal of Medical Biography, 2003, 232－40; also Associated Press wire story, November 3, 2003.

15. Hoy, Chasing Dirt, 3－27; Tomes, The Gospel of Germs, 1－20; Vinikas, Soft Soap, Hard Sell, ix-xix.

16. Ziporyn, Disease in the Popular American Press, 9－14; Tomes, Gospel of Germs, 26－47; Brandt, No Magic Bullet; Walzer, Typhoid Mary.

17. Starr, The Social Transformation of American Medicine, 180－97; Andrew McClary, "Germs Are Everywhere: The Germ Threat as Seen in Magazine Articles, 1890－1920," Journal of American Culture, Spring 1980, 38－39.

18. McClary, "Germs Are Everywhere," 37.

19. Tomes, The Gospel of Germs, 10.

20. Ibid., 249－50.

21. Vinikas, Soft Soap, Hard Sell, 28－44.

22. Ibid., pp. 43, 79－94; Martin, Flexible Bodies, 23－33.

23. New York Times, September 16, 1921; Ward, A First-Class Temperament, 600－603.

24. Ward, A First-Class Temperament, 595.

25. Gallagher, FDR's Splendid Deception, 28－33.

26. Lily Norton to Helen Whidden, November 14, 1921, Eleanor and Franklin Roosevelt, Small

Collections, "Reminiscences by Contemporaries," Subject File: Lily Norton, Franklin Delano Roosevelt Papers, FDR Library.

27. Dumas Malone, Jefferson and the Rights of Man, 1951, 267; Allan Nevins, Grover Cleveland: A Study in Courage, 1932, 530 – 33; Edwin Weinstein, Woodrow Wilson: A Medical and Psychological Biography, 1981, 348 – 70; John Morton Cooper, Jr., The Warrior and the Priest, 1983, 335 – 42.

28. Ward, A First-Class Temperament, 781 83; Lewis L. Gould, The Modern American Presidency, 2003, 82 – 83.

29. Gallagher, FDR's Splendid Deception, xiii-xiv.

30. Franklin Roosevelt to Thomas C. Whitlock, March 23, 1923, Box 23, "Family, Business, Personal," Subject File: Infantile Paralysis, Franklin Delano Roosevelt Papers, FDR Library.

31. Goldberg, Making of FDR, 80; Ward, A First-Class Temperament, 657.

32. Walker, Roosevelt and the Warm Springs Story, 40 – 42; Dorothy Ducas, "Unto the Least of These... The Story of Basil O'Connor," Sigma Phi Epsilon Journal, February 1941; Frank Freidel, Franklin D. Roosevelt: The Ordeal, 119 – 20, 143.

33. Smith, Patenting the Sun, 54 – 55; Goldberg, Making of FDR, 81.

34. "George Foster Peabody," and "The Peabody Awards," in www. peabody. uga. edu; "George Foster Peabody," Dictionary of American Biography, 1958, 520 – 21. Each year, in his honor, the University of Georgia hands out the internationally known George Foster Peabody Awards for excellence in broadcasting and journalism.

35. Lippman, The Squire of Warm Spring, 32 – 34.

36. Nathaniel Altman, "Hot Springs and Mineral Spas in North America," in Healing Springs: The Ultimate Guide to Taking the Waters, ed. N. Altman; Ward, A First-Class Temperament, 645. "过去 6 周里," 罗斯福写信告诉自己的医生, "我每周游三次泳——开始是在阿斯特家的泳池里, 后来是在我自己家的池塘里。我的腿在水里行动自如, 我不需要任何东西的辅助就能浮起来。事实上, 我认为我的膝盖和双脚在不断好转。" Franklin Roosevelt to Dr. George Draper, August 10, 1922, Box 23, "Family, Business, Personal," Subject File: Infantile Paralysis, Franklin Delano Roosevelt Papers, FDR Library.

37. Lippman, The Squire of Warm Springs, 31 – 43; Walker, Roosevelt and the Warm Springs Story, 3 – 16; Roosevelt Warm Springs Institute for Rehabilitation, "A Brief History of the Springs," http: //www. rooseveltrehab. org/history. htm.

38. Walker, Roosevelt and the Warm Springs Story, 13 – 14.

39. Roosevelt, This I Remember, 26 – 27.

40. Walker, Roosevelt and the Warm Springs Story, 25.

41. Ibid., 28; Lippman, The Squire of Warm Springs, 33.

42. Walker, Roosevelt and the Warm Springs Story, 28; Ward, A First-Class Temperament, 707; Freidel, Franklin D. Roosevelt: The Ordeal, 193.

43. Davis, FDR: The Beckoning of Destiny, 767 – 68.

44. Cleburne Gregory, "Franklin Roosevelt Will Swim to Health," Atlanta Journal, October 26, 1924.

45. Walker, Roosevelt and the Warm Springs Story, 76 – 78; Noel Burtenshaw, "Warm Springs and Its Magic Waters," Georgia Bulletin, February 4, 1982.

46. Eleanor Roosevelt to Marion Dickerman, quoted in Davis, Invincible Summer, 61.

47. Ward, A First-Class Temperament, 728. For a full accounting of the sale, complete with legal documents, see Roosevelt, This I Remember, Appendix Ⅱ.

48. Roosevelt Warm Springs Institute for Rehabilitation, "Our History... 75 Years of Commitment to Service," http://www. rooseveltrehab. org/history. htm; Gallagher, FDR's Splendid Deception, 45.

49. Jean Schauble, "Roosevelt and Warm Springs," Columbia Library Columns, February 1973, 3 – 9; Dr. George Draper to Franklin Roosevelt, July 25, 1925; Roosevelt to Draper, July 27, 1925, Box 23, Family, Business, Personal, "Subject File: Infantile Paralysis," Franklin Delano Roosevelt Papers, FDR Library.

50. Walker, Roosevelt and the Warm Springs Story, 31 – 117; Gallagher, FDR's Splendid Deception, 56.

51. Lippman, The Squire of Warm Springs, 50; Ward, A First-Class Temperament, 709. 虽然富兰克林和埃莉诺的关系仍然非常密切，他们也经常谈论政治和家庭事务，但是到 1924 年，他们共度的时间已经大幅减少。"他们的生活走向了不同的方向。"埃莉诺的传记作者 Blanche Wiesen Cook 写道，"他们的兴趣不同，喜欢打交道的人也不一样。"毫无疑问，罗斯福太太希望尽量减少在沃姆斯普林斯停留的时间；她不在的时候，罗斯福忠诚的秘书米西·莱汉德就代替她履行女主人和红颜知己的职责。见 Cook, Eleanor Roosevelt, 314 – 17.

52. Quoted in Smith, Patenting the Sun, 56.

53. David Kennedy, Freedom from Fear: The American People in Depression and War, 1929—1945, 1999, 94 – 97; Mark H. Leff, "Franklin Roosevelt," in The Reader's Companion to the American Presidency, ed. Alan Brinkley and David Dyer, 2000, 369 – 71; Cook, Eleanor Roosevelt, 302 – 37.

54. 罗斯福退回了这张支票，并告诉拉斯科布，也许将来我会需要你的慷慨帮助。事情果然如此。接下来的那些年里，拉斯科布向沃姆斯普林斯基金会捐助了 10 万美元以上的善款，成为基金会最大的捐助者之一。见 Friedel, Franklin D. Roosevelt, 255.

55. Gallagher, FDR's Splendid Deception, 72 – 74; Freidel, FDR: The Ordeal, 257 – 69.

56. Ward, A First-Class Temperament, 794.

3

1. Gould, Grand Old Party: A History of the Republicans, 256; Kennedy, Freedom from Fear, 91 – 92; McElvaine, The Great Depression, 52.

2. Black, Franklin Delano Roosevelt: Champion of Freedom, 211.

3. Gallagher, FDR's Splendid Deception, 81 – 82.

4. Ibid. , 87.

5. Daniel J. Wilson, "A Crippling Fear: Experiencing Polio in the Era of FDR," Bulletin of the History of Medicine, 1998, 490. 一位历史学家特别强调说，罗斯福小心地混淆了 "疾病" 和 "残疾" 之间的关键区别。见 John Duffy, "Franklin Roosevelt: Ambiguous Symbol for

Disabled Americans," Midwest Quarterly, Autumn 1987, 113 - 35.

6. See Amy Fairchild, "The Polio Narratives: Dialogues with FDR," Bulletin of the History of Medicine, 2001, 488 - 534.

7. New York Journal-American, January 17, 19, 20, 21, 1938.

8. Wilson, "A Crippling Fear," 487 - 88.

9. Ibid., 483 - 84.

10. Ibid., 495; also Daniel J. Wilson, "Crippled Manhood: Infantile Paralysis and the Construction of Masculinity," Medical Humanities Review, Fall 1998, 9 - 27.

11. Alice Heaton, "A Friend-and Partner," Good Housekeeping, July 1953, 209.

12. David Sills, The Volunteers, 42.

13. Cutlip, The Unseen Power, 531 - 52; "Carl Byoir: A Retrospective," Museum of Public Relations, 2002.

14. Cutlip, Fund Raising in the United States, 361; Walker, Roosevelt and the Warm Springs Story, 229 - 31. For the career of Henry Doherty, see Rose, Cities of Heat and Light.

15. "Letter Number One to Town Publishers," December 13, 1933, in Basil O'Connor Vertical File, FDR Presidential Library, Hyde Park, New York. 这些信是拜奥尔写的，但信件署名是"全国主席亨利·多尔蒂"。

16. Letter Number Two, December 22, 1933; Henry Doherty, National Chairman, to His Honor, The Mayor, January 5, 1934, ibid.

17. Cohn, Four Billion Dimes, 43; Dorothy Ducas, "Crusader-By-Accident: The Biography of Basil O'Connor," unpublished manuscript in Basil O'Connor File, March of Dimes Archives, White Plains, N. Y. (hereafter cited as MDA).

18. Byoir, "Organizing Suggestions," in Basil O'Connor Vertical File, FDR Presidential Library; Cutlip, Fund Raising in the United States, 366; for Wiley Post, see B. Sterling and F. Sterling, Forgotten Eagle: Wiley Post.

19. "Whole City Joins in Tribute To President on 52nd Birthday: New York Scene of 40 of 6, 000 Balls to Benefit Warm Springs," New York Times, January 31, 1934; press release, "Birthday Ball for the President," Basil O'Connor Vertical File, FDR Library.

20. Walker, Roosevelt and the Warm Springs Story, 229 - 31; Cutlip, The Unseen Power, 558 - 59.

21. Carter, The Gentle Legions, 77; "Christmas Seals Celebrates 90 Years of Holiday Giving and Tradition," American Lung Association Web site.

22. Cutlip, Fund Raising in the United States, 129; Carter, Gentle Legions, 38 - 62.

23. Cutlip, Fund Raising in the United States, 242 - 91.

24. Heaton, "A Friend-and Partner," 209 - 10; Cohn, Four Billion Dimes, 39.

25. Cutlip, Fund Raising in the United States, 367 - 68.

26. Cohn, Four Billion Dimes, 44.

27. New York World-Telegram and Sun, January 27, 1938; New York Post, January 25, 1938. 罗斯福的清洗行动非常失败，几乎所有他打算干掉的人都安然无恙。国会议员约翰·J. 奥康纳是坦慕尼协会的忠实成员，他的脾气比较暴躁，用《时代周刊》的话来说，"应该大受欢迎的国会里最不受人待见的议员之一"。约翰是国会规则委员会主席，也是巴塞尔·奥康纳的哥哥。1938 年，他也是罗斯福想干掉的人之一，这实在是很讽刺。见 James Patterson, Congressional Conservatism and the New Deal, 1967, 53, 278－87.

28. "Cripples' Money: Who Gets the Proceeds of the Presidential Birthday Balls?" 48 pp. Copy in author's possession; Chicago Tribune, December 21, 1938.

29. National Foundation for Infantile Paralysis, "Organization Chart," MDA; Cohn, Four Billion Dimes, p. 57.

30. Goldman, Banjo Eyes, 194－96; The Eddie Cantor Appreciation Society, "The Eddie Cantor Story," http://www. eddiecantor. com.

31. Goldman, Banjo Eyes, xiii.

32. Cutlip, Fund Raising in the United States, 385.

33. Ibid.

34. Ibid. Also Ira T. Smith, "Dear Mr. President..." : The Story of Fifty Years in the White House Mail Room, 1949, 157－61.

35. Smith, "Dear Mr. President...," 159.

36. Ed Reiter, "Franklin D. Roosevelt: The Man on the Marching Dime," June 28, 1999, Professional Coin Grading Service Web site. 国会保守党人试图把一角硬币上的罗斯福换成罗纳德·里根的最新努力遭到强烈抵制。南希·里根反对这个主意，她说："我并不支持这一提案，而且我能肯定，罗尼也不会支持。"见 Robert Scheer's column in the Los Angeles Times, December 13, 2003; and USA Today, December 5, 2003.

37. Simmons, Doctors and Discoveries, 401－4; Paul, A History of Poliomyelitis, 305; Benison, Tom Rivers, 182.

38. Paul de Kruif, "De Kruif Emphasizes Mystery of Infantile Paralysis," New York World-Telegram & Sun, January 24, 1948; Benison, Tom Rivers, 183－84.

39. Maurice Brodie and William H. Park, "Active Immunization Against Poliomyelitis," Journal of the American Medical Association, October 5, 1935, 1089－93.

40. "Specter of Paralysis Stalks Carolina," Literary Digest, July 1935.

41. Benison, Tom Rivers, 185.

42. H. V. Wyatt, "Provocation Poliomyelitis: Neglected Clinical Observations from 1914—1950," Bulletin of the History of Medicine, 1981, 550－55; Paul, History of Poliomyelitis, 255－60.

43. Lederer, Subjected to Science, 107; Benison, Tom Rivers, 189.

44. "William Hallock Park," Medical Violet (NYU Medical School yearbook), 1939, 43, 163; Altman, Who Goes First, 126－28; Hooper, The River, 198; Paul, History of Poliomyelitis, 254－61, 270－72. The notice of Brodie's death can be found in the Canadian Medical Association Journal, 1939, 632.

45. 德克吕夫对帕克－布罗迪惨败的解释见 President's Birthday Ball Commission for Infantile Paralysis Research, "Progress Report," March 28, 1937, 11, FDR Presidential Library; Carter, Breakthrough, 24－25.

46. "Biographical Sketch of Thomas M. Rivers, M. D., Thomas Rivers File, MDA.

47. Ibid. Also Benison, Tom Rivers, 67－225; Smith, Patenting the Sun, 147－48.

48. Benison, Tom Rivers, 232.

49. Howard Howe to David Bodian, January 24, 1942, in Folder 1 (unprocessed), David Bodian Papers, Chesney Medical Archives, Johns Hopkins Medical School.

4

1. Hawkins, The Man in the Iron Lung, 67.
2. Ibid., 66 – 70.
3. 一流医学史家戴维·罗思曼 (David Rothman) 在最近的一篇文章中写道, 铁肺的出现"让美国人有机会表达、吸收接下来数十年里影响全国的价值观……铁肺的发明, 让我们建立了新的伦理观: 每个人都有权享用拯救生命的技术, 哪怕它带来的益处十分微小, 需要付出的代价非常沉重, 那也是值得的。"
   他补充说, 正是从那时候起, 医生开始用铁肺帮助那些生还机会渺茫的患者。结果, 病人的死亡率非常高, 所以铁肺既被视为救命法宝, 又被看作夺命陷阱, 它"坚固耐用、拥有强大的力量", 同时又"令人恐惧和反感"。见 Rothman, "The Iron Lung and Democratic Medicine," in Beginnings Count: The Technological Imperative in American Health Care, ed. D. Rothman, 1997, 42 – 66.
4. "Life in a Respirator," Time, June 14, 1937, 32; "Iron Lung: Metal Prison for a Traveling Paralysis Patient," Newsweek, June 12, 1937, 21.
5. Ibid.
6. "Snite at Lourdes," Time, June 12, 1939; 55.
7. Dorothy Corson, "Frederick Snite: The Man in the Iron Lung, a Legend at Notre Dame," in Notre Dame Legends and Lore, http://www. nd. edu.
8. "Married," Newsweek, August 21, 1939, 9; "The Man in the Iron Lung," Time, November 18, 1946, 68 – 69; "A Man Without Worries," Time, November 22, 1954, 59 – 60; Hawkins, Man in the Iron Lung, 243.
9. Hawkins, The Man in the Iron Lung, 174; Howard Markel, "The Genesis of the Iron Lung," Archives of Pediatric Adolescent Medicine, 1994, 1179.
10. Sills, The Volunteers, 116 – 48.
11. Ibid., 134.
12. Gould, A Summer Plague, 79 – 80.
13. "Remarks of Franklin D. Roosevelt at Tuskegee Institute, March 30, 1939"; "Statement at the Dedication of the Infantile Paralysis Unit at Tuskegee in Alabama, January 15, 1941"; in The American Presidency Project: Public Papers of the President, Franklin D. Roosevelt, http://www. presidency. ucsb. edu.
14. Gould, A Summer Plague, 81 – 83; McMurry, George Washington Carver, 252 – 55; "World's Great Men of Color: George Washington Carver," in http://www. marcusgarvey. com.
15. National Foundation for Infantile Paralysis, The Tuskegee Institute Infantile Paralysis Center, n. d., 10 pp. 塔斯基吉在训练护士照顾残疾者的工作中扮演的角色, 见 Kimberly Carter, "Trumpets of Attack: Collaborative Efforts Between Nursing and Philanthropies to Care for the Child Crippled with Polio, 1930 to 1959," Public Health Nursing, July-August 2001.
16. Harry Weaver to Thomas Francis, December 6, 1946, "Weaver Correspondence," Box 51,

Thomas Francis Papers, Bentley Library, University of Michigan.

17. 关于 1916 年大流行时涉及的种族问题，见 Gould, A Summer Plague, 8；1946 年的调查，见 "The Incidence of Poliomyelitis and Its Crippling Effects as Recorded in Family Surveys," Public Health Reports, March 8, 1946, 345－46.

18. Francis to Weaver, December 10, 1946, "Weaver Correspondence," Box 51, Thomas Francis Papers, Bentley Library, University of Michigan; Weaver to Francis, February 6, 1947, "Weaver Correspondence," Box 51, Thomas Francis Papers, Bentley Library, University of Michigan.

19. "Fund-Raising," Box 1, Campaign Materials, 1939, 1944, March of Dimes Archives, White Plains, N. Y. （hereafter cited as MDA）; Smith, Patenting the Sun, 83.

20. Franklin Roosevelt to Basil O'Connor, November 10, 1942, in Basil O'Connor File, MDA.

21. "Fund-Raising," Box 1, 1944, 1945, ibid.

22. See especially "Motion Picture Campaign Book," and "Motion Picture Industries Campaign," ibid.

23. National Foundation for Infantile Paralysis, "Facts and Figures About Infantile Paralysis," Publication No. 59, 1947; Sills, The Volunteers, 128－30.

24. Infantile Paralysis, Life, July 31, 1944, 25－28.

25. Sink, The Grit Behind the Miracle, 115－19, 139－42.

26. Ibid., 53－61.

27. Ibid., 68.

28. Ibid., 35－36, 41; "Infantile Paralysis," Life, July 31, 1944, 25－28.

29. National Foundation for Infantile Paralysis, "The Miracle of Hickory," n. d., MDA; Rose, Images of America, 24－25.

30. Greensboro Daily News, August 9, 1944, quoted in Sink, The Grit Behind the Miracle, 69－70.

31. Ibid.

32. Ibid., 117.

33. Ibid., 121, 149.

34. Elizabeth Kenny, And They Shall Walk, 23; Robert Yoder, "Healer from the Outback," Saturday Evening Post, January 17, 1942, 18－19, 68.

35. Victor Cohn, Sister Kenny, 38－50.

36. Sonda Oppewal, "Sister Kenny, an Australian Nurse, and Treatment of Poliomyelitis Victims," Image: the Journal of Nursing Scholarship, 1997, 83－87; Naomi Rogers, "Sister Kenny Goes to Washington: Polio, Populism, and Medical Politics in Postwar America," in Robert Johnston, The Politics of Healing, 2004, 102－3.

37. Walter I. Galland, "The Post-Paralytic Treatment of Poliomyelitis from the Orthopedic Standpoint," reprinted in Archives of Physical Medicine and Rehabilitation, September 1969, 525－30; Paul, A History of Poliomyelitis, 338－40.

38. "Verdict on Sister Kenny," Newsweek, June 26, 1944, 77－78; Gould, A Summer Plague, 96, 108; Margaret Denton, "Further Comments on the Elizabeth Kenny Controversy," Australian Historical Studies, 2000, 157.

39. Cohn, Sister Kenny, 127; Benison, Tom Rivers, 282. 由于肯尼护士带来了脊髓灰质炎患者家

属和医生的推荐信，所以里弗斯建议奥康纳不要彻底拒绝肯尼护士，最好找几位"不带偏见、愿意详细考察（她的说法）"的"有道德感的医生"。Rivers to O'Connor, March 4, 1941, Basil O'Connor File, Thomas Rivers Papers, American Philosophical Society.

40. Gould, A Summer Plague, 96; Marvin Kline (former mayor of Minneapolis), "The Most Unforgettable Character I've Met," Reader's Digest, August 1959, 205.

41. Cohn, Sister Kenny, 83－84.

42. Kline, "Unforgettable Character," 205; Miland E. Knapp, M. D., "The Contribution of Sister Elizabeth Kenny to the Treatment of Poliomyelitis," Archives of Physical Medicine and Rehabilitation, August 1955, 510－17.

43. Cohn, Sister Kenny, 147.

44. Yoder, "Healer from the Outback"; Lois Miller, "Sister Kenny vs. Infantile Paralysis," Reader's Digest, December 1941, 1－6; Lois Miller, "Sister Kenny vs. the Medical Old Guard," Reader's Digest, October 1944, 65－71; Cohn, Sister Kenny, 192－93; "Movie of the Week: Sister Kenny" and "A Doctor Comments on 'Sister Kenny,'" Life, September 16, 1946, 21.

45. Cohn, Sister Kenny, 172.

46. Ibid. , 173, 213

47. Ibid. , 151 52; "Verdict on Sister Kenny," Newsweek, June 26, 1944, 76 78.

48. Cohn, Sister Kenny, 206 7.

49. Ibid. , 234.

5

1. Walker, Roosevelt and the Warm Springs Story, 301.

2. Fund Raising Records, Series 7, 1944, "Motion Picture Campaign Book," March of Dimes Archives, White Plains, N. Y. (hereafter cited as MDA).

3. 1946, Motion Picture Industry Campaign, MDA.

4. Fund Raising Records, Series 8, United Funds, "Memoranda and Reports, NFIP," MDA.

5. Ibid.

6. Fund Raising Records, Series 7, Policy and Procedures, "History and Responsibilities of the Fund Raising Department, NFIP, 1943 1955," MDA.

7. Publications Collection, Series 2, Periodicals; Medical Programs Documents, Series 15, Box 15, Public Relations Department, 1937—1949; and Science Writers, 1946—1964, MDA.

8. Seavey, Smith, and Wagner, A Paralyzing Fear, 74.

9. Fund Raising Records, Series 4, Poster Children, "Donald Anderson－1946 March of Dimes Poster Boy," MDA.

10. Memo: Joe Kievit to Trudy Whitman, December 15, 1949; "Donald Anderson- 1946 March of Dimes Poster Boy," MDA.

11. "Report on Donald Anderson," n. d., MDA.

12. Memo: Felix Montes to Trudy Whitman, December 3, 1948, MDA.

13. 后来的海报儿童拍摄的照片一般都挂着拐杖或是戴着腿部支架，或者二者兼有。但基金会传达的信息一直是乐观的，微笑的孩子正在康复。事实上，到 20 世纪 40 年代末，一毛钱进行曲还会随海报分发题为"看，我又能走路了"、"因为有你，我才能行走"的小册子。见"Publications Collection：Series 2—Periodicals，Series 3—Poliomyelitis，" MDA.

14. Black，In the Shadow of Polio，39 – 42；Mee，A Nearly Normal Life，3 – 13.

15. Black，In the Shadow of Polio，40.

16. Davis，Passage Through Crisis，37.

17. Black，In the Shadow of Polio，47.

18. Spock，The Common Sense Book of Baby and Child Care，419 – 20.

19. "Polio Panic，" Time，August 5，1946，55 – 56；"The Polio Scourge，" Newsweek，August 19，1946，22 – 24.

20. Fund Raising Records，Series 8，United Funds，"Memoranda and Reports，" MDA.

21. Sills，The Volunteers；Nancy Weiss，"Mother：The Invention of Necessity：Dr. Benjamin Spock's Baby and Child Care，" American Quarterly，Winter 1977，519 – 46.

22. Annual Programs for "Fashion Show"；Miss Whitelaw to Miss Kay，January 11，1945；in Fund Raising Records，Series 3：Fashion Show，MDA.

23. "Fashion Show，Program Scripts，" MDA.

24. John Clifford to Elaine Whitelaw，November 27，1946，MDA.

25. See 1949，"Jewel Tour"（The Court of Jewels；Harry Winston Collection），MDA.

26. Fund Raising Records，Report：1950，"Mothers' March on Polio，Maricopa Chapter，NFIP，" MDA；"March of Dimes Promotional Film，" MDA；Sills，The Volunteers，158 – 59.

27. "Chronological Outline of Mothers' March，" MDA；also Phoenix Gazette，January 2，1950；Arizona Republic，January 17，1950.

28. "Foreword" of "Chronological Outline of Mothers' March，" MDA.

29. "March of Dimes Promotional Film，" MDA

30. Mothers' March Folder（including "Plan Book" and "Rural Supplement to Plan Book"），in Series 4，Institutional History，Box 8，MDA.

31. Sills，The Volunteers，160.

32. Ibid.，184 – 85.

33. Ibid.，158；Joanne Meyerowitz，"Beyond the Feminine Mystique：A Reassesment of Postwar Mass Culture，1946—1958，" in Meyerowitz，Not June Cleaver，229 – 62.

34. Fund Raising Records，"History and Responsibility of the Fund Raising Department，" MDA.

35. Allan Brandt and Martha Gardner，"The Golden Age of Medicine？" in Cooper and Pickstone，Medicine in the Twentieth Century，21 – 37；Brandt，No Magic Bullet，40 – 41；Tomes，The Gospel of Germs，254.

36. Simmons，Doctors and Discoveries，256 – 60；Brandt and Gardner，"Golden Age of Medicine？" 26.

37. National Vital Statistics Reports，vol. 51. no. 3，December 19，2002，29；David Cutler and Ellen Meara，"Changes in the Age Distribution of Mortality Over the 20th Century，" National Bureau of Economic Research Working Paper No. 8556，October 2001.

6

1. See "Grant to National Foundation, 1941—42," and draft of article on Francis by Paul Ellis, January 7, 1947; both in National Foundation File, Box 51, Thomas Francis Papers, Bentley Library, University of Michigan (hereafter cited as Francis Papers).

2. Thomas Francis to Hart Van Riper, August 28, 1947, "Van Riper Correspondence," Box 51, Francis Papers.

3. See David Bodian, "Poliomyelitis and the Sources of Useful Knowledge," Johns Hopkins Medical Journal, 1976, 131.

4. 萨宾关于此类事件的通信记录之一, 可参见 Correspondence 1935—39, Box 3; Correspondence, 1946—47, Box 4; General Correspondence, 1950, Box 4; General Correspondence, 1953, Box 5; Albert Sabin Papers, University of Cincinnati Medical School (hereafter cited as Sabin Papers, UC). For Peter Olitsky, see Correspondence with Public, Peter Olitsky Papers, Archives of the Rockefeller Institute, Sleepy Hollow, New York (hereafter cited as Olitsky Papers). Also Dr. J. Plesch to Dr. Hart Van Riper, August 26, 1946, "Van Riper Correspondence," Box 51, Francis Papers; Albert Sabin to George Lyon, December 4, 1940; Sabin in "Science Service," June 6, 1940; "Mothers' Milk Has Chemicals to Kill Viruses," New York Herald-Tribune, May 29, 1951.

   根据国家基金会的记录, 对于人感染脊髓灰质炎的途径, 最常见的错误观点包括: 用被污染的水沐浴、吃了脊髓灰质炎病毒曾经停留过的农作物、喝了太多的 "甜饮料" (尤其是可口可乐, 美国南部有很多人相信这个流言)。 "Sources of Incorrect Information Which Have Recent Wide Circulation," Medical Program, Box 14, March of Dimes Archives, White Plains, N. Y. (hereafter cited as MDA).

5. Jonas Salk to W. S. McEllroy, December 9, 1947, Box 4, Folder 7, Jonas Salk Papers, Mandeville Special Collections, University of California, San Diego (hereafter cited as Salk Papers); W. H. Bradley, "Meteorological Conditions in Relation to Poliomyelitis in England and Wales, 1947—1952," Monthly Bulletin of the Ministry of Health, January 1953, 2 - 14.

6. "Resumes of Grantee's Progress Reports," Box 9, Medical Program, 1944; Box 12, Medical Program "Chemical Research," 1948; Box 15, Medical Program, "Research Program," 1951; all in MDA. Also "Polio Snake Venom" file, in Newsweek Morgue, Center for American History, University of Texas, Austin.

7. Paul, A History of Poliomyelitis, 412 - 13; Aaron Klein, Trial by Fury, 45 - 46.

8. Carter, Breakthrough, 57.

9. Bodian, "Poliomyelitis and the Source of Useful Knowledge," 131.

10. 20 世纪 40 年代, 国家基金会资助了一些项目, 希望通过 "冲洗" 脊髓灰质炎患者的脊液, 找到对抗这种疾病的化学方法。见 Berg, Polio and Its Problems, 1947 (ch. 7, "A Pill for Polio,"), 60 - 77.

11. Dowling, Fighting Infection, 212 - 13; Robert Coughlin, Tracking the Killer, Life, February 22, 1954, 121 - 25; Williams, Virus Hunters, 251 - 69.

12. Lee Salk, My Father, My Son, 10.

13. Interview with Jonas Salk, May 16, 1991, in "Hall of Science and Exploration," www.

achievement. org; author's interview with Darrell Salk, February 19, 2003.

14. Ibid.

15. "New Townsend Harris High Keeps Old Goals," New York Times, June 10, 1985; "Our History," Townsend Harris Online; Traub, City on a Hill, 32.

16. S. Willis Rudy, The College of the City of New York: A History, 1949, 294.

17. Traub, City On A Hill, 9, 34; CCNY Alumni Association, "Facts on City College" and "City's Nobel Laureates of the Twentieth Century," in www. alumniassociationccny. org.

18. Jonas Salk college transcript, Jonas Salk File, CCNY, Division of Archives and Special Collections, Morris Raphael Cohen Library.

19. Microcosm 1934 (CCNY Student Yearbook), 60 - 63; Howe, A Margin of Hope, 61 - 89.

20. Microcosm 1934, 120.

21. Interview with Jonas Salk, May 16, 1991.

22. Alan Dumont and Claude Heaton, The First One Hundred and Twenty-Five Years of the New York University School of Medicine, 1966, 3 - 40; Thomas Francis Jones, New York University: 1832—1932, 1933, 281 - 304.

23. Gerard Burrow, A History of Yale's School of Medicine, 2002, 107, 143 - 44.

24. "New York University College of Medicine, Schedule of Exercises" (1935—1936, 1936—1937, 1937—1938, 1938—1939); "Third Year Class Section Lists" (1937—1938); "Fourth Year Class Section Lists" (1938—1939), NYU Medical School Archives.

25. The Medical Violet 1939 (NYU School of Medicine Student Yearbook), 93.

26. Author's interview with Darrell Salk, February 19, 2003.

27. Carter, Breakthrough, 37.

28. Ibid. , 41.

29. Author's interview with Darrell Salk, February 19, 2003.

30. Federal Bureau of Investigation, "Subject: Jonas Salk," File 161 - 22356.

31. Jonas Salk to Thomas Francis, September 20, 1941, Jonas Salk File, Francis Papers; John R. Paul, "Thomas Francis Jr. ," Biographical Memoirs, 1974, 57 - 91.

32. Thomas Francis to Jonas Salk, December 18, 1841, Jonas Salk File, Francis Papers. 索尔克没能进入洛克菲勒研究所，最大的阻碍来自首席病毒学家托马斯·里弗斯。众所周知，里弗斯讨厌闪族，他还否决了研究所为阿尔伯特·萨宾提供永久职位的提案；不过后来，在索尔克研发脊髓灰质炎疫苗的过程中，里弗斯将扮演关键角色。

33. Thomas Francis to Francis Blake, Chairman, National Research Council, January 17, 1942, Jonas Salk File, Francis Papers. 弗朗西斯和 Francis Blake 是老朋友。

34. Col. S. J. Kopetzsky to Jonas Salk, March 13, 1942, Box 5, Salk Papers.

35. Thomas Francis to Selective Service Board 45, February 13, 1942; Thomas Francis to Col. Samuel Kopetzsky, March 24, 1942; Jonas Salk to Thomas Francis, April 8, 1942; all in Jonas Salk File, Francis Papers.

36. Paul, "Thomas Francis Jr. ," 69; Benison, Tom Rivers, 256.

37. Benison, Tom Rivers, 257.

38. Kolata, Flu, 3 - 33; Crawford, The Invisible Enemy, 96 - 98; Crosby, America's Forgotten

Pandemic, 203.

39. Flu, 6 - 7, 16; Crawford, Invisible Enemy, 97; Grob, The Deadly Truth, 224 - 25.

40. Susan Plotkin and Stanley Plotkin, "A Short History of Vaccination," in Plotkin and Mortimer, Vaccines, 1 - 7; Dowling, Fighting Infection, 197 - 200.
   离开西奈山前往安娜堡前夕, 索尔克写信告诉弗朗西斯: "现在我们这有一位病人, 按照医院工作人员的说法, 他们在 1918 年的大流行中见过与她类似的临床现象和临床病程。我们尚未发现细菌病原体, 我相信她很快就会死去。" Jonas Salk to Thomas Francis, February 7, 1942, Jonas Salk File, Francis Papers.

41. Author's interview with Darrell Salk, February 19, 2003; Carter, Breakthrough, 45; Federal Bureau of Investigation, "Subject: Jonas Salk."

42. Thomas Francis Jr., "Draft of Grant Proposal to the National Foundation," n. d., Box 51; Henry Vaughan to Basil O'Connor, June 26, 1942; Basil O'Connor to Alexander Ruthven, President, University of Michigan, April 8, 1943, both in Box 51, Francis Papers. 国家基金会为索尔克提供了为期三年、总额 20 万美元的资金, 是当时基金会金额最大的资助之一。

43. 索尔克在学术界的上升之路, 见 Dean H. F. Vaughan to Jonas Salk, June 10, 1943; Vaughan to Salk, October 16, 1944; Thomas Francis to Provost James P. Adams, June 26, 1946; Herbert G. Watkins (University Secretary) to Salk, July 29, 1946. 延期入伍事宜, 可参见 Francis G. Blake Affidavit, October 21, 1943; Henry F. Vaughan to Clarence Moll, June 14, 1944; Thomas Francis to Clarence Moll, January 18, 1945; all in Jonas Salk File, Francis Papers. 索尔克的引言, 见 Carter, Breakthrough, 48.

44. Carter, Breakthrough, 51; Hershel Griffin, "Thomas Francis Jr., MD: Epidemiologist to the Military," Archives of Environmental Health, September 1970, 252 - 55; Cohen, Shots in the Dark, 26; Carter, Breakthrough, 48.

45. Dowling, Fighting Infection, 200; Williams, Virus Hunters, 223 - 27.

46. Williams, Virus Hunters, 225; Brian Murphy and Robert Webster, "Orthomyxoviruses," in Virology (2nd ed.), ed. Bernard N. Fields, 1116 - 20; Crawford, Invisible Enemy, 92, 229; Thomas Francis to Carolyn Kingdon, November 1, 1947, Box 51, Francis Papers.

47. Carter, Breakthrough, 51.

48. Ibid.

49. Ibid.; Benison, Tom Rivers, 258; Williams, Virus Hunter, 212.
   1948 年, 弗朗西斯入选美国国家科学院, 当时索尔克已经去往匹兹堡, 他给弗朗西斯发去了贺信: "这真的很棒, 有时候你怀疑自己浪费了时间和精力, 入选科学院也许能让你打消这样的疑虑。" 见 Jonas Salk to Thomas Francis, May 17, 1948, Box 5, Salk Papers.

50. Carter, Breakthrough, 51.

51. Paul Stumpf to Jonas Salk, n. d., Box 4, Folder 8, Salk Papers.

52. Thomas Francis, "Memorandum: Concerning Doctor Salk and Parke-Davis & Company," September 1, 1945, Jonas Salk File, Francis Papers.

53. Jonas Salk to Thomas Francis, December 26, 1945, Jonas Salk File, Francis Papers.

54. Max Lauffer to Jonas Salk, June 30, 1947, Salk File, Edward Litchfield Papers, University of Pittsburgh Archive; Carter, Breakthrough, 53.

55. Jonas Salk to Thomas Francis, August 25, 1947, Jonas Salk File, Francis Papers.

56. Willard Glazier, "The Great Furnace of America," in Pittsburgh, ed. Roy Lubove, 1976, 23.

57. Michael Weber, Don't Call Me Boss: David L. Lawrence, Pittsburgh's Renaissance Mayor, 1988, 202 - 3; Lubove. Pittsburgh, 196.

58. "Pittsburgh's New Powers," Fortune, February, 1947, 69 - 74; Jonas Salk to Stella Barlow, n. d. , Salk Papers.

59. Weber, Don't Call Me Boss, 228 - 76; Robert C. Alberts, Pitt: The Story of the University of Pittsburgh, 1986, 204 - 9.

60. Alberts, Pitt, 207.

61. Barbara Paull, A Century of Medical Excellence: A History of the University of Pittsburgh School of Medicine, 1986, 99 100; Julius Youngner, unpublished autobiography, 39, copy in author's possession.

62. Paull, Century of Medical Excellence, 145 - 50, 172 - 74.

63. Ibid, 211; Max Lauffer, "Memorandum: The Virus Research Program," May 22, 1950, University of Pittsburgh Archive.
作为这个职位的候选人，索尔克曾提交过一份愿望清单，其中包括额外的实验室空间、饲养动物的场所、一位秘书、一位技师、7500 美元的期望年薪以及 "合作研究教授" 的第二头衔。不过，他并不认为这些 "要求" 是他履职的 "必要条件"。事实上，索尔克补充说，"如果你能尽力做一些有必要做的事情，我会非常感激。" 见 University of Pittsburgh Archive.

64. Jonas Salk to John Dingle, August 27, 1947, Folder 5, Box 4, Salk Papers; Carter, Breakthrough, 53.

65. Carter, Breakthrough, 54; Jonas Salk to Paul Stumpf, November 26, 1947, Box 4, Folder 8, Salk Papers.

66. Jonas Salk to Dr. W. S. McEllroy, December 9, 1947, Box 4, Folder 7, Salk Papers

67. Ibid.

68. Ibid. ; Alberts, Pitt, 216.

7

1. Benison, Tom Rivers, 405.

2. Harry Weaver, "A Formula to Determine the Cost of Research," Journal of the American Medical Colleges, July 1950.

3. Ibid.

4. Benison, Tom Rivers, 444 - 45; Harry Weaver, "A Formula to Determine the Total Cost of Conducting a Program of Research," in Medical Program, Series 8, Box 8, March of Dimes Archives, White Plains, N. Y. (hereafter cited as MDA).

5. H. W. Weaver to H. Van Riper, "Memorandum Re Payment of Direct Costs," February 1, 1951; Harry Weaver to R. W. Brown, October 17, 1952, both in Medical Program, Series 8 Box 8, "Indirect Costs, 1947—1959," MDA.

6. H. W. Weaver to H. Van Riper, "Memorandum Re Policies Governing Long-Term Grants," April 24, 1947, MDA.

7. Basil O'Connor to Thomas Rivers, July 21, 1947, Basil O'Connor File 6, Thomas Rivers Papers, American Philosophical Society, Philadelphia.

8. Quoted in Henry Lee, "No More Polio," Pageant, November 1953, 18.

9. Carter, Breakthrough, 61–62; also Harry Weaver to Jonas Salk, December 15, 1947, Box 4, Folder 8; August 13, 1948, Folder 5, Box 5, Jonas Salk Papers, Mandeville Special Collections, University of California, San Diego (hereafter cited as Salk Papers).

10. See, "Chronology of Events in Salk Research for Polio Vaccine," Jonas Salk File, Edward Litchfield Papers, University of Pittsburgh; Salk to Weaver, July 27, 1948, Salk Papers.

11. Salk to Weaver, August 24, 1948, Folder 5, Box 5, Salk Papers; Carter, Breakthrough, 107. 乔纳斯的长子彼得·索尔克回忆说："我父亲特别重视巡视病区的事儿。人们会流着泪来到他身边。'求求你了，索尔克博士，求你救救我们的孩子。'那样的悲痛欲绝，他一直铭记。" Author's interview with Peter Salk, November 22, 2002.

12. "Research Funds for Pitt Medical School," Box 296, Salk Papers.

13. Neil Seidenberg, "Men and Scenes Behind Salk Vaccine," Pittsburgh Post-Gazette, April 12, 1955; Leonard Engel, "Climax of a Stirring Medical Drama," New York Times Sunday Magazine, January 10, 1954; "Vaccine's Name Irks Salk," Pittsburgh Press, April 12, 1955; "Age of Salk's Aides Averages Under 40," New York Times, April 12, 1945; "The Story Behind the Polio Vaccine," Wisdom, August 1956, 10–16; F. S. Cheever, "Leadership Qualities Draw Skilled, Devoted Workers," Pittsburgh Sun-Telegraph, August 4, 1959; Salk Team's Mr.
Inside' Honored for Work on Polio Vaccine, Pittsburgh Post-Gazette, August 9, 2001. Also Smith, Patenting the Sun, 115–17; Carter, Breakthrough, 69–71; Jonas Salk to Harry Weaver, August 24, 1948, Folder 5, Box 5, Salk Papers.

14. Harry Weaver to Jonas Salk, March 11 (two letters that day), 1949, Folder: 1949, W-Z, Box 6, Salk Papers.

15. Gordon Brown to Jonas Salk, June 17, 1949, Folder: 1949, A-C, Box 5, Ibid.

16. Ibid.

17. Thomas Francis to John Lavan, January 31, 1944, Box 51, Thomas Francis Papers, Bentley Library, University of Michigan; Cohn, Four Billion Dimes, 82.

18. See "Many Monkeys Needed in Vaccine," in M. Beddow Bayly, The Story of the Salk Anti-Poliomyelitis Vaccine, 1956, http://whale.to/vaccine/bayley.

19. Ibid.

20. Thomas Francis to J. N. Hamlet (Director, Okatie Farms), July 15, 1950; Hamlet to Francis, September 21, 1950, File: Monkeys, Box 5, Thomas Francis Papers; "The Unsung Heroes," Newsweek, April 25, 1955; Smith, Patenting the Sun, 121.

21. Carter, Breakthrough, 79.

22. Ibid., 81.

23. Jonas Salk to Albert Sabin, April 15, May 1, 1949, Folder: 1949, P-V, Box 6; Albert Sabin to Jonas Salk, June 20, 1951, Folder 3, Box 281; all in Salk Papers.

24. Paul, A History of Poliomyelitis, 234–35.

25. Albert Sabin to Jonas Salk, February 23, 1951; Salk to Sabin, March 1, 1951; both in Folder 3, Box 281, Salk Papers.
26. Friedman and Friedland, Medicine's 10 Greatest Discoveries, 133 – 52.
27. A. B. Sabin and P. K. Olitsky, "Cultivation of poliovirus in vitro in human embryonic tissue," Proceedings of the Society of Experimental Biological Medicine, vol. 34, 1936, 357 – 59.
28. Benison, Tom Rivers, 237.
29. Ibid. , 446; Thomas Weller and Frederick Robbins, "John Franklin Enders," unpublished manuscript in author's possession; Simmons, Doctors and Discoveries, 266 – 69.
30. Paul, A History of Poliomyelitis, 378.
31. Weller and Robbins, "John Franklin Enders"; Frederick Robbins, "Reminiscences of a Virologist," in Daniel and Robbins, Polio, 121 – 25.
汤姆·韦勒和弗雷德·罗宾斯都出身于一流的科学家庭。罗宾斯的父亲威廉是一位著名的植物生理学家，就职于纽约植物园。韦勒的父亲卡尔是密歇根大学的病理学教授，也是索尔克导师托马斯·弗朗西斯的密友。
32. Paul, History of Poliomyelitis, 374 – 75; Robbins, "Reminiscences," 126 – 28.
33. Robbins, "Reminiscences," 125 – 26; Simmons, Doctors and Discoveries, 268; Henig, The People's Health, 25 – 34.
34. Benison, Tom Rivers, 446 – 47.
35. Peter Olitsky to Albert Sabin, undated personal note, 1936, File 6, Peter Olitsky Papers, American Philosophical Society.
36. A. B. Sabin, P. K. Olitsky, and H. R. Cox, "Protective Action of Certain Chemicals Against Infection of Monkeys with Nasally Instilled Poliomyelitis Virus," Journal of Experimental Medicine, vol. 63, 193. Also Berg, Polio and Its Problems, 34 – 40, 41 – 42; Paul, A History of Poliomyelitis, pp. 247 – 248; Benison, Tom Rivers, 191 – 92; Berg, Polio, pp. 41 – 42. A thorough account of the Toronto incident can be found in Christopher Rutty, "The Middle-Class Plague: Epidemic Polio and the Canadian State, 1936 – 37," Canadian Bulletin of Medical History, 1996, 277 – 314.
37. Albert Sabin to Dr. Steiglitz, October 14, 1936, Box 3, Albert Sabin Papers, University of Cincinnati Medical School Archives.
38. Dorothy Horstmann Interview, April 26, 1990, p. 4, in "Daniel Wilson File," Dorothy Horstmann Papers, Yale University Archives. See also Corner, A History of the Rockefeller Institute, 385; A. B. Sabin and R. Ward, "Natural History of Human Poliomyelitis; Distribution in Nervous and Non-Nervous Tissue," Journal of Experimental Medicine, vol. 73, 1941. Also Berg, Polio and Its Problems, 71.
39. H. A. Howe and D. Bodian, "Poliomyelitis in the Chimpanzee," Bulletin of the Johns Hopkins Hospital, 1941, 149 – 81.
40. Dorothy Horstmann Interview, 17.
41. D. M. Horstmann, "Poliomyeletic in the Blood of Orally Infected Monkeys and Chimpanzees," Proceedings of the Society of Experimental Biological Medicine, vol. 79, 1952; J. F. Fulton to Dorothy Horstmann, February 19, 1953, Dorothy Horstmann Papers, Yale University Archives.

42. Paul, Poliomyelitis, 389.

8

1. "Summer Season Brings Epidemics of this Uncontrollable Disease," Life, August 15, 1949, p. 47; Steven Spencer, "Where Are We Now on Polio," Saturday Evening Post, September 17, 1949, 26 - 27, 87 - 93.

2. "Polio Can Be Conquered," National Foundation for Infantile Paralysis, Public Affairs Pamphlet 150, 1949, 1.

3. Albert Sabin to Basil O'Connor, December 6, 1949, copy in Folder 1665, John Enders Papers, Manuscripts Division, Sterling Library, Yale University (hereafter cited as Enders Papers).

4. "Crusader by Accident: The Biography of Basil O'Connor," unpublished copy, March of Dimes Archives, White Plains, N. Y. (hereafter cited as MDA).

5. Jonas Salk to John Enders, September 17, 1949, Box 5, Folder 1949 (D-E), Jonas Salk Papers, Mandeville Special Collections, University of California, San Diego (hereafter cited as Salk Papers).

6. John Enders to Jonas Salk, September 26, 1949, ibid.

7. Frederick C. Robbins, "Reminiscences of a Virologist," in Daniel and Robbins, eds., Polio, 1997, 130; John Enders to Albert Sabin, December 8, 1949, Folder 1665, Enders Papers; Williams, Virus Hunters, 269. 直至 1951 年年初，恩德斯还很愿意与索尔克分享科研素材。见 Enders to Salk, March 21 and April 12, 1951, Box 176, Enders File, Salk Papers. 戴维·博迪恩写给约翰·保罗的一封信里提到了恩德斯对"化学疗法"的狂热，当时博迪恩正在为一本关于脊髓灰质炎的书搜集资料。见 Bodian to Paul, May 8, 1967, David Bodian Papers, Chesney Medical Archives, Johns Hopkins School of Medicine (hereafter cited as Bodian Papers).

8. Paul, A History of Poliomyelitis, 233 - 39, 382 - 89. 对豪和博迪恩研究工作的最佳总结请参阅: David Bodian, "Howard Atkinson Howe," 1976; Thomas B. Turner, "David Bodian," 1980; "Introductory Remarks: Bodian Symposium in Neuroscience," 1975; 以上内容均可参阅博迪恩的论文原稿。

9. Paul, History of Poliomyelitis, 237; Howard Howe to David Bodian, October 15, 21, 1940, Howard Howe File, Bodian Papers; Carter, Breakthrough, 134.

10. Bodian to Harvey, March 5, 1975, Bodian Papers; Allen, Thomas Hunt Morgan, 100 - 101; "Research Award Nomination for Dr. Isabel Morgan," 1943, Isabel Morgan File 2, Peter Olitsky Papers, American Philosophical Society (hereafter cited as Olitsky Papers).

11. See Business Manager to Peter Olitsky, April 21, 1938, Box 4, Correspondence, 1935—64, Peter Olitsky File, Archive of Rockefeller Institute, Sleepy Hollow, N. Y.; Benison, Tom Rivers, 409.

12. Benison, Tom Rivers, 457.

13. Peter Olitsky to Dr. William Thalmeier, December 12, 16, 1953, Box 2, Folder: Assorted Correspondence, 1952—54, Olitsky Papers.

14. Author's interview with Eleanor Bodian, June 6, 2003.

15. Ibid.
16. Talk delivered by Walter Schlesinger at the Isabel Morgan Mountain and David Bodian Memorial Symposium at the Marine Biological Laboratory, Woods Hole, Mass. , July 25, 1997, copy in author's possession.
17. Vaughan, Listen to the Music, 17 – 40.
18. Wilson, Margin of Safety, 142; Hooper, The River, 479 – 81.
19. H. Koprowski, T. W. Norton, and W. McDermott, "Isolation of Poliovirus from Human Serum by Direct Inoculation into a Laboratory Mouse," Public Health Reports, 1947, 1467 – 76.
20. Altman, Who Goes First ? 126 – 58; Oshinsky, "Worse Than Slavery," 190 – 93; Elizabeth Etheridge, The Butterfly Caste: A Social History of Pellagra, 1972, 3 – 39.
21. Vaughan, Listen to the Music, 1 – 2.
22. Charles Little, "Letchworth Village: The Newest State Institution for the Feeble-Minded and Epileptic," The Survey, March 2, 1912; New York State, Office of Mental Retardation, "Letchworth Village," 2003.
23. Vaughan, Listen to the Music, 6.
24. Hilary Koprowski, "Frontiers of Virology: Development of Vaccines Against Polio Virus," in appendix to Irena Koprowski, A Woman Wanders Through Life and Science, 1997, 297 – 303.
25. Poliomyelitis: A New Approach, The Lancet, March 15, 1952, 552.
26. Benison, Tom Rivers, 461 – 69.
27. Carter, Breakthrough, 110; Vaughan, Listen to the Music, 15; Koprowski, "Frontiers of Virology: Development of Vaccines Against Polio Virus," 297 – 303.
28. Carol Saunders, "The Vulnerable Among Us: Protection of Children in Medical Research," Research Nurse, March/April 1996.
29. Paul Freund, "Introduction," in Experimentation With Human Subjects, xii-xviii; Altman, Who Goes First ? 1 – 37.
30. David Bodian statement, May 6, 1960, in David Bodian File, Thomas Rivers Papers, American Philosophical Society.
31. Vaughan, Listen to the Music, 16.
32. Edmund Pellegrino, quoted in J. L. Melnick and F. Horaud, "Albert Sabin," Biologicals, December, 1993, 302.
33. Vaughan, Listen to the Music, 54 – 55.
34. Walter Schlesinger to Peter Olitsky, April 30, 1963, Box 3, Walter Schlesinger File, Olitsky Papers.
35. Interview with Albert Sabin, conducted by Arthur Zitrin, for the documentary "Albert B. Sabin: A Life in Science," copy on file in the archives of the New York University Medical School.
36. Ibid.
37. Ibid.
38. "William Hallock Park," Medical Violet 1939, 43, 163; "Remarks of Albert Sabin," NYU Medical Quarterly, 1987, 3; Benison, Tom Rivers, 359 – 62.
39. Interview with Albert Sabin.

40. Bellevue Violet 1931, 139.

41. National Foundation for Infantile Paralysis, Facts and Figures about Infantile Paralysis (Publication No. 59), 1947, 7 - 9; Paul, A History of Poliomyelitis, 445.

42. Albert Sabin and Arthur Wright, Acute Ascending Myelitis Following a Monkey Bite, With the Isolation of a Virus Capable of Reproducing the Disease, Journal of Experimental Medicine, vol. 59, 1933, 115 - 17.

43. Benison, Tom Rivers, 234 - 35.

44. 莱丁厄姆博士的这件趣事，见 Peter Olitsky to Asa Chandler, September 16, 1954, Sabin File 2, Olitsky Papers.

45. Benison, Tom Rivers, 235; Albert Sabin to Simon Flexner, September 10, 1934; Rufus Cole to Simon Flexner, August 9, 1934; Business Manager to Peter Olitsky, October 1, 1934; all in Box 1, Folder 1, Albert Sabin Papers, Rockefeller Archive Center (hereafter cited as Sabin Papers, RA.)

46. Thomas Rivers interview with Richard Carter, quoted in Smith, Patenting the Sun, 147.

47. Igor Tamm, "Sabin at the Rockefeller," 1986, Box 1, Folder 4, Sabin Papers, RA; Walter Goebel, "Peter K. Olitsky," Peter Olitsky File, American Philosophical Society; Corner, A History of the Rockefeller Institute, 384 - 390.

48. Albert Sabin telegram to Peter Olitsky, September 12, 1935, Sabin File 7, Olitsky Papers.

49. See "Peter Olitsky Oral History," 58, Archive of Rockefeller Institute; Tamm, "Sabin at the Rockefeller," 5 - 6. "Report of Dr. Olitsky (assisted by Drs. Cox and Sabin)," Scientific Reports of the Rockefeller Institute, vol. 24, p. 86.

50. On Theiler, see Benison, Tom Rivers, 413 - 16, 464; Paul, History of Poliomyelitis, 263 - 69; Tamm, "Sabin at the Rockefeller," 6 - 7.

51. 比如说，有一次萨宾的薪水略微涨了一点，然后他给所长写了一封谦卑的信："为了求得安心，我回顾了自己所做的工作，结果发现，我的成就是那么渺小而微不足道，这简直让我心灰意冷。"然后，萨宾向上司保证自己将更加努力工作，追求"我们的终极目标"——解决脊髓灰质炎问题。但是，时间流逝，对于弗莱克斯纳那些主要的脊髓灰质炎理论，例如脊髓灰质炎病毒只有一种、病毒通过鼻腔进入人体、病毒只能在神经组织中繁殖，萨宾逐渐产生了怀疑，最终将它们抛弃。见 Albert Sabin to Simon Flexner, June 22, 1935, Box 1, Folder 1, Sabin Papers, RA.

52. Albert Sabin to Herbert Gasser, April 20, 1939, Box 1, Folder 1, Sabin Papers, RA.

53. A Graeme Mitchell to Peter Olitsky, January 23, 1940, Sabin File 8, Olitsky Papers.

54. New York Herald-Tribune, June 23, 1939; New York Times, March 10, 17, 1940.

55. Albert Sabin to Peter Olitsky, June 27, 1939, File 8, Olitsky Papers.

56. Albert Sabin to Peter Olitsky, June 6, 1939, Sabin File 7, Olitsky Papers; Albert Sabin to John Paul, May 14, 1941, Box 8 (1940—41), John Paul Papers, Yale University Archives.

57. Albert Sabin to Peter Olitsky, June 17, 1941, Sabin File 7, Olitsky Papers.

58. Peter Olitsky to Albert Sabin (no date), Sabin File 1, Olitsky Papers.

59. 萨宾的目标是研制出这两种疾病的疫苗。他甚至将病毒样本带回了美国，他说，他希望能"在某些精神病机构里的志愿者身上"进行对照试验。结果，他找了囚犯当志愿者。萨宾高调地给"志愿者""感染"了病毒——报纸头条写道："200 名囚犯冒着死亡风险参与战争病研究项目"。所有受试者都活了下来，虽然有些人经受了"相当的痛苦"。但新闻中并未提到当局承诺为囚犯提供的回报：减刑和某些额外的特权。见 New York Daily News, August 27, 1944; Trenton Times, August 28, 1944; Albert Sabin to Peter Olitsky, August 22, 1943, File 12, Olitsky Papers.

60. Sabin to Olitsky, August 22, 1943, Olitsky Papers; Albert Sabin, "Problems in the Epidemiology of Poliomyelitis At Home and Among Our Armed Forces," paper presented at the Rocky Mountain Conference on Infantile Paralysis, December 1946.

9

1. Oshinsky, A Conspiracy So Immense, 95 – 96.
2. Alonso Hamby, Man of the People, 1995, 428 – 29; Eleanor Bontecou, The Federal Loyalty-Security Program, 1953, 35 – 72.
3. Jonas Salk's FBI Headquarters File Number is 121 – 22866. 1942 年，《今日社工》上的一篇文章称赞了索尔克和其他几个人，文章宣称："这几位男士和女士让《今日社工》变得更加强大，足以应对现在的严酷挑战。"它还称索尔克为"主要合作者"。
4. Bontecou, Federal Loyalty-Security Program, 74 – 75.
5. See especially, Memo, August 8, 1950, Detroit FBI Office; Memo, August 16, 1950, New York City FBI Office; Memo, August 29, 1950, Los Angeles FBI Office, all in Salk FBI File.
6. Report of Special Agent, August 8, 10, 1950, Detroit; August 29, 1950, Washington; both in Salk FBI File.
7. "Jonas Edward Salk, Synopsis of Facts," August 30, 1951, Salk FBI File.
8. Report of Special Agent, September 8, 1951, San Francisco; September 17, 1951, Dallas; both in Salk FBI File.
9. Hiram Bingham, Chairman, Loyalty Review Board, U. S. Civil Service Commission, to J. Edgar Hoover, FBI Director, November 7, 1952, Salk FBI File.
10. Author's interview with Darrell Salk, February 18, 2003.
11. Memo, August 10, 1950, Pittsburgh FBI Office, in Salk FBI File.
12. Julius Youngner, Unpublished Memoir, 12; copy in author's possession.
13. On Donna Salk, see Pittsburgh Sun-Telegram, April 12, 1955, July 3, 1960; Pittsburgh Post-Gazette, July 24, 1959, December 30, 1960.
14. Jonas Salk to Harry Weaver, April 10, 1949, Box 5, Folder 5, Jonas Salk Papers, Mandeville Special Collections, University of California, San Diego (hereafter cited as Salk Papers).
15. Salk to Weaver, June 16, 1950, Box 91, Folder 8, Salk Papers.
16. Ibid.
17. Weaver to Salk, June 22, 1950, Salk papers.
18. See Jonas Salk for the Standards Committee, NFIP, "Immunologic Classification of Poliomyelitis Viruses," for Presentation at Second International Poliomyelitis Congress, September, 1951, Copenhagen, Denmark, copy in Polio Correspondence, 1952, General, Box 4, Albert Sabin Papers, University of Cincinnati.

19. Carter, Breakthrough, 114.

20. See "Polio Hits Basil O'Connor's Daughter," 87 – 93, in Cohn, Four Billion Dimes.

21. Carter, Breakthrough, 121.

22. Ibid. , 141; Vivien Encel, Australian Genius: 50 Great Ideas, 1988, 55 – 57.

23. Youngner, Unpublished Memoir, 1 – 7; Neil Seidenberg, "Men and Scenes Behind Salk Vaccine," Pittsburgh Post-Gazette, April 12, 1955; "Age of Salk's Aides Averages Under 40," New York Times, April 12, 1945; author's interview with Julius Youngner, March 17, 2004.

24. Younger, Unpublished Memoir, 5 – 7.

25. Ibid. Also Troan, Passport to Adventure, 185 – 89.

26. Younger, Unpublished Memoir, 5 – 7. Also Benison, Tom Rivers, 542 – 43.

27. 对 199 培养基的最佳介绍及康诺特实验室在脊髓灰质炎研究中扮演的角色，请参阅 ch. 7 in Christopher Rutty, "Do Something!. . . Do Anything! Poliomyelitis in Canada, 1927 – 1962," Ph. D. dissertation, University of Toronto, 1995.

28. Wilson, Margin of Safety, 77.

29. Carter, Breakthrough, 106.

30. See Jonas Salk, "Studies in Human Subjects on Active Immunization Against Poliomyelitis," Journal of the American Medical Association, vol. 151, no. 13, 1088 – 93.

   Ⅲ型病毒株来自 13 岁的吉米·萨科特（Jimmy Sarkett）。医院里的文员写错了样本瓶的标签，把他的名字拼成了索科特（Saukett）。

31. Youngner, "Unpublished Memoir," 7 – 10; author's interview with Youngner; Carter, Breakthrough, 185, Troan, Passport to Adventure, 189.

32. Benison, Tom Rivers, 490 – 99; William McD. Hammon, "Standardization Problems Encountered in the Large Scale Manufacture of Poliomyelitis Vaccine in the United States," 1954, unpublished paper in author's possession.

33. Carter, Breakthrough, 131 – 36.

   至少可以说，索尔克的技术报告对萨宾的影响比他愿意承认的更大。几个月后，萨宾写信询问索尔克"你是否愿意让我的合作伙伴 J. Wissner 博士去你的实验室呆几天，学习你们的组织培养技术？如果有必要的话还可以多呆一段日子。"索尔克同意了。见 Albert Sabin to Jonas Salk, March 18, 1952, Box 2, Albert Sabin Papers, University of Cincinnati.

34. 关于索尔克何时给自己及儿子接种的疫苗，有一些互相矛盾的说法。熟识索尔克的匹兹堡记者约翰·特罗安写道："前往波尔克之前，索尔克医生给妻子、三个儿子和自己接种了疫苗。"这应该是 1952 年。索尔克的传记作者理查德·卡特在 20 世纪 60 年代详细采访了索尔克，根据他的说法，索尔克一家接种疫苗的时间是 1953 年，也就是沃森儿童之家和波尔克学校的首次试验之后。唐娜·索尔克不记得确切的时间，但她表示丈夫在自家的厨房里给全家接种了疫苗，包括他自己。达雷尔·索尔克印证了这一说法。"我记得很清楚，"他说，"一天晚上，乔纳斯回到家里，让我们排好队，然后，砰地一下子……就接种好了。"

   《纽约时报》通讯记者劳伦斯·奥尔特曼（Lawrence Altman）曾询问过索尔克是什么时候给自己接种的疫苗。1970 年，索尔克的一位助手告诉奥尔特曼，索尔克没有接种疫苗，因为他知道自己体内有脊髓灰质炎抗体。几年后，在一次科学会议上，奥尔特曼偶遇索尔克，于是他直接提出了这个问题。"我问索尔克，你给儿子接种了疫苗，为什么你自己却没有接种。

我说，虽然你体内有抗体，但是至少你可以测试一下疫苗的安全性。索尔克坚持说自己注射了疫苗。我又问他，那为什么……（以前的）说法不一样，他说，这是因为他都不知道为什么会有人问这个问题。"

更让人迷惑的是，索尔克实验室的工作人员宣称，对外进行疫苗试验之前，实验室内部人员已经注射了疫苗。事实上，一毛钱进行曲档案馆里有一张未标注日期的索尔克照片，照片里他卷起右臂的袖子，有一位同事正在给他注射脊髓灰质炎疫苗。Troan, Passport to Adventure, 196; Carter, Breakthrough, 170. For Donna Salk, see Seavey, Smith, and Wagner, A Paralyzing Fear, 202; author's interview with Darrell Salk, February 18, 2003; Altman, Who Goes First？358－59.

35. See Commonwealth of Pennsylvania, "Mental Patients. .. Vaccine Research," August 10, 1944, Box 92, Folder 4, Salk Papers.

36. See Gale H. Walker to William C. Brown (Pennsylvania Secretary of Welfare), February 4, 1952, Box 92, Folder 4, Salk Papers.

37. Benison, Tom Rivers, 467.

38. Christine Kindl, "The Creation of a Cure: D. T. Watson Rehabilitation Hospital," Pittsburgh Post-Gazette, September 9, 1990; Smith, Patenting the Sun, 140－42.

39. "Volunteers Recount Their Participation in Historic Trials," June 24, 1995; "Polio Pioneers," July 2, 2002; both in Pittsburgh Post-Gazette.

40. Troan, Passport to Adventure, 193－95.

41. "志愿者追忆当年……" 拄着拐杖的科克帕特里克念完了富兰克林·马歇尔学院（Franklin and Marshall College）。"我发现自己不适合搞医学。"后来，他成了一位圣公会牧师。

42. Carter, Breakthrough, 139.

43. Salk, "Studies in Human Subjects," 1098; Carter, Breakthrough, 140.

10

1. Cohen, Shots in the Dark, 31.

2. Washington Post, July 4, 1952; Memo from Roland Berg to Marguerite Clark, July 16, 1952, copy in Polio Epidemic File, Newsweek Morgue, Center for American History, University of Texas, Austin.

3. See Neal Nathanson and John Martin, "The Epidemiology of Poliomyelitis: Enigmas Surrounding the Appearance, Epidemicity, and Disappearance," American Journal of Epidemiology, vol. 110, 1979, 672－90.

4. Ibid. , 675; Albert Sabin, "The Epidemiology of Poliomyelitis," JAMA, vol. 134, 1947, 750.

5. Sabin, Epidemiology of Poliomyelitis, 755－756; also Monroe Lerner and Odin Anderson, Health Progress in the United States, 1963, 152－56.

6. Karl Schriftgiesser, "When 11 of 14 Children Were Hit with Polio," Collier's, November 29, 1952, 17－20.

7. Max J. Fox and John Chamberlain, "Four Fatal Cases of Bulbar Poliomyelitis in One Family," JAMA, March 28, 1953, 1099 1101.

8. T. Francis Jr. et al. , "Poliomyelitis Following Tonsillectomy in 5 Members of a Family,"

Epidemiologic Study, August 22, 1942, 1392.

9. Alice Heaton, "A Friend-and Partner," Good Housekeeping, July 1953, 17, 209 – 10; "Basil O'Connor: One Man's War Against Disease," Medical World News, January 31, 1964; Dorothy Horstmann interview, 27, in Daniel Wilson File, Dorothy Horstmann Papers, Yale University Archives.

10. "Crusader By Accident: The Biography of Basil O'Connor," unpublished, copy, March of Dimes Archives; for various memoranda, see "Presidential Directives to Staff, 1942—47," Box 3, Basil O'Connor Papers, MDA.

11. Beaton, "Friend-and Partner," 210; Troan, Passport to Adventure, 210.

12. Carter, Breakthrough, 144.

13. Benison, Tom Rivers, 499. Also "Joseph M. Smadel, M. D. ," Lasker Foundation Award Winners, www. laskerfoundation. org/awards/library; Thomas Woodward, "History of the Commissions on Immunization and Rickettsial Diseases," http: //history. amedd. army. mil/ booksdocs/historiesofcomsn/section7. htm.

14. Benison, Tom Rivers, 496 – 98.

15. Troan, Passport to Adventure, 198.

16. Ibid. ; Pittsburgh Press, January 27, 28, 1953.

17. "Vaccine for Polio," Time, February 9, 1953, 43.

18. Albert Sabin to Jonas Salk, February 9, 1953, Box 93, Folder 5, Jonas Salk Papers, Mandeville Special Collections, University of California, San Diego.

19. John Paul to Jonas Salk, January 28, 1953, quoted in Paul, A History of Poliomyelitis, 419.

20. Jonas Salk to John Paul, February 2, 1953, ibid.

21. Wilson, Margin of Safety, 85.

22. Benison, Tom Rivers, vii-xiii, 499.

23. Ibid. , 499 – 501; Carter, Breakthrough, 150 – 51.

24. Carter, Breakthrough, 152.

25. Ibid. , 156.

26. Ibid. , 158.

27. A full copy of Salk's text can be found in the Pittsburgh Sun-Telegraph, March 27, 1953.

28. Ibid. , Pittsburgh Sun-Telegraph, March 27, April 2, 1953.

29. Carter, Breakthrough, 176.

30. Benison, Tom Rivers, 502 – 3; "Basil O'Connor: One Man's War Against Disease," 12.

11

1. Author's interview with Darrell Salk, February 19, 2003; author's interview with Peter Salk, November 22, 2002; Shirley Levine, "Dr. Jonas E. Salk—Scientist with a Mission," Pittsburgh Jewish Outlook, April 10, 1953.

2. 财务报告及雇员名单, 见 Jonas Salk to Dean W. S. McEllroy, January 10, 1953, June 10, 1953, Box 298, Folder 8, Jonas Salk Papers, Mandeville Special Collections, University of California, San Diego (hereafter cited as Salk Papers); Carter, Breakthrough, 212; interview

with Don Wegemer, in Seavey, Smith, and Wagner, A Paralyzing Fear, 191 - 98.

3. Author's interview with Julius Youngner, March 19, 2004.

4. Younger, "Unpublished Memoir," 6 - 20.

5. "Joseph A. Bell: A Biographical Appreciation," American Journal of Epidemiology, vol. 90, 1969, 464 - 67; Paul, A History of Poliomyelitis, 422 - 23; Benison, Tom Rivers, 506 - 11.

6. Carter, Breakthrough, 177.

7. Joseph A. Bell, "Outline of Considerations and Tentative General Plans for an Epidemiologic Field Trial of a Poliomyelitis Vaccine," September 8, 1953, Folder 4, Box 123, Salk Papers.

8. Albert Sabin, "Present Status and Future Possibilities of a Vaccine for the Control of Poliomyelitis," unpublished, copy in author's possession.

9. Carter, Breakthrough, 179.

10. Benison, Tom Rivers, 509. 里弗斯承认，委员会的过度谨慎让索尔克的任务变得更加艰巨，但他没有提到，委员会曾向该领域著名专家弗朗西斯征求意见，弗朗西斯充满信心地表示，脊髓灰质炎疫苗里的佐剂安全有效，而且该佐剂"所有已知特性均与致癌无关"。然后，弗朗西斯建议对（含有佐剂的）索尔克疫苗进行"人体试验"，他表示，"我之所以得出这样的结论，部分是因为我对索尔克博士的工作相对比较熟悉"。但委员会最终拒绝了他的提议。Thomas Francis to Harry Weaver, February 19, 1953, National Foundation File, Box 51, Thomas Francis Papers.

11. Carter, Breakthrough, 191 - 93.

12. Ibid. , 177 - 78.

13. Harry Weaver to Basil O'Connor, August 29, September 1, 1953, Basil O'Connor Papers, March of Dimes Archive, White Plains, N. Y.
有人认为，韦弗之所以离开基金会，是因为对于大规模试验的具体安排，他与自己的直接上司，基金会医学督导哈特・范里佩尔持有不同意见，经过一番争斗，韦弗失败退出。显然，韦弗希望贝尔和疫苗顾问委员会为他提供建议，但重要的决定应该由他来拍板。范里佩尔是一位儿科医生，韦弗觉得他的分量不够，没什么理由信任他。
但范里佩尔的能量不小，他与巴塞尔・奥康纳十分亲厚，而且与医学界关系密切。要成功完成全国性试验，他与医生、护士和公共卫生官员的关系十分重要。总体考量之下，韦弗的离开让奥康纳松了口气。"他曾为我们指明航向，而且他很有才华，"奥康纳说，"现在我们已经进入了港口，而他表现得好像他是唯一一应该站在桥上的人。"
Carter, Breakthrough, 181 - 85.

14. Benison, Tom Rivers, 511; Joseph A. Bell, "Outline of Considerations and Tentative General Plans," Salk Papers.

15. Carter, Breakthrough, 187; "Joseph A. Bell: A Biographical Appreciation," 466.

16. Thomas Rivers to Basil O'Connor, December 3, 1953, Basil O'Connor File 5, Thomas Rivers Papers, American Philosophical Society, Philadelphia.

17. Albert Sabin to Aims McGuiness, December 15, 22, 1953, Box 5, Albert Sabin Papers, University of Cincinnati (hereafter cited as Sabin Papers, UC).

18. Howard Howe to Albert Sabin, December 29, 1953, Sabin Papers, UC.

19. David Bodian to Albert Sabin, December 9, 1953, Sabin File, David Bodian Papers, Chesney

Library, Johns Hopkins Medical School.

20. Thomas Francis to Albert Sabin, December 22, 1953, Box 5, Sabin Papers UC.

21. Carter, Breakthrough, 202 – 6.

22. Thomas Francis to Harry Weaver, December 29, 1953, Folder: NFIP, Box 51, Thomas Francis Papers, Bentley Library, University of Michigan (hereafter cited as Francis Papers).

23. Carter, Breakthrough, 205 – 6.

24. "Meeting of Advisory Group on Evaluation of Vaccine Field Trials—Hotel Commodore, New York," January 11, 1954, in Francis Papers.

25. Carter, Breakthrough, 203.

26. Ibid. , 204.

27. Paul Meier, "Polio Trial: An Early Efficient Clinical Trial," Statistics in Medicine, vol. 9, 13 – 16.

28. Hart Van Riper to Carl Neupert, State Health Officer, Wisconsin, November 19, 1953, in File NFIP/Van Riper, Box 16, Francis Papers.

29. Hart Van Riper, "Brief Background Statement for the Polio Vaccine Trial," Francis Papers.

30. Thomas Francis Jr. , "Evaluation of the 1954 Poliomyelitis Vaccine Field Trial," JAMA, August 6, 1955, 1266 – 70; Liza Dawson, "The Salk Polio Vaccine Trial of 1954: Risks, Randomization and Public Involvement in Research," Clinical Trials, 2004, 122 – 30.

31. Thomas Dublin to Hart Van Riper, "Preliminary Proposals for Enlisting State and Local Cooperation in the Field Trial," File: Dublin, Box 16, Francis Papers.

32. Ibid.

12

1. Sarah M. Lambert and Howard Markel, Making History: Thomas Francis, Jr. , MD, and the Salk Poliomyelitis Vaccine Field Trial, Archives of Pediatric and Adolescent Medicine, May 2000, 512 – 517; March of Dimes, "The Shot Heard Around the World: A Tribute to Jonas Salk Thirty Years Later"; Paul Meier, "The Biggest Public Health Experiment Ever: The 1954 Field Trial of the Salk Poliomyelitis Vaccine," in Statistics: A Guide to the Unknown, ed. Judith Tanner, 1989, 3 – 15; The quotes are from Arnold Monto, "Francis Field Trial of Inactivated Poliomyelitis Vaccine: Background and Lessons for Today," Epidemiological Reviews, 1999, 7 – 23; Marcia Meldrim, "A Calculated Risk': The Salk Polio Vaccine Trials of 1954," British Medical Journal, 1998, 1233.

2. Closing in on Polio, Time, March 29, 1954; Robert Coughlin, "Tracking the Killer," Life, February 22, 1954, Leonard Engel, New York Times Sunday Magazine, January 10, 1954; Carter, Breakthrough, 268 – 69.

3. Melvin Glasser, "M-Day for Polio," Adult Leadership, September 1954, 5.

4. Naomi Rogers, "Sister Kenny Goes to Washington: Polio, Populism, and Medical Politics in Postwar America," in Johnston, The Politics of Healing, 102, 335; Smith, Patenting the Sun, 249; Brandt and Gardner, "The Golden Age of Medicine?" in Cooter and Pickstone, eds. , Medicine in the Twentieth Century, 21 – 37.

5. "Crisis and Cost," Newsweek, August 30, 1954; "Halts March of Dimes," Business Week, September 11, 1954, 56 – 57; Smith, Patenting the Sun, 300 – 301.

6. Glasser, "M-Day for Polio," 6.

7. "Discussion Guide for Manual of Suggested Procedures for the Conduct of Poliomyelitis Field Trials," in Dr. Dublin File, Box 16, Thomas Francis Papers, Bentley Library, University of Michigan (hereafter cited as Francis Papers).

8. Basil O'Connor, "A Message to Parents"; "Parental Request for Participation in Poliomyelitis Vaccination Field Trial," both in Francis Papers; Lambert and Markel, "Making History," 515; Smith, Patenting the Sun, 237.

9. "What You Should Know About the Polio Vaccine Tests of the National Foundation for Infantile Paralysis," Dr. Dublin File, Box 16, Francis Papers.

10. Parke-Davis & Company, "Parke-Davis at 100: 1866 to 1966," 1966; George Hook, "An Historical Evaluation of the American Drug Market Since 1900," unpublished Ph. D. dissertation, University of Pittsburgh, School of Pharmacy, 1955, 25 – 49.

11. Christopher Rutty, "Herculean Efforts: Connaught and the Canadian Polio Vaccine Story," http: //www. healthheritaggeresearch. com/polio; Carter, Breakthrough, 184.

12. 派克-戴维斯的问题出现得很早。1953 年 9 月，韦弗刚辞职几天，哈特·范里佩尔就建议基金会官员在"我们亲自与奥康纳先生讨论这个复杂的问题之前"，暂时停止从康诺特实验室向派克-戴维斯送送脊髓灰质炎病毒。

不过，派克-戴维斯的早期问题的确意味着脊髓灰质炎疫苗实地试验不得不推迟几个月，拖到 1954 年早春。索尔克的压力很大，但他并没有反对推迟试验。派克-戴维斯的一份内部备忘录记载了他们与索尔克博士的一次电话交流："我们现在已经落后于时间表，如果不得不重新开始整套测试程序，那在明年年初之前，疫苗不可能准备好。索尔克博士让我们不要担心。搞清楚大规模生产的方法，这比时间表更重要，如果没法准时生产出疫苗，那推迟试验也没关系。"哈特·范里佩尔的字条（1953 年 9 月 17 日）和内部备忘录（1953 年 10 月 7 日）均可参阅 Folder 1, Box 123, Jonas Salk Papers, Mandeville Special Collections, University of California, San Diego (hereafter cited as Salk Papers).

13. Saul Benison, Tom Rivers, 514 – 15.

14. Ibid. , also Carter, Breakthrough, 208.

15. Basil O'Connor to Jonas Salk, October 28, 1953, Folder 16, Box 251, Salk Papers.

16. Thomas Francis to Hart Van Riper, March 10, 1954, NFIP/Van Riper File, Box 16, and Francis Diary, April 1, 1954, both in Francis Papers.

17. Richard Nelson, MD, to Albert Sabin, April 16, 1954; Nelson to John Enders, April 16, 1954; Alfred Golden to John Enders, March 8, 1954, copies in Polio Vaccine File, Misc. Correspondence, 1953—1955, John Enders Papers, Yale University (hereafter cited as Enders Papers).

18. Sabin to Nelson, April 19, 1954, Sabin Papers, UC; Enders to Nelson, April 21, 1954; Mary Bradford to Enders, April 5, 1954; Enders to Bradford, May 22, 1954, Enders Papers.

19. Neil Gabler, Winchell: Gossip, Power, and the Culture of Celebrity, 1994, 470 – 72; Smith, Patenting the Sun, 256 – 58.

20. Carter, Breakthrough, 221; Public Health Service, "Technical Report on the Salk Poliomyelitis Vaccine," June 1955, 9.

21. Carter, Breakthrough, 221.

22. Ibid. , 223 – 24; Benison, Tom Rivers, 533 – 34.

23. Michigan State Medical Society, "Statement for Immediate Release," April 5, 1954, copy in Box 15; Francis Diary, April 7, 1954; both in Francis Papers.

24. Troan, Passport to Adventure, 216 – 18.

25. Francis Memo, Meeting with Health Authorities, June 18, 1954, Box 21, Francis Papers.

26. "269, 000 Needles," Time, May 10, 1954, 68.

27. Margaret Hickey, "Have We Won the Fight Against Polio?" Ladies Home Journal, December 1954, 25 – 26; "O Pioneers!" The New Yorker, May 8, 1954, 00; Smith, Patenting the Sun, 273.

28. Francis Diary, May 12, 17; June 2, 1954; Dr. Korns to Francis, May 26, 1954; R. B. Voight to Francis, June 3, 1954; Field Trial Irregularities Folder, Box 14, Francis Papers.

29. Francis to Van Riper, May 31, 1954, NFIP/Van Riper Folder, Box 16; Francis Diary, May 31; June 1, 1954, both in Francis Papers.

30. Francis Diary, May 31; June 1, 1954, ibid.

31. Francis Diary, June 1, 3, 14; July 1, 1954, ibid.

32. See Foundation Grants, CRBS, University of Michigan, 1954, March of Dimes Archives, White Plains, N. Y. (hereafter cited as MDA).

33. 雪上加霜的是，弗朗西斯的妻子多萝西在 1954 年 7 月遭遇了一场严重车祸。根据脊髓灰质炎作家 Jane Smith 的描述，那年秋天，弗朗西斯把儿子送去了苏格兰，然后请一位朋友开车把女儿送到韦尔斯利科学院（Wellesley College），而他自己"每天三次暂停工作，去医院探望多萝西"。Smith, Patenting the Sun, 287.

34. Carter, Breakthrough, 242 – 43.

35. Jonas Salk to Thomas Rivers, May 27, 1954, Box 1, Correspondence: Vaccines, MAD; Benison, Tom Rivers, 546 – 47.

36. Carter, Breakthrough, 210 – 11.

37. Ibid, 258.

38. Ibid. ; author's interview with Julius Youngner, March 19, 2004.

39. Seavy, Smith, and Wagner, A Paralyzing Fear, 207.

40. New York World Telegram, March 30, 1955; Pittsburgh Press, April 3, 1955.

41. Williams, Virus Hunters, 1959, 314 – 15; Troan, Passport to Adventure, 222 – 23; Cathy Covert, Reporters Sizzling Over Polio Chaos, Editor and Publisher, April 16, 1955; New York Times, April 13, 1955.

42. "A Quiet Young Man's Magnificent Victory," Newsweek, April 25, 1955, 64, 66 – 67; Frank Deford, An American Summer, 2003.

43. Basil O'Connor to Thomas Francis, April 12, 1955, Francis Papers.

44. Poliomyelitis Vaccine Evaluation Center, University of Michigan, "An Evaluation of the 1954 Poliomyelitis Vaccine Trials: Summary Report," American Journal of Public Health, Appendix,

May 1955, 13, 49 - 50.

45. Williams, Virus Hunters, 314.

46. Introductory Remarks by Jonas E. Salk, April 12, 1955, in Folder 2, Box 123, Salk Papers.

47. Ibid.

48. Author's interview with Julius Youngner, March 19, 2004.

49. See "Salk's Regrets Are Few," Pittsburgh Post-Gazette, November 27, 1994; Richard Carter, Breakthrough, 279 - 80.

50. Carter, Breakthrough, 281.

51. Benison, Tom Rivers, 550; Carter, Breakthrough, 281.

52. Carter, Breakthrough, 281 - 82.

53. Paul, A History of Poliomyelitis, 433; Carter, Breakthrough, 273.

54. John Paul to John Enders, April 15, 1955, John Paul Correspondence File, Box 68, Enders Papers.

55. Paul Clark to Thomas Francis, April 28, 1955, Vaccination Examination File, Box 8, Francis Papers.

56. Carter, Breakthrough, 188.

57. Harry Weaver to Jonas Salk, May 1, 2, 1950; Salk to Weaver, June 27, 1950, Folder 1, Box 7, Salk Papers.

58. Author's interview with John Troan, March 18, 2004; author's interview with Julius Youngner, March 19, 2004.

59. Erik Barnouw, Tube of Plenty: The Evolution of American Television, 1975, 171 - 84; "See It Now: U. S. Documentary Series," and "Murrow, Edward R," in http://www. museum. tv/archives/etv.

60. See Alexander Kendrick: Prime Time: The Life of Edward R. Murrow, 1969, 35 - 36, 64, 344, 395; Smith, Patenting the Sun, 304 - 5; Joseph Persico, Edward R. Murrow: An American Original, 1997, 402.

61. Smith, Patenting the Sun, 304 - 5.

62. 这期节目的副本可参阅 Edward R. Murrow and Fred Friendly, eds. , See It Now, 1955, 00.

63. Stephen Ryan to Marvel Whittemore, April 2, 1953; M. M. Sandoe to Ryan, August 5, 1953; Ryan telegram to Jonas Salk, September 17, 1953; Sandoe to Ryan, March 9, 1954; Sandoe to Ryan, September 18, 1956; in Patents, Salk Vaccine Folder, Box 4, Government Relations, Federal, MDA.

64. John Paul to Basil O'Connor, April 15, 1955, O'Connor Correspondence: Congratulatory Letters, 1955, Basil O'Connor Papers, MDA.
   奥康纳的小女儿希拉（Sheelagh O'Connor）在纽黑文医院工作，保罗博士在这里有一间办公室。安娜堡会议结束后，希拉写信诉父亲："很多人都在议论索尔克会不会得诺贝尔奖，大家的意见分歧很大……今天我远远地看见了约翰·R. 保罗，他似乎比平常还要苍白。" Sheelagh O'Connor to father, April 18, 1955, O'Connor Congratulatory Letters File, 1955, Basil O'Connor Papers, MDA.

65. Jonas Salk interview, in Academy of Achievement: A Museum of Living History, http://www.

achievement. org.

66. Donna Salk interview, in Seavey, Smith, and Wagner, A Paralyzing Fear, 208.

67. Thomas Francis to Edward R. Murrow, April 22, 1955; Francis to Basil O'Connor, April 18, 1955; Francis to Thomas Dublin, April 22, 1955; all in Box 25, Francis Papers.

68. Thomas Francis to Paul Clark, May 11, 1955, Box 8; Francis to Dublin, April 22, 1955, both in Francis Papers.

69. Black, In the Shadow of Polio, 224.

13

1. "A Hero's Great Discovery is Out to Work," Life, May 2, 1955, 27; "An International Hero Returns Home to Pittsburgh," Greater Pittsburgh, May 1955, 25 - 26; "A Quiet Young Man's Magnificent Victory," Newsweek, April 25, 1955, 64 - 65.

2. Marc Selvaggio, "The Making of Jonas Salk," Pittsburgh Magazine, June 1984, 43 - 51.

3. Office of the Clerk, U. S. House of Representatives, "Congressional Gold Medal Recipients"; Pittsburgh Post-Gazette, May 11, 1955.

4. Deborah Kurland to President Eisenhower, April 17, 1955; Harry Bellow to President Eisenhower, April 23, 1955; Frank Hodson to President Eisenhower, April 21, 1955; Mrs. Manuel Suarez to President Eisenhower; April 20, 1955; all in Central Files, General File, Box 1026, File GF 131 - D - 2, Jonas Salk Polio Vaccine, Dwight D. Eisenhower Presidential Papers, Eisenhower Library (hereafter cited as DDEPP).

5. Smith, Patenting the Sun, 356.

6. J. Edgar Hoover to Dillon Anderson, special assistant to the president ("personal and confidential by special messenger"), May 10, 1955, in Jonas Salk FBI File, 161 - 22356; S. H. Alex, Public Relations Counsel, National Foundation for Infantile Paralysis, to Office of Press Secretary James Hagerty, April 12, 1955, Official File 117⁴⁻G, Box 601, DDEPP.

7. Carter, Breakthrough, 295. The reporter was Andrew Tully of the Scripps-Howard chain.

8. Supplements to the Citations Presented by the President to Dr. Jonas E. Salk, April 22, 1955, Official File, 117 - G, Box 601, DDEPP; Wilson, Margin of Safety, 102.

9. Carter, Breakthrough, 294 - 296.

10. Pittsburgh Press, April 12, 1955.

11. Hobby, Oveta Culp, "The Handbook of Texas Online," http: //www. lib. texas. edu. ; Cary Reich, The Life of Nelson Rockefeller: Worlds to Conquer, 1908 - 1958, 1996, 513.

12. Dwight D. Eisenhower, The White House Years: Mandate for Change, 1953 - 1956, 1963, 92; Stephen Ambrose, Eisenhower: The President, 1984, 24. "Lady in Command," Time, May 4, 1953, 24 - 27; Reich, Nelson Rockefeller, 518.

13. Reich, Nelson Rockefeller, 517.

14. "The Problem Now Is Production," Business Week, April 16, 1955, 137.

15. Mayor Robert F. Wagner to President Eisenhower, April 13, 1955, Official File, Box 601, File 117 - I - 1, Salk Polio Vaccine, DDEPP; Robert Branyan and Lawrence Larsen, The Eisenhower Administration, 1953 - 1961: A Documentary History, vol. 1, 1971, 576.

16. John Rothenberg to President Eisenhower, May 24, 1955; Joseph Gould to President Eisenhower, May 19, 1955; Mrs. Thomas J. Flynn to President Eisenhower, May 18, 1955; Mr. and Mrs. Allan Miller to President Eisenhower, May 16, 1955; Elspeth Lee to President Eisenhower, May 13, 1955; all in Central Files, General File, Box 1026, File GF 131 - D - 2 (3), DDEPP. 由于性别问题，这两条路都走不通。不少女性写信给总统，抱怨说霍比夫人因为性别而遭到攻击。"我希望她继续干下去，不能让那些嫉妒她的无能男人如意。"其中一位表示。"这个国家的女性不希望她离职，我们为她骄傲。"另一位说道。霍比夫人还得到了全国女性团体的强力支持。见 letters and telegrams in GF 131 - D - 2, Box 1026, DDEPP.

17. Percy Priest to Secretary Hobby, (n. d.), Official File, Box 601, File 117 - I - 1, DDEPP.

18. Karl Bambach (executive vice-president, American Drug Manufacturers Association) to Congressman John Bennett, May 27, 1955, DDEPP.

19. See especially Robert Crichton, "How Canada Handled the Salk Vaccine," The Reporter, July 14, 1955, 28 - 32.

20. Spencer Klaw, "Salk Vaccine—The Business Gamble," Fortune, September 1955, 172.

21. Minutes of Cabinet Meeting, April 29, 1955, Cabinet Series, Box 5, DDEEP.

22. Homer Fritsch to President Eisenhower, May 9, 12, 1955, Official File 117 - G, Box 601, File 117 - 1 - 1, DDEPP. 制药公司对疫苗生产的规划，见 Report to the President by the Secretary of Health, Education and Welfare on Distribution of the Salk Vaccine, May 16, 1955, DDEPP.

23. New York Herald Tribune, May 2, 1955.

24. See handwritten notes to cabinet meeting of May 13, 1955, Office of the Staff Secretary, Records, 1952 - 61, Cabinet Series, Box 3, File C - 23, DDEPP.

25. Douw Fonda to President Eisenhower, August 8, 1955, President's Personal File, 699, Box 27 - B - 3, Infantile Paralysis, DDEPP.

26. "Supplementary Notes," Legislative Leadership Meeting, May 4, 1955, Legislative Meeting Series, Box 2, File: Legislative Meetings, 1955, DDEPP.

27. Steven Spencer, "Where Are We Now on Polio?" Saturday Evening Post, September 10, 1955, 19 - 21.

28. Dr. Haas's comment is in Telephone Conference, National Institutes of Health, April 27, 1955, 3, copy in author's possession. The participants included Dr. Thomas Francis, University of Michigan; Dr. Joseph Smadel, Army Medical Center; Dr. William McD. Hammond, University of Pittsburgh; Dr. Howard Shaughnessy, Illinois Department of Health; Dr. David Price, Assistant Surgeon General, Public Health Service; Dr. Victor Haas, Director, National Microbiological Laboratory; and Dr. William Workman, Chief, Laboratory of Biological Control.

29. Ibid. , 8 - 9.

30. Ibid.

31. Ibid. , 11 - 12.

32. On Leonard Scheele, Office of the Surgeon General, "Leonard Andrew Scheele," http: //www. surgeongeneral. gov/library/history/bioscheele. htm; David S. Atcher, "The History of the Public Health Service and the Surgeon General's Priorities," unpublished lecture in author's possession.

33. Frederick Goehringer, "The Effects of Government Control on the Manufacturers of Poliomyelitis Vaccine," Master's thesis, Wharton School of Business, University of Pennsylvania, 1957, 29 – 46.

34. University of California, Regional Oral History Office, Bancroft Library, "Cutter Laboratories, 1897 – 1972: A Dual Trust," 1975; author's interview with Dr. Paul Offit, Chief, Infectious Diseases, Children's Hospital of Philadelphia, October 3, 2003.

35. Klaw, "Salk Vaccine," 174; Carter, Breakthrough, 216 – 217.

36. New York Times, April 27, 28, 1955.

37. Neil Nathanson and Alexander Langmuir, "The Cutter Incident," American Journal of Hygiene, 1963, 39 – 44; "Epidemic Intelligence Service Claims Credit for Addressing Polio Vaccine Scare in the 1950s," http: //www. whale. to/a/eis/html; Leonard Engel, "The Salk Vaccine: What Caused the Mess?" Harper's, August 4, 1955, 1 – 32.

38. U. S. Department of Health, Education, and Welfare, Public Health Service, "Technical Report on Salk Poliomyelitis Vaccine," June, 1955, 25.

39. Carter, Breakthrough, 326; Edward Shorter, The Health Century, 69.

40. New York Times, May 9, 1955.

41. Ibid. ; Wilson, Margin of Safety, 109 – 10.

42. "Remarks by Senator Wayne Morse," Congressional Record, May 17, 1955, 6416 – 17; Carter, Breakthrough, 327 – 29.

43. "The Polio Story-It Boils Down to This," U. S. News & World Report, May 20, 1955, 30.

44. Greer Williams, "Polio Post-Mortem: What Really Happened," Medical Economics, August 1955, 144 – 52, 215 – 18.

45. John Paul to John Enders, June 28, 1955, Box 68, John R. Paul File, John Enders Papers, Yale University Archives (hereafter cited as Enders Papers).

46. John Enders to John Paul, July 11, 1955, Enders Papers.

47. Dorothy Sterling to Albert Sabin, May 3, 1955; Albert Sabin to Dorothy Sterling, May 14, 1955; in Box 2, Folder, Correspondence 1955; Albert Sabin Papers, University of Cincinnati (hereafter cited as Sabin Papers, UC).

48. Albert Sabin to William Workman, April 15, 1955, Box 2, Vaccine File 1955, Sabin Papers, UC.

49. Benison, Tom Rivers, 522 – 23; "Technical Report on Salk Poliomyelitis Vaccine," 34; author's interview with Dr. Paul Offit, October 3, 2003.

50. Williams, "Polio Post-Mortem," 147.

51. "Technical Report on Salk Poliomyelitis Vaccine," 9.

52. Shorter, The Health Century, 68 – 69; For Dr. Eddy, see ch. 3, footnote 28, p. 275.

53. 本处及此前引用的扬纳的叙述，来自扬纳"未出版的回忆录"，P15 – 18，经作者许可引用。

54. "Technical Report on Salk Poliomyelitis Vaccine," 15 – 17, 49.

55. Wilson, Margin of Safety, 111 – 12; "Salk Vaccine: What's Behind the Story of Confusion?" Business Week, June 4, 1955, 90.

56. Williams, Virus Hunters, 1959, 336.

57. Hearings Before the Committee on Interstate and Foreign Commerce of the House of Representatives, "Poliomyelitis Vaccine," 84th Cong. , 1st sess. , June 22, 23, 1955, 171－73.

58. Ibid. , 134－39, 168－70.

59. Ibid. , 139－43, 173, 180.

60. Ibid. , 177－228. The vote is summarized on 227.

61. John Enders to Albert Sabin, July 9, 1953, Box 79, Albert Sabin Folder, Enders Papers.

62. Carter, Breakthrough, 336－37.

63. Albert Sabin to Basil O'Connor, June 25, 1955, Box 3, Folder NFIP, Sabin Papers, UC.

64. Basil O'Connor to Albert Sabin, July 13, 1955, Sabin Papers, UC.

65. Albert Sabin to Basil O'Connor, August 1, 1955, Sabin Papers, UC.

66. Jane Krieger, "What Price Fame-to Dr. Salk," New York Times Magazine, July 17, 1955, 23.

67. John Enders to Jonas Salk, March 23, 1953, Jonas Salk File, Box 79, Enders Papers.

68. Carter, Breakthrough, 323; Krieger, "What Price Fame," 23.

14

1. David Bodian et al. , "Interim Report, Public Health Service Committee on Poliomyelitis Vaccine," Journal of the American Medical Association, December 10, 1955, 1445. 这6批被污染疫苗造成的发病率是47/100000, 比 "正常发病率" 高出10倍以上。

2. World Health Organization Technical Report Series No. 101, "Poliomyelitis Vaccination: A Preliminary Review," 1956, 5; U. S. Department of Health, Education, and Welfare, Public Health Service, "Report on Poliomyelitis Vaccine Produced by the Cutter Laboratories," August 25, 1955, 1－6; Neil Nathanson and Alexander Langmuir, "The Cutter Incident," American Journal of Hygiene, 1963, 16－79.

3. Leonard Engel, "The Salk Vaccine: What Caused the Mess?" Harper's, August 1955, 33.

4. "Poliomyelitis Vaccination," 6; David Rutstein, "How Good Is Polio Vaccine?" Atlantic Monthly, February 1957, 48－51.

5. President Eisenhower to Secretary Oveta Culp Hobby, July 13, 1955, in Robert Branyan and Lawrence Larsen, The Eisenhower Administration, 1953－1961: A Documentary History, 1971, 583－84; Smith, Patenting the Sun, 368－369; Shorter, The Health Century, 70.

6. Starr, The Social Transformation of American Medicine, 338－347; Strickland, Politics, Science, and Dread Disease, 32－54; Smith, Patenting the Sun, 369.

7. See especially nationally syndicated articles by Marguerite Shepard in the St. Louis Globe-Democrat, February 14－21, 1956; also Eric Josephson, "Why The Dimes March On," Nation, November 10, 1956, 361－64.

8. "The Battle for Health. .. And Dollars," editorial, St. Louis Globe-Democrat, February 20, 1956.

9. See "An Open Letter From the Officers and Directors of the St. Louis Chapter of the NFIP," St. Louis Globe-Democrat, February 21, 1956.

10. Shepard, "Polio Fight Sold Like Hucksters Sell Soap," St. Louis Globe-Democrat, February 15, 1956.

11. For the battle between the AMA and the National Foundation, see Greer Williams, "Polio Post-Mortem: What Really Happened," Medical Economics, August 1955, 144 – 52, 215 – 18.

12. Ibid.

13. Ibid.

14. Gordon Leitch, M. D., "A Step Toward Socialized Medicine," The Freeman, December 1955, 776 – 78.

15. "The Cutter Polio Vaccine Incident: A Case Study of Manufacturers' Liability Without Fault in Tort and Warranty," Yale Law Journal, vol. 65, 1955, 26 – 73.

16. Melvin Belli to Jonas Salk, January 20, 1958, Box 108, Folder 7, Jonas Salk Papers, University of California, San Diego (hereafter cited as Salk papers); Gottsdanker v. Cutter Laboratories, 182 Cal. App. 2d 602.

17. "Next: Live Vaccine?" Time, May 23, 1955, 50 – 52.

18. Peter Olitsky to Saul Benison, July 14, 20, 1963, Saul Benison File, Peter Olitsky Papers, American Philosophical Society, Philadelphia.

19. Wilson, Margin of Safety, 133.

20. Vaughan, Listen to the Music, 54.

21. Research Grant, Albert B. Sabin, Investigator, 1949 – 54, Box 12, Medical Program, March of Dimes Archives, White Plains, N. Y. Also Albert Sabin, "Oral Poliovirus Vaccine: History of Its Development and Use and Current Challenge to Eliminate Poliovirus from the World," Journal of Infectious Diseases, 1985, 423.

22. Robert Chanock, "Reminiscences of Albert Sabin," Proceedings of the Association of American Physicians, 1995, 117 – 18.

23. Wilson, Margin of Safety, 47.

24. See, for example, Stuart Blume and Ingrid Geesink, "A Brief History of Polio Vaccines," Science, June 2, 2000, 1593 – 94; "Polio Vaccine: Dead or Alive," Medical World News, May 20, 1960, 17 – 19; Paul, A History of Poliomyelitis, 441 – 456.

25. Albert Sabin, "Oral Poliovirus Vaccine," Journal of the American Medical Association, November 22, 1965, 874.

26. Albert Sabin to Robert Ward, March 15, 1954, Correspondence, 1940 – 1961 NFIP, Box 4, Sabin Papers, UC.

27. Albert Sabin to Gilbert Dalldorf, March 25, 1954, Correspondence, 1940 – 1961, NFIP, Box 4, Sabin Papers, UC.

28. Albert Sabin to Robert Ward, March 15, 1954, Sabin Papers, UC. Robert Ward 是纽约大学医学院的一名教授，当时他正在纽约的柳溪州立医院（Willowbrook State Hospital）进行一项风疹试验，萨宾也希望在这家医院开展脊髓灰质炎试验。

29. Henry Kumm to Albert Sabin, March 22, April 20, 1954; memo from Basil O'Connor, April 22, 1954, Sabin Papers, UC.

30. Albert Sabin to Robert J. Huebner, September 30, 1954, Sabin Papers, UC.

31. Albert Sabin to Henry Kumm, December 14, 1954, Sabin Papers, UC; Pittsburgh Press, January 8, 1955.

32. Albert Sabin to H. M. Janney, November 19, 1954, Sabin Papers, UC; Albert B. Sabin, "Behavior of Chimpanzee—a Virulent Poliomyelitis in Experimentally Infected Human Volunteers," American Journal of Medical Science, July 1955, 1 – 8.

正如前面说过的,研究者应该先给自己接种疫苗,然后再在其他人身上做试验,这是标准的操作流程。20 世纪 30 年代,帕克博士、布罗迪博士和科尔默博士都是这样做的。40 年代末,科普罗夫斯基和科克斯也遵循了这个准则。索尔克给妻子、三个儿子和自己都接种了疫苗。萨宾也身先士卒地尝试了自己的疫苗,不过,和媒体报道相反的是,他并未第一时间给自己的家人接种疫苗。作为一位研究者,萨宾在 1954 年就曾尝试用机构里的儿童来做试验;而作为丈夫和父亲,他直到 1957 年才给妻子和女儿接种疫苗,当时他对疫苗的安全性更有把握,已经准备在正常儿童身上开展试验。萨宾回忆说,他的妻子和两个女儿(5 岁和 7 岁)的血检显示"三个阴性结果",说明她们此前并未接触过脊髓灰质炎病毒。"如果我自己都不相信积累的数据能确保家人的安全,那我更没法要求其他父母同意我在三项全阴的孩子身上做试验,所以接下来……我在自己的妻子和孩子身上进行了详细的研究。"见 Sabin, "Oral Poliovirus Vaccine," Journal of Infectious Diseases, March 1985, 422.

33. Sabin, "Oral Poliovirus Vaccine," 423.

34. Albert Sabin to David Johnson, October 26, 1955, Albert Sabin to W. Ritchie Russell, August 2, 1955; in Polio Vaccine File, Box 4, Sabin Papers, UC.

35. Henry Kumm to Albert Sabin, January 25, 1955; Albert Sabin to Henry Kumm, January 28, 1955; Hilary Koprowski to John R. Paul, February 16, 1955; Minutes of the meeting of the Subcommittee on Live Virus Immunization of the NFIP, March 7 – 8, 1955; all in Oral Polio Vaccine: Correspondence, Lederle Laboratory, Sabin Papers, UC.

36. Vaughan, Listen to the Music, 50 – 51, 76.

37. Hilary Koprowski to John Enders, November 22, 1954, Koprowski File, Box 41, John Enders Papers, Yale University Archives.

38. Hooper, The River, 219.

39. Ibid. , 223.

40. Ibid. , 222; Gould, A Summer Plague, 171; Wilson, Margin of Safety, 164 – 66; Benison, Tom Rivers, 467 – 68; Vaughan, Listen to the Music, 73 – 74

41. Wilson, Margin of Error, 176 – 77; Vaughan, Listen to the Music, 85.

42. Albert Sabin to John Paul, January 23, 1957, Correspondence, Box 4, Sabin Papers, UC.

43. Albert Sabin to John Paul, August 7, 1956, Box 4; H. van Zile Hyde (chief, Division of International Health, Public Health Service) to Albert Sabin, January 19, 1956, "Russian Trip, 1956," Sabin Papers, UC.

44. Albert Sabin to H. van Zile Hyde, January 11, 1956, Sabin Papers, UC.

45. S. Byrne-Jones to Albert Sabin, February 20, 1956; Walter Rudolph to Sabin, March 8, 1956; Joel Warren to Sabin (n. d.), all in Correspondence, USSR Visits, 1955 – 56, Sabin Papers, UC.

46. See "Subject: Dr. Albert B. Sabin, Internal Security," June 18, 1956; "Subject: East-West Exchange Program," April 23, 1957; in Albert Sabin FBI File.

47. Dorothy Horstmann, "The Sabin Live Poliovirus Vaccination Trials in the USSR, 1959," Yale

Journal of Biology and Medicine, 1991, 501 − 2.

48. David Langdon to Albert Sabin, September 11, 1957, in Correspondence USSR Visits, 1955 − 56, Sabin Papers, UC

49. Author's interview with Peter Salk, November 22, 2002.

50. See especially Paul Russell to Albert Sabin, February 11, 1957, General Correspondence, in Sabin Papers, UC; Saul Benison, "International Medical Cooperation: Dr. Albert Sabin, Live Poliovirus Vaccine and the Soviets," Bulletin of the History of Medicine, 1982, 473; Benison, Tom Rivers, 570 − 76.

51. Albert Sabin to H. van Zile Hyde, December 19, 1957, in Correspondence USSR Visits, Sabin Papers, UC; Dorothy Horstmann, "Report on a Visit to the USSR. . . to Review Work on Live Poliovirus Vaccine, August-October, 1959," copy in Box 1, Folder: USSR Trip, Dorothy Horstmann Papers, Yale University Archives.

52. Mikhail Chumakov to Albert Sabin, December 24, 1959, Chumakov File, Sabin Papers, UC.

53. Albert Sabin to Mikhail Chumakov, January 22, 1960, Sabin Papers, UC.

54. 多年后，谈到疫苗研发的艰辛历程，萨宾极为推崇约翰·保罗和多萝西·霍斯特曼，说他们"建议我坚持下去，一直为我提供帮助"。Albert Sabin, "Oral Poliovirus Vaccine," Journal of Infectious Diseases, March 1985, 420.

55. Horstmann, "Sabin Live Poliovirus Vaccination Trials," 499 − 500.

56. John Paul to Dorothy Horstmann, October 6, 1959, in "USSR Trip," Dorothy Horstmann Papers, Yale University Archives.

57. "Casual Notes: Report from Dr. Horstmann in Moscow," October 3, 1959, Dorothy Horstmann Papers, Yale University Archives.

58. Horstmann, "Sabin Live Poliovirus Vaccination Trials," 499

59. Benison, "International Medical Cooperation," 479.

15

1. "Polio Isn't Licked Yet," Bulletin No. 10, National Foundation for Infantile Paralysis, March of Dimes Archives, White Plains, N. Y.

2. Thomas Rivers, "Research in the Expanded Program of the National Foundation," Journal of the National Medical Association, July 1960, 251.

3. "1959 Polio Vaccination Facts," NFIP Papers.

4. "Confidential Memorandum to Board of Trustees Containing a Proposal for an Expanded Program for the National Foundation for Infantile Paralysis," May 20, 1958, NFIP Papers (statements by O'Connor on the foundation's future direction that follow are from this document).

5. Basil O'Connor to Jonas Salk, April 22, 1960, copy in Jonas Salk File, Edward Litchfield Papers, University of Pittsburgh Archives (hereafter cited as Litchfield Papers).

6. Douglas Heuck, "Institute a Blueprint for a New Way of Thinking," Pittsburgh Post-Gazette, November 28, 1994.

7. Carter, Breakthrough, 404.

8. Edward Litchfield to Jonas Salk, October 28, 1957, in Jonas Salk File, Litchfield Papers.

9. Robert C. Alberts, Pitt: The Story of the University of Pittsburgh, 1986, 244 - 55.

10. "Dynamo at Pitt," Time, January 7, 1957, 64.

11. Quoted in Paull, A Century of Medical Excellence, 204.

12. Jonas Salk to Edward Litchfield, October 17, 1957, Jonas Salk File, Litchfield Papers.

13. Heuck, "Institute a Blueprint."

14. Jonas Salk to E. R. McCluskey, April 29, 1959, in Jonas Salk File, Litchfield Papers.

15. "Memo From Edward Litchfield: Subject: Jonas Salk," May 29, 1959, Litchfield Papers.

16. Ibid.

17. Stanton C. Crawford to Edward Litchfield, March 21, 1960, Litchfield Papers.

18. Edward Litchfield to Charles Zellers, March 11, 1960, Litchfield Papers.

19. Pittsburgh Post-Gazette, March 12, 1960; Pittsburgh Press, March 13, 1960.

20. Quoted in Paull, A Century of Medical Excellence, 220.

21. Hooper, The River, 29.

22. Wilson, Margin of Safety, 190.

23. Herald Cox to Peter Olitsky, January 5, 1960, Cox File, Box 3, Peter Olitsky Papers, Archives of the Rockefeller Institute, Sleepy Hollow, N. Y.

24. Herald Cox to Albert Sabin, April 10, 1959, Correspondence, Misc. , 1959, Albert Sabin Papers, University of Cincinnati (hereafter cited as Sabin Papers, UC).

25. Health Commissioner, Hamilton County, Ohio, to Luther Terry, U. S. Surgeon-General, March 22, 1961, Folder 8, Box 127, Jonas Salk Papers, University of California, San Diego (hereafter cited as Salk Papers).

26. AMA, "The Present Status of Poliomyelitis Vaccination in the United States: Summary of the Council on Drugs," August 22, 1961; Ruth and Edward Brecher, "What's Delaying the New Polio Vaccine," Redbook, April, 1961, 133.

27. Wall Street Journal, August 25, 1960.

28. "Memorandum: Charlie Bennett to Dr. Rivers: Sabin Panel Appearance in Boston," Folder 8, Box 127, Salk Papers.

29. John Paul, "The Case for Live Poliovirus Vaccination," Yale Journal of Biology and Medicine, February 1960, 242 - 47; Alexander Langmuir to Albert Sabin, December?, 1959, Correspondence 1959, Sabin Papers.

30. Thomas Rivers to Albert Sabin, November 16, 1959, Sabin Papers.

31. Thomas Rivers to David Bodian, February 14, 28, 1961, David Bodian File, Thomas Rivers Papers, American Philosophical Society.

32. David Bodian to Thomas Rivers, February 24, 1961, Thomas Rivers Papers, American Philosophical Society.

33. AMA, "Summary Statement of the Council on Drugs," April 22, 1961, copy in Oral Polio Vaccine, 1961, Sabin Papers.

34. Gould, A Summer Plague, 181 - 82; Carter, Breakthrough, 363; Brecher, "What's Delaying the New Polio Vaccine," 37, 127 - 34.

35. Geoffrey Edsal to Albert Sabin, February 7, March 24, 1961; Sabin to Edsal, March 28, 1961,

Oral Polio Vaccine, Sabin Papers.

36. John Youmans to Jonas Salk, July 10, 1961, Folder 1, Box 128, Salk Papers; Carter, Breakthrough, 371.

37. Carter, Breakthrough, 375; New York Times, July 14, 1961.

38. Leonard Larson to Jonas Salk, August 28, 1961; Jonas Salk to John Youmans, September 26, 1961, Youmans to Salk, November 4, 1961, Folder 1, Box 128, Salk Papers.

39. AMA 为什么会支持萨宾疫苗，坊间有很多说法。有人说 AMA 官员仍在记恨之前和巴塞尔·奥康纳的争执，打定主意要给他点颜色看看。也有人说 AMA 希望以一种相对无害、宣传效果良好的方式来展示自己的公民责任心，把自己塑造为美国儿童的守护者。还有人相信，制药公司觉得萨宾疫苗用起来更方便、更可能打开全球市场，潜在的利润远大于索尔克疫苗，于是他们大力游说当局，AMA 也深受其影响。另外还有人认为 AMA 太过尊重脊髓灰质炎研究领域那些巨头的意愿，当时那些人都支持萨宾疫苗。

40. See Jonas Salk to Luther Terry (U. S. Surgeon General), August 3, 1961, Folder 8, Box 127, Salk Papers.

41. Mikhail Chumakov to Albert Sabin, May 6, 1963, Correspondence: Chumakov, 1960 – 69, Sabin Papers.

42. Albert Sabin to Peter Olitsky January 7, 1958, February 8, 1960, February 11, 1962, Sabin File, Peter Olitsky Papers, American Philosophical Society; Albert Sabin to John Paul, October 29, 1960, S File, 1960 – 65, John Paul Papers, Yale University Archives.

43. Hooper, The River, 480; Vaughan, Listen to the Music, 93.

44. Author's interview with Peter Salk, November 22, 2002.

16

1. Douglas Heuck, "Institute a Blueprint for a New Way of Thinking," Pittsburgh Post Gazette, November 28, 1994.

2. Nicholas Wade, " Salk Institute: Elitist Pursuit of Biology with a Conscience," Science, November 24, 1972.

3. Carter, Breakthrough, 403; Julius Youngner, Unpublished Memoir, 25, copy in author's possession.

4. Youngner, Unpublished Memoir, 33.

5. Smith, Patenting the Sun, 374 – 78; Wade, "Salk Institute"; Joseph Burton, "Thomas Jefferson, Louis Sullivan, Frank Lloyd Wright, Louis Kahn and the Image of Democracy," Master's Thesis, University of Texas, 1975.

6. Wade, "Salk Institute"; George Johnson, "Once Again, A Man with a Mission," New York Sunday Times Magazine, November 25, 1990.

7. Memorandum: H. E. White to Basil O'Connor, November 4, 1965, Salk Institute for Biological Studies, Box 1, File: Correspondence, Financing, 1961 – 1966, March of Dimes Archive, White Plains, N. Y. (hereafter cited as MDA).

8. Basil O'Connor to Board of Trustees, Salk Institute, March 9, 1966, MDA.

9. John McCloy (chairman, Board of Trustees, Salk Institute) to Melvin Glasser, May 25, 1972,

Correspondence, 1964 1972, MDA.

10. See especially Elmer Bendiner, "Salk: Adulation, Animosity, and Achievement," Hospital Practice, June 1983, 194 – 218; "John Callaway Interviews Dr. Jonas Salk," Transcript Library, Fall 1981 (copy in author's possession). The quote from Salk is in "An Evolutionary Philosophy for Our Time" (copy in author's possession).

11. Author's interview with Darrell Salk, February 19, 2003; Bendiner, "Salk," 218; New York Times, June 18, 1970; Jonas Salk to Thomas Francis, March 26, 1955, Thomas Francis Papers.

12. Albert Sabin, "Oral Poliovirus," Journal of Infectious Diseases, March, 1985, 420.

13. "Out of Favor for 20 Years, the Salk Vaccine Makes a Comeback," New York Sunday Times, Week in Review, January 25, 1981; Sabin obituary, New York Times, March 4, 1993.

14. Stuart Blume and Ingrid Geesink, "A Brief History of Polio Vaccines," Science, June 2, 2000, 1593 – 94; Jonas Salk and Darrell Salk, "Control of Influenza and Poliomyelitis with Killed Virus Vaccines," Science, March 4, 1977, 834 – 47.

15. Author's interview with Darrell Salk, February 19, 2003; U. S. Census Bureau, "Statistical Abstract of the United States, 2003," No. HS – 18, Specified Reportable Diseases-Cases per 100, 000 Population, 1912 – 2001.

16. Darrell Salk's articles in this period include, Eradication of Poliomyelitis in the United States, Reviews of Infectious Diseases, March-April, 1980, 228 – 42; "Herd Effect and Virus Eradication with Use of Killed Poliovirus Vaccine," International Symposium of Reassessment of Inactivated Poliomyelitis Vaccine, 1981, 247 – 55; "Polio Immunization Policy in the United States: A New Challenge for a New Generation," American Journal of Public Health, March 1988, 296 – 300.

17. See Web site of the National Academy of Sciences, membership lists of active and deceased members.

18. Sheryl Stolberg, "Hero With Something to Prove," Los Angeles Times, March 7, 1993.

19. Johnson, "Once Again, a Man With a Mission"; Mikail Chumakov to Albert Sabin, January 21, 1976, Sabin to Chumakov, February 14, 1976, Correspondence File, Individual, Chumakov, 1974 – 1992, Albert Sabin Papers, University of Cincinnati (hereafter cited as Sabin Papers, UC).

20. File: "Scientific Symposium in Honor of Albert B. Sabin's 80th Birthday," August 26, 1986, Box 18, Dorothy Horstmann Papers, Yale University Archives; Biologicals, December 1993; John Enders to Albert Sabin, January 28, 1985, Sabin File, John Enders Papers, Yale University.

21. 索尔克获得的这些荣誉，可参见《匹兹堡新闻》Pittsburgh Press, February 3, 1979, April 15, 1983; Bendiner, "Salk" 194; "Proclamation 5335—Dr. Jonas E. Salk Day, 1985," Office of the Federal Register. Also, Cohen, Shots in the Dark, 88; Jonas Salk obituary in Los Angeles Times, June 24, 1995. Also, "The Time 100: Scientists and Thinkers," Time, March 29, 1999. 等。这篇关于索尔克的文章，作者是脊髓灰质炎幸存者 Wilfrid Sheed。

22. Cohen, Shots in the Dark, 20.

23. Stolberg, "Hero With Something to Prove."

24. "AIDS Experiment Based on Salk's Theories," New York Times, February 12, 1988; Phillip Nobile, "A Shot in the Dark: Jonas Salk and the Quest for an AIDS Vaccine," Bergen Record,

December 2, 1990; "Hopeful Talk from Jonas Salk," Business Week, June 21, 1993, 42. A detailed account of Salk's business can be found in Elinor Burkett, The Gravest Show on Earth: America in the Age of AIDS, 1995, 115 – 25.

25. Cohen, Shots in the Dark, 218 – 24; Salk obituary in Bergen Record, July 24, 1995.

26. Youngner, "Unpublished Memoir," 33 – 36; Douglas Heuck, "Salk's Regrets Are Few," Pittsburgh Post-Gazette, November 27, 1994.

27. "Albert Sabin, 86, Polio Researcher Dies," New York Times, March 4, 1993; Richard Lacayo, "The Good Doctor," Time, July 3, 1995.

28. Pittsburgh Post-Gazette, June 24, 1995.

29. See Web site of American Academy of Family Physicians, "Poliovirus Vaccine Options," January 1, 1999.

30. Author's interview with Darrell Salk, February 19, 2003.

31. Tom Curtis, "The Origin of AIDS," Rolling Stone, March 19, 1992, 54 – 59.

32. Editor Clarification, Rolling Stone, December 9, 1993, 39.

33. Hooper, The River, 244 – 83; Lawrence Altman, "An Improbable Theory on AIDS Is Put to the Test," New York Times, March 21, 2000; Michael Worobey et al., "Contaminated Polio Vaccine Theory Refuted," Nature, April 22, 2004, 820; "Editorial: Chimpanzees and Journalists," Vaccine 22 (2004), 1829 – 30.

34. Stephen Lehrer, Explorers of the Body, 1979, 404 – 5; Debbie Bookchin and Jim Schumacher, The Virus and the Vaccine, 2004, 60 – 62. On Dr. Eddy's earlier role in the Cutter incident, 230 – 31.

35. Thomas Rivers to Albert Sabin, June 16, 1960, Box 2, Sabin Papers, UC.

36. Bookchin and Schumacher, "Introduction," Vaccine and Virus, xiv.

37. Testimony of Dr. James Goedert, September 10, 2003, Web site of U. S. Department of Health and Human Services.

38. Dr. William Schaffner, chairman, Department of Preventive Medicine, Vanderbilt University, in http://www. consumerreports. org.

39. Sass, Polio's Legacy, 133, xiv.

40. Ibid., 72, 80, 101 2, 108 10, 116 17, 132. 引文见 P123。关于脊髓灰质炎幸存者和 A 型人格者，见 Bruno, The Polio Paradox, 98 – 106.

41. Lauro Halstead, "Post-Polio Syndrome," Scientific American, April 1998, 00. The quotation is in Bruno, The Polio Paradox, 101.

42. "A New Scare for Polio Victims," Newsweek, April 23, 1983, 83; Donald Mulder, "Clinical Observations on Acute Poliomyelitis," 1 – 10, and M. C. Dalakas, "Post-Polio Syndrome 12 Years Later: How it Started," 11 – 18, both in The Post-Polio Syndrome: Advances in the Pathogenesis and Treatment, ed. M. C. Dalakas, Harry Bartfield, and Leonard Kurland, Annals of the New York Academy of Sciences, vol. 753, 1995.

43. Halstead, "Post-Polio Syndrome," 43.

44. See Post-Polio Health International, "The Late Effects of Polio: An Overview," http://www. post polio. org/ipn/lep/html; B. Jubelt and J. C. Agre, "Characteristics and Management of

Post-polio Syndrome," Journal of the American Medical Association, July 26, 2000, 412 − 14. The quote is in Bruno, The Polio Paradox, 29.

45. Halstead, "Post-Polio Syndrome," 46.

46. Ibid. Also, "Reliving Polio," Time, March 28, 1994, 54 − 5; Mee, A Nearly Normal Life, 24; Richard Owen, "Foreword," in Sass, Polio's Legacy, vii-viii.

47. See National Park Service, Franklin Delano Roosevelt Memorial, "FDR's Struggle With Disability," http: //www. nps. gov/fdrm/home/htm; Rosemarie Garland-Thomson, "The FDR Memorial: Who Speaks From the Wheelchair?" Chronicle of Higher Education, January 26, 2001, B11 − 12.

后记

1. World Health Organization, "Global Polio Eradication Initiative: Strategic Plan, 2004 − 2008," WHO/Policy/00 − 05.

2. Rotary International, "History of PolioPlus," http: //www. rotary. org. foundation; Huntley Collins, "Rotary Clubs Pump Millions into Effort to Wipe Out Polio," Philadelphia Inquirer, February 22, 1999; WHO, "Polio Eradication: The Final Challenge," http: //www. who. int/ why/2003; interview with Robert Keegan, February 16, 2004.

3. WHO, "Global Polio Eradication Initiative"; New York Times, May 27, 2004; "UN: Africa Condemned to Major Polio Epidemic," Reuters Health, October 8, 2004.

4. WHO, "Global Polio Eradication Initiative"; WHO, "Polio Eradication: Now More Than Ever, Stop Polio Forever," http: /www. who. int/features/2004/polio/en; International Herald Tribune, October 28, 2004.

部分文献

手稿

David Bodian Papers, Chesney Medical Archives, Johns Hopkins Medical School, Baltimore
Dwight D. Eisenhower Presidential Papers, Abilene, Kansas
John Enders Papers, Yale University Archives, New Haven
Simon Flexner Papers, American Philosophical Society, Philadelphia
FBI File, Jonas Salk
FBI File, Albert Sabin
Franklin Delano Roosevelt Papers, FDR Presidential Library, Hyde Park, N. Y.
Thomas Francis Papers, Bentley Library, University of Michigan, Ann Arbor
Dorothy Horstmann Papers, Yale University Archives, New Haven
Edward Litchfield Papers, University of Pittsburgh Archive
National Foundation for Infantile Paralysis Papers, March of Dimes Archives, White Plains, N. Y.
Newsweek Research Archive, Center for American History, University of Texas, Austin
Basil O'Connor Papers, March of Dimes Archives, White Plains, N. Y.
Peter Olitsky Papers, American Philosophical Society, Philadelphia
Peter Olitsky Papers, Rockefeller Archive Center, Sleepy Hollow, N. Y.
John Paul Papers, Yale University Archives, Hew Haven
Thomas Rivers Papers, American Philosophical Society, Philadelphia
Albert Sabin Papers, Rockefeller Archive Center, Sleepy Hollow, N. Y.
Albert Sabin Papers, University of Cincinnati Medical Heritage Center, Cincinnati
Jonas Salk File, Archives and Special Collections, City College of New York
Jonas Salk Papers, Mandeville Special Collections, University of California, San Diego

个人访谈

Dean Allard
Eleanor Bodian
Robert Keegan
Paul Offit
Darrell Salk
Peter Salk
John Troan
Julius Youngner

图书

Allen, Garland. Thomas Hunt Morgan: The Man and His Science, 1978

Altman, Lawrence K. Who Goes First: The Story of Self-Experimentation in Medicine, 1987.

Altman, Nathaniel. "Hot Springs and Mineral Spas in North America," in Healing Springs: The Ultimate Guide to Taking the Waters, ed. N. Altman, 2000.

Benison, Saul. "The Enigma of Poliomyelitis: 1910," in Freedom and Reform: Essays in Honor of Henry Steele Commager, ed. Harold Hyman, 1967.

——. "The History of Polio Research in the United States: Appraisal and Lessons," in The Twentieth Century Sciences: Studies in the Biography of Ideas, ed. Gerald Holton, 1972.

——. Tom Rivers: Reflections on a Life in Medicine and Science, 1967.

Berg, Roland H. Polio and Its Problems, 1947

Black, Conrad. Franklin Delano Roosevelt: Champion of Freedom, 2003.

Black, Kathryn. In the Shadow of Polio, 1996.

Bonner, Thomas. Iconoclast: Abraham Flexner and a Life of Learning, 2002.

Brandt, Allan. No Magic Bullet: A Social History of Venereal Disease in the United States Since 1880, 1987.

Brandt, Allan M., and Martha Gardner. "The Golden Age of Medicine?" in Medicine in the Twentieth Century, ed. Roger Cooter and John Pickstone, 2000.

Brown, E. Richard. Rockefeller Medicine Men: Medicine and Capitalism in America, 1979.

Bruno, Richard L. The Polio Paradox: What You Need To Know, 2002.

Burnow, James G. Organized Medicine in the Progressive Era, 1977.

Carter, Richard. Breakthrough: The Saga of Jonas Salk, 1966

——. The Gentle Legions, 1961.

Chernow, Ron. Titan: The Life of John D. Rockefeller, Sr., 1998.

Cohen, Jon. Shots in the Dark, 2001.

Cohn, Victor. Four Billion Dimes, 1955.

——. Sister Kenny: The Woman Who Challenged the Doctors, 1975.

Condran, Gretchen. "Changing Patterns of Epidemic Disease in New York City," in David Rosner, Hives of Sickness: Public Health and Epidemics in New York City, 1995.

Cook, Blanche Wiesen. Eleanor Roosevelt, 1884 – 1933.

Cooter, John, and John Pickstone, eds. Medicine in the Twentieth Century, 2000.

Corner, George W. A History of the Rockefeller Institute, 1901 – 1953, 1964.

Crawford, Dorothy. The Invisible Enemy: A Natural History of Viruses, 2000.

Crosby, Alfred. America's Forgotten Pandemic, 1989.

Cutlip, Scott. Fund Raising in the United States: Its Role in America's Philanthropy, 1965.

——. The Unseen Power: Public Relations, A History, 1994.

Dalakas, M. C., Harry Bartfield, and Leonard Kurland, eds. The Post Polio Syndrome: Advances in the Pathogenesis and Treatment, Annals of the New York Academy of Sciences, vol. 753, 1995.

Daniel, Thomas, and Frederick C. Robbins, eds. Polio, 1997.

Davis, Fred. Passage Through Crisis: Polio Victims and Their Families, 1963.

Davis, Kenneth S. FDR: The Beckoning of Destiny, 1882 – 1928, 1971.

—. Invincible Summer: An Intimate Portrait of the Roosevelts Based on the Recollections of Marion Dickerman, 1974.

De Kruif, Paul. The Sweeping Wind: A Memoir, 1962.

Dowling, Harry F. Fighting Infection: Conquests of the Twentieth Century, 1977.

Flexner, James Thomas. An American Saga: The Story of Helen Thomas and Simon Flexner, 1984.

—. Maverick's Progress: An Autobiography, 1996.

Freidel, Frank. Franklin D. Roosevelt: The Ordeal, 1954.

Freund, Paul. "Introduction," in Experimentation with Human Subjects, ed. Paul Freund, 1969.

Friedman, Meyer, and Gerald Friedland. Medicine's 10 Greatest Discoveries, 1998.

Gallagher, Hugh Gregory. FDR's Splendid Deception, 1985.

Goldberg, Richard Thayer. The Making of Franklin D. Roosevelt: Triumph Over Disability, 1981.

Goldman, Herbert. Banjo Eyes: Eddie Cantor and the Birth of Modern Stardom, 1997.

Gould, Lewis. Grand Old Party: A History of the Republicans, 2003.

Gould, Tony. A Summer Plague: Polio and Its Survivors, 1995.

Grob, Gerald. The Deadly Truth: A History of Disease in America, 2002.

Hawkins, Leonard. The Man in the Iron Lung: The Frederick B. Snite, Jr. , Story, 1956.

Hellman, Hal. Great Feuds in Medicine, 2001.

Henig, Robin Marantz. The People's Health: A Memoir of Public Health and Its Evolution at Harvard, 1996.

Hooper, Edward. The River: A Journey to the Source of HIV and AIDS, 1999.

Howe, Irving. A Margin of Hope, 1982.

Hoy, Suellen. Chasing Dirt: The American Pursuit of Cleanliness, 1995.

Johnston, Robert. The Politics of Healing, 2004.

Karlen, Arno. Man and Microbes, 1995.

Kennedy, David M. Freedom from Fear: The American People in Depression and War, 1929 – 1945, 1999.

Kenny, Elizabeth. And They Shall Walk, 1943.

King, Lester. "Medical Education: The Decade of Massive Change," in American Medical Association, American Medicine Comes of Age, 1840 – 1920, 1984.

Klein, Aaron Klein. Trial by Fury: The Polio Vaccine Controversy, 1971.

Kolata, Gina. Flu: The Story of the Great Influenza Pandemic of 1918 and the Search for the Virus That Caused It, 1999.

Kraut, Alan. "Plagues and Prejudice: Nativism's Construction of Disease in Nineteenth and Twentieth Century New York City," in Hives of Sickness: Public Health and Epidemics in New York City, ed. David Rosner, 1995.

—. Silent Travelers: Germs, Genes, and the "Immigrant Menace," 1994.

Lederer, Susan. Subjected to Science: Human Experimentation in America Before the Second World War, 1995.

Leff, Mark H. "Franklin Roosevelt," in The Reader's Companion to the American Presidency, ed.

Alan Brinkley and David Dyer, 2000.

Lippman, Theo, Jr. The Squire of Warm Springs: FDR in Georgia, 1924 - 1945, 1977.

Lovett, R. W. The Treatment of Infantile Paralysis, 1916.

Ludmerer, Kenneth. Time to Heal: American Medical Education From the Turn of the Century to the Era of Managed Care, 1999.

Markel, Howard. Quarantine: East European Jewish Immigrants and the New York City Epidemic of 1892, 1997.

Martin, Emily. Flexible Bodies: The Role of Immunity in American Culture From the Days of Polio to the Age of AIDS, 1995.

McElvaine, Robert S. The Great Depression, 1984.

McMurry, Linda. George Washington Carver: Scientist and Symbol, 1981.

Mee, Charles. A Nearly Normal Life, 1999.

Melnick, Joseph R. "Enteroviruses," in Virology (2nd ed.), ed. B. N. Fields, 1990.

Meyerowitz, Joanne. "Beyond the Feminine Mystique: A Reassesment of Postwar Mass Culture, 1946 - 1958," in Joanne Meyerowitz, Not June Cleaver: Women and Gender in Postwar America, 1945 - 1960, 1994.

Oldstone, Michael. Viruses, Plagues, and History, 1998.

Oshinsky, David M. A Conspiracy So Immense: The World of Joe McCarthy, 1983.

——. "Worse Than Slavery": Parchman Farm and the Ordeal of Jim Crow Justice, 1996.

Paul, John R. A History of Poliomyelitis, 1971.

Paull, Barbara. A Century of Medical Excellence: The History of the Pittsburgh School of Medicine, 1986.

Plotkin, Susan, and Stanley Plotkin. "A Short History of Vaccination," in Stanley Plotkin and Edward Mortimer Jr., Vaccines, 1988.

Robbins, Frederick, and Thomas Daniel. "A History of Poliomyelitis," in Polio, ed. Thomas Daniel, 1997.

Rogers, Naomi. Dirt and Disease: Polio Before FDR, 1992.

——. "Dirt, Flies and Immigrants: Explaining the Epidemiology of Poliomyelitis, 1900 - 1916," in Sickness and Health in America, ed. Judith Walter and Ronald Numbers, 1997.

——. "Sister Kenny Goes to Washington: Polio, Populism, and Medical Politics in Postwar America," in Robert Johnston, The Politics of Healing, 2004.

Roosevelt, Eleanor. This I Remember, 1949.

——. This Is My Story, 1937.

Rose, David. Images of America: March of Dimes, 2003.

Rose, Mark. Cities of Heat and Light: Domesticating Gas and Electricity in Urban America, 1995.

Rosner, David, ed. Hives of Sickness: Public Health and Epidemics in New York City, 1995.

Rothman, David J. "The Iron Lung and Democratic Medicine," in Beginnings Count: The Technological Imperative in American Health Care, ed. David J. Rothman, 1997.

Salk, Lee. My Father, My Son: Intimate Relationships, 1982.

Sass, Edmund. Polio's Legacy: An Oral History, 1996.

Seavey, Nina, Jane Smith, and Paul Wagner. A Paralyzing Fear: The Triumph Over Polio in America, 1998.

Shorter, Edward. The Health Century, 1987.

Sills, David. The Volunteers: Means and Ends in a National Organization, 1957.

Simmons, John Galbraith. Doctors and Discoveries: Lives That Created Today's Medicine, 2002.

Sink, Alice. The Grit Behind the Miracle: A True Story of the Determination and Hard Work behind an Emergency Infantile Paralysis Hospital, 1944 1945, Hickory, North Carolina, 1998.

Smith, Jane. Patenting the Sun: Polio and the Salk Vaccine, 1990.

Spock, Benjamin. The Common Sense Book of Baby and Child Care, 1946.

Starr, Paul. The Social Transformation of American Medicine, 1982.

Sterling, Bryan, and Frances Sterling. Forgotten Eagle: Wiley Post, America's Heroic Aviation Pioneer, 2002.

Strickland, Stephen. Politics, Science, and Dread Disease: A Short History of United States Medical Research Policy, 1972.

Tomes, Nancy. The Gospel of Germs Men, Women, and the Microbes in American Life, 1998.

Traub, James. City on a Hill, 1994.

Troan, John. Passport to Adventure, 2000.

Vaughan, Roger. Listen to the Music: The Life of Hilary Koprowski, 2000.

Vinikas, Vincent. Soft Soap, Hard Sell: American Hygiene in An Age of Advertisement, 1992.

Walker, Turnley. Roosevelt and the Warm Springs Story, 1953.

Wall, Joseph. Andrew Carnegie, 1970.

Walzer, Judith. Typhoid Mary: Captive to the Public's Health, 1996.

Ward, Geoffrey. A First-Class Temperament: The Emergence of Franklin Roosevelt, 1989.

Williams, Greer. Virus Hunters, 1959.

Wilson, John R. Margin of Safety: The Story of the Poliomyelitis Vaccine, 1960.

Ziporyn, Terra. Disease in the Popular American Press: The Case of Diphtheria, Typhoid Fever, and Syphilis, 1870 - 1920, 1988.

名词英中对照

人名

引言

Esperanza Ramirez	埃斯佩兰萨·拉米雷斯	Roy Crowder	罗伊·克劳德
Billie Doyle Kleghorn	比利·多伊尔·克勒格霍恩	Franklin Delano Roosevelt	富兰克林·德拉诺·罗斯福
Susan Barr	苏珊·巴尔	Albert Sabin	阿尔伯特·萨宾
Donald Shipley	唐纳德·希普利	Jonas Salk	乔纳斯·索尔克
R. E. Elvins	R. E. 埃尔文斯	Hilary Koprowski	希拉里·科普罗夫斯基

1

Hippocrates	希波克拉底	John Rockefeller McCormick	约翰·洛克菲勒·麦科米克
Galen	盖伦		
Walter Scott	沃尔特·司各特	Simon Flexner	西蒙·弗莱克斯纳
Charles Caverly	查尔斯·卡弗利	William Henry Welch	威廉·亨瑞·韦尔奇
Ivar Wickman	伊瓦尔·威克曼	Dorothy Horstmann	多萝西·霍斯特曼
Karl Landsteiner	卡尔·兰德施泰纳	Thomas Rivers	托马斯·里弗斯
Paul Ehrlich	保罗·埃利希	Herald Cox	赫勒尔德·科克斯
Robert Koch	罗伯特·科赫	Max Theiler	马克思·泰勒
Louis Pasteur	路易·巴斯德	Thomas Francis	托马斯·弗朗西斯
Joseph Lister	约瑟夫·李斯特	Isabel Morgan	伊莎贝尔·摩根
John D. Rockefeller	约翰·D. 洛克菲勒	Peter Olitsky	彼得·奥利茨基
Frederick T. Gates	弗雷德里克·T. 盖茨	Sinclair Lewis	辛克莱·刘易斯
J. Pierpont Morgan	J. 皮尔庞特·摩根	A. DeWitt Tubbs	A. 德威特·塔布斯
Collis P. Huntington	科利斯·P. 亨廷顿	E. A. Ross	E. A. 罗斯
Andrew Carnegie	安德鲁·卡内基	Eleanor	埃莉诺

2

Missy Lehand	米西·莱汉德	Robert Lovett	罗伯特·洛维特
Anna Roosevelt	安娜·罗斯福	John Wesley	约翰·卫斯理
William Keen	威廉·基恩	Benjamin Franklin	本杰明·富兰克林

Typhoid Mary	伤寒玛丽	Vincent Astor	文森特·阿斯特
George Washington	乔治·华盛顿	John C. Calhoun	约翰·C. 凯尔宏
Thomas Jefferson	托马斯·杰斐逊	Henry Clay	亨利·克莱
Grover Cleveland	格罗弗·克利夫兰	Irvin McDuffie	欧文·麦克达菲
Woodrow Wilson	伍德罗·威尔逊	Al Smith	阿尔·史密斯
Hugh Gallagher	休·加拉格尔	Herbert Hoover	赫伯特·胡佛
Basil O'Connor	巴塞尔·奥康纳	John J. Raskob	约翰·J. 拉斯布
George Foster Peabody	乔治·福斯特·皮博迪	Albert Ottinger	阿尔伯特·奥廷格
Lewis Joseph	刘易斯·约瑟夫		

3

Andrew Mellon	安德鲁·梅隆	Jack Benny	杰克·本尼
Russell Baker	罗素·贝克	Bing Crosby	平·克劳斯贝
Catherine	凯瑟琳	Rudy Vallee	鲁迪·威利
Joyce	乔伊斯	Edgar Bergen	埃德加·伯根
Christine	克里斯廷	Ira T. Smith	艾拉·T. 史密斯
Keith Morgan	基斯·摩根	Leland Howard	利兰·霍华德
Carl Byoir	卡尔·拜奥尔	Paul de Kruif	保罗·德克吕夫
Maria Montessori	玛丽亚·蒙台梭利	Antony Leeuwenhoek	安东尼·列文虎克
Edward Bernays	爱德华·伯奈斯	Lazzaro Spallanzani	拉扎罗·斯帕兰扎尼
Geraldo Machado	热拉尔多·马沙多	Walter Reed	沃尔特·里德
Henry L. Doherty	亨利·L. 多尔蒂	William H. Park	威廉·H. 帕克
Wiley Post	威利·坡斯特	Maurice Brodie	莫里斯·布罗迪
George M. Cohan	乔治·M. 科汉	John A. Kolmer	约翰·A. 科尔默
Jean Harlow	珍·哈露	James Leake	詹姆斯·利克
Ginger Rogers	琴吉·罗杰斯	John Enders	约翰·恩德斯
Robert Taylor	罗伯特·泰勒	Paul Clark	保罗·克拉克
Eugene Talmadge	尤金·塔尔梅奇	Howard Howe	霍华德·豪
Eddie Cantor	埃迪·坎特	David Bodian	戴维·博迪恩
Ida	艾达		

4

Fred Snite Jr.	小弗雷德·斯奈特	Nancy Reagan	南希·里根
Philip Drinker	菲利普·德林克	Judy Garland	朱迪·加兰
Knute Rockne	克努特·罗克尼	Sinatra	西纳特拉
Teresa Larkin	特雷莎·拉金	Ann Sheridan	安·谢里登
Booker T. Washington	布克·T. 华盛顿	Mary Pickford	玛丽·璧克馥
George Washington Carver	乔治·华盛顿·卡弗	Addie Flowers	艾迪·弗劳尔斯
		Alice Dalton	艾利斯·多尔顿
Harry Weaver	哈里·韦弗	Sister Elizabeth Kenny	伊丽莎白·肯尼护士
Haven Emerson	黑文·埃默森	Victor Cohn	维克托·科恩

Morris Fishbein	莫里斯·菲什拜因	Rosalind Russell	罗莎琳德·拉塞尔
Admiral Nelson	纳尔逊将军		

5

Donald Anderson	唐纳德·安德森	Ezio Pinza	艾齐欧·平扎
Benjamin Spock	本杰明·斯波克	Gypsy Rose Lee	"吉普赛玫瑰"罗丝·李
Elaine Whitelaw	伊莱恩·怀特洛	Helen Hayes	海伦·海丝
Joan Fontaine	琼·芳登	William Randolph	小威廉·蓝道夫·赫斯
Grace Kelly	格蕾丝·凯利	Hearst Jr.	特
Marilyn Monroe	玛丽莲·梦露	Gloria Vanderbilt	格洛丽亚·范德堡
George Kay	乔治·凯	Harry Winston	哈利·温斯顿
Lawrence	劳伦斯	Howard Florey	霍华德·弗洛里
Lilly Daché	莉莉·达什	Ernst Boris Chain	厄恩斯特·鲍里斯·钱
Christian Dior	克里斯汀·迪奥		恩
Salvador Dali	萨尔瓦多·达利	Alexander Fleming	亚历山大·弗莱明
Alexander Calder	亚历山大·考尔德	Selman Waksman	塞尔曼·瓦克斯曼
Eartha Kitt	厄莎·凯特	Albert Schatz	阿尔伯特·沙茨

6

MacFarlane Burnet	麦克法兰·伯内特	Elmer Lindsay	埃尔默·林赛
Willy Loman	威利·罗曼	Darrell Salk	达雷尔·索尔克
Lee Salk	李·索尔克	Edward Jenner	琴纳
Dora	多拉	James Parton	詹姆斯·帕顿
Herman	赫尔曼	Richard Mellon	理查德·梅隆
Townsend Harris	汤森·哈里斯	David Lawrence	大卫·劳伦斯
James Traub	詹姆斯·特劳布	William McEllroy	威廉·麦克罗伊
Frederick Robinson	弗雷德里克·罗宾森	Chalfant	查尔方特
Keith Canaan	基斯·卡南	Arthur Mirsky	阿瑟·米尔斯基
Donna Lindsay	唐娜·林赛		

7

Jim Lewis	吉姆·刘易斯	Fred Robbins	弗雷德·罗宾斯
Byron Bennett	拜伦·本内特	Tom Weller	汤姆·韦勒
Tony Penko	托尼·彭科	Ernest Hemingway	欧内斯特·海明威
Lorraine Friedman	洛兰·弗里德曼	Linus Pauling	莱纳斯·鲍林
Ethleen Chase	依斯琳·蔡斯	John F. Fulton	约翰·F. 富尔顿
Ross Harrison	罗斯·哈里森	John Paul	约翰·保罗

8

Zombie	僵尸	Thomas Hunt Morgan	托马斯·亨特·摩根
Bozo	波卓	Joseph Mountain	约瑟夫·芒廷

Jessie Lazear	杰西·拉奇尔	Walter Schlesinger	沃尔特·施莱辛格
Joseph Goldberger	约瑟夫·戈德伯格	Stentor	斯滕托尔
Thomas Norton	托马斯·诺顿	William Brebner	威廉·布雷布纳
George Jervis	乔治·杰维斯	J. C. G. Ledingham	J. C. G. 莱丁厄姆
Maurice Hilleman	莫里斯·希勒曼	Jerome Syverton	杰尔姆·赛弗顿

9

J. Edgar Hoover	J. 埃德加·胡佛	Percival Bazeley	珀西瓦尔·贝兹利
Harry Truman	哈里·杜鲁门	Julius Youngner	朱利叶斯·扬纳
Julius Rosenberg	朱利叶斯·卢森堡	Elsie Ward	埃尔茜·沃德
Ethel Rosenberg	艾瑟尔·卢森堡	Gale Walker	盖尔·沃克
Emmett Till	爱默特·提尔	Davit T. Watson	戴维·T. 沃森
Charlie McCarthy	查理·麦卡锡	Henry Clay Frick	亨利·克莱·弗里克
Edgar Bergen	埃德加·伯根	Jesse Wright	杰西·赖特
Bettyann Culver	贝蒂安·卡尔弗	Bill Kirkpatrick	比尔·科克帕特里克

10

Catherine Thiel	凯瑟琳·蒂尔	John Troan	约翰·特罗安
Joseph Smadel	约瑟夫·斯马德尔	Earl Wilson	厄尔·威尔逊

11

Joseph A. Bell	约瑟夫·A. 贝尔	Melnick	梅尔尼克
Richard Carter	理查德·卡特	Hart Van Riper	哈特·范里佩尔
Aims McGuiness	艾姆斯·麦古因尼斯	Thomas Dublin	托马斯·达布林
King Canute	克努特大帝		

12

Melvin Glasser	梅尔文·格拉瑟	Lane	莱恩
Joseph R. McCarthy	约瑟夫·R. 麦卡锡	Dave Garroway	戴夫·加罗韦
William Workman	威廉·沃克曼	J. Fred Muggs	J. 弗雷德·马格斯
Walter Winchell	沃尔特·温切尔	Frank Deford	弗兰克·迪福德
William Sebrell	威廉·西布雷尔	Oveta Culp Hobby	奥维塔·卡尔普·霍比
James Shannon	詹姆斯·香农	Edward R. Murrow	爱德华·R. 默罗
Randy Kerr	兰迪·克尔	Milton Berle	弥尔顿·伯雷
Richard Mulvaney	理查德·马尔瓦尼	J. Robert Oppenheimer	J. 罗伯特·奥本海默

13

Marlon Brando	马龙·白兰度	General George C. Marshall	乔治·C. 马歇尔将军
George Leader	乔治·利德		
Thomas Edison	托马斯·爱迪生	Irving Berlin	欧文·柏林
Charles Lindbergh	查尔斯·林德伯格	Sherman Adams	谢尔曼·亚当斯

Joellyn Ausanka 乔林·奥森卡   Gerry McCauley 格里·麦考利

地名

引言
San Angelo 圣安吉洛   Del Rio 德尔里奥
Abilene 阿比林

1
Otter Valley 水獭谷   Hoboken 霍博肯
Rutland 拉特兰县   Hyde Park 海德帕克
Bastrop 巴斯特罗普   Campobello Island 坎波贝洛岛
Ellis Island 埃利斯岛   Staten Island 史坦顿岛

2
Bay of Fundy 芬迪湾   Hudson Valley 哈德逊谷
New Brunswick 新不伦瑞克省   Meriwether Inn 梅里韦瑟旅馆
Bar Harbor 巴尔港   Bullochsville 布洛切斯维尔
Groton 格罗顿   Herkimer 赫基默
Taunton 汤顿   Fonda 方达
Warm Springs 沃姆斯普林斯   Gloversville 格洛弗斯维尔
Yaddo 雅朵   Amsterdam 阿姆斯特丹
Saratoga Springs 萨拉托加温泉   Schenectady 斯克内克塔迪
Hot Springs 热泉   Troy 特洛伊
White Sulphur Springs 白硫温泉

3
Waldorf-Astoria 华道夫-阿斯多里亚酒店   New Hampshire 新罕布什尔
Bangor 班戈   Grafton 格拉夫顿
Puget Sound 普吉特湾   Browning 布朗宁
Florida Keys 佛罗里达岛礁   St. John the Divine 圣约翰神明大教堂

4
Lourdes 卢尔德   Ft. Worth 沃斯堡
Coshocton 科肖克顿   Catawba River Valley 卡托巴河谷
Tuskegee 塔斯基吉   Hickory 希科里
Charleston 查尔斯顿   Minneapolis 明尼阿波利斯

5
Georgia Hall 佐治亚礼堂   Buffalo 水牛城
Portland 波特兰   Maricopa County 马里科帕县

6

Rio Grande Valley	里奥格兰德谷	Western Samoa	西萨摩亚
East Harlem	东哈林区	Fort Devens	帝文斯堡
Bronx	布朗克斯	Ann Arbor	安娜堡
Rockaway Beach	洛克威海滩	Coal Bluff	煤崖镇
garment distrcit	时装区	Coal Brook	煤溪镇
Woods Hole	伍兹霍尔	Coal Valley	煤谷镇
port of Boston	波士顿港		

7

Detroit	底特律	Okatie Farms	奥卡提农场
Akron	阿克伦	New Haven	纽黑文

8

Westchester	韦斯特切斯特	Letchworth Village	莱奇沃思村
Pearl River	珀尔里弗	Bialystok	比亚韦斯托克
Rio de Janeiro	里约热内卢	Paterson	佩特森

9

St. Louis	圣路易斯

10

Mapleton	梅普尔顿	Milwaukee	密尔沃基
Sioux City	苏城	Hershey	赫希
Fort Riley	赖利堡		

12

Dien Bien Phu	奠边府	Montgomery	蒙哥马利
Erie County	伊利郡	Davenport	达文波特
Bethesda	贝塞斯达	Guilford County	吉尔福德郡
McLean	麦克莱恩	Jackson	杰克逊
Lexington	列克星敦		

13

Winnipeg	温尼伯	Napa	纳帕
Denver	丹佛	Ventura	文图拉
Pocatello	波卡特洛	Fresno	弗雷斯诺
San Diego	圣迭戈		

14

Chillicothe	奇利科西	Leningrad	列宁格勒
Belfast	贝尔法斯特		

15

La Jolla	拉霍亚	Andes	安第斯
Belgian Congo	比属刚果	Dade County	戴德郡

16

Torrey Pines mesa	多利松山	Neuilly	讷伊

其他

引言

Standard Times	《标准时报》
poliomyelitis	脊髓灰质炎
Shannon Memorial Hospital	香农纪念医院
Sherwin-Williams	宣伟商店
Hi-Tone Cleaner	海棠洗衣店
Sani-Flush	桑尼洁厕净
Clorox	高乐氏公司
National Foundation for Infantile Paralysis	美国国家小儿麻痹基金会
March of Dimes	一毛钱进行曲
Lederle Laboratories	莱德利实验室
American Cyanamid	美国氰胺公司
Congressional Gold Medal	国会金质奖章
Presidential Medal of Freedom	总统自由奖章

1

Heine-Medin's disease	海涅-梅丁氏症
bulbar polio	延髓型脊髓灰质炎
clubfoot	马蹄内翻足
Pasteur Institute	巴斯德研究院
Institute for Experimental Medicine	实验医学研究所
Standard Oil	标准石油
Rockefeller Institute	洛克菲勒研究所
Johns Hopkins	约翰·霍普金斯大学
University of Pennsylvania	宾夕法尼亚大学
cerebrospinal meningitis	脑膜炎
New York Times	《纽约时报》
typhus	斑疹伤寒

Macaca mulatta	普通猕猴
Macaca fascicularis	长尾猕猴
McGurk Insititute	麦格克研究所

2

Guillain-Barre syndrome	格林-巴利综合征
Popular Science Monthly	《大众科学月刊》
cellophane	玻璃纸
Du Pont	杜邦公司
Lambert Pharmacal Company	兰伯特制药公司
Listerine	李施德林
Lever Brothers	利华兄弟公司
Cleanliness Institute	清洁协会
Children's Home for Incurables	残废儿童之家
Secret Service	特工处
Tammany Hall	坦慕尼协会
Democratic National Convention	民主党全国大会
Sigma Phi Epsilonσφε	兄弟会
Creek Indian	克里克印第安
Georgia Midland Railroad	佐治亚中部铁路
Atlanta Journal	《亚特兰大日报》

3

Good Housekeeping	《好管家》
Saturday Evening Post	《周六晚间邮报》
Columbia Law School	哥伦比亚法学院
House of Childhood	童年之家
Hearst chain	赫斯特集团
Cosmopolitan	《时尚》
Committee on Public Information (CPI)	公众信息委员会
Blondex	金发牌
Cities Service Corporation	城市服务集团
Federal Trade Commission	联邦贸易委员会
New Deal	罗斯福新政
Blackfoot Reservation	黑脚族保留地
What a Man	《这样的男人》
National Tuberculosis Association	美国结核病协会
Christmas Seal	防痨邮票
Liberty Bonds	自由公债
Community Chest	社区公益基金

Baltimore Sun 《巴尔的摩太阳报》
Metro-Goldwyn-Mayer 米高梅
Ziegfeld Follies 齐格菲歌舞团
Dinah 《黛娜》
If You Knew Susie 《如果你认识苏茜》
Makin' Whoopee 《乐起来》
Kid Millions 《小富翁》
Ali Baba Goes to Town 《阿里巴巴进城》
Chase & Sanborn Hour 《蔡斯和桑伯恩时间》
Screen Actors' Guild 美国演员工会
March of Time 《时代进行曲》
U. S. Mint 美国铸币厂
Microbe Hunters 《微生物猎人》
Journal of the American Medical Association（JAMA） 《美国医学会杂志》
Literary Digest 《文摘》
U. S. Public Health Service 美国公共卫生局
Emory University 艾默理大学
muscular dystrophy 肌肉萎缩症
Filterable Viruses 滤过性病毒
Viral and Rickettsial Infections of Man 人类病毒感染及立克次体感染

4

Notre Dame 圣母大学
President Coolidge 柯利芝总统号
Newsweek 《新闻周刊》
Fighting Irish 战斗的爱尔兰人
Jim Crow 吉姆·克劳法
Time 《时代周刊》
Trolley Song 《电车之歌》
I Wonder Who's Kissing Her Now 《我想知道此刻谁在吻她》
Loews Theaters 洛伊斯影院
Memorial Hospital in Charlotte 夏洛特纪念医院
Life 《生活》
Yale Polio Unit 耶鲁大学脊髓灰质炎中心
Commonwealth Nursing Corps 英联邦护士队
Who's Who in America 美国名人录
Mayo Clinic 梅奥诊所
Reader's Digest 《读者文摘》
Elizabeth Kenny Institute 伊丽莎白·肯尼研究所

5

Going Home	《回家》
Motion Picture Industry	电影业
United Way	联合劝募会
Health Monopolist	健康资本家
I've Got to Make Up for Lost Time	《让我弥补失去的时光》
Miracle of Hickory	希科里奇迹
Shriners' Hospital for Crippled Children	圣兄弟会残疾儿童医院
Minneapolis Daily Times	《明尼阿波利斯时报》
Common Sense Book of Baby and Child Care	《斯波克育儿经》
March of Dimes Fashion Show	一毛钱进行曲时装秀
Fashion Vernissage	时尚盛典
Town and Country	《城里城外》
Woman's Home Companion	《妇女居家伴侣》
Harper's Bazaar	《时尚芭莎》
Mademoiselle	《小姐》
Ladies' Home Journal	《妇女家庭杂志》
Benseon & Hedges	金边臣
House of Seagram	施格兰酒厂
the Court of Jewels	珠宝宫
Inquisition Necklace	探索之链
Star of the East	东方之星
Hope Diamond	希望钻石
Jonker Diamond	杨克钻石
Mothers' March on Polio	脊髓灰质炎母亲行动
Rutgers University	罗格斯大学
National Insutitutes of Health（NIH）	美国国立卫生研究院

6

director of research	科研督导
City College of New York（CCNY）	纽约市立学院
Varsity Club	学校俱乐部
New York College of Social Work	纽约社会学院
Phi Beta Kappa	美国大学优秀生联谊会
Smith College	史密斯学院
University of Michigan's School of Public Health	密歇根大学公共卫生学院
Allegheny College	阿勒格尼学院
Bacteriological Reviews	《细菌学评论》
Parke-Davis	派克-戴维斯药厂
Case Western Reserve	凯斯西储大学

United Steel Workers	美国钢铁工人联合会
Molly Maguires	莫莉马贵
Pittsburgh Renaissance	匹兹堡复兴计划
Westinghouse Electric	西屋电力
Municipal Hospital	市立医院
Sarah Mellon Scaife Foundation	莎拉·梅隆·斯凯夫基金会

7

Institute for Rehabilitation	康复研究所
Polio Hall of Fame	脊髓灰质炎名人堂
Wayne State University	韦恩州立大学
Medical Advisory Committee	医学顾问委员会
Army Medical Corps	陆军医疗队
Mahoney	马奥尼
Hjluberg	赫鲁堡
Obe	欧贝
Ten	腾
Wal	沃尔
Ric	里克
Fin	芬
Fro	弗洛
Hopk	霍普克
Hof	霍夫
Per	皮尔
Rosenthal	罗森塔尔
Bunnell	邦内尔
Greach	格里奇
Searle	瑟尔
Coady	科迪
Elkins	埃尔金斯
Smith	史密斯
Greenleaf	格林利夫
Weekly	威克利
Vetter	维特尔
cynomolgus monkey	食蟹猕猴
Indian rhesus monkey	印度恒河猴
Brunhilde	布伦希尔德
Lansing	兰辛
Leon	里昂
encephalomyelitis	脑脊髓炎

National Academy of Sciences 美国国家科学院

8

Sloan-Kettering Cance Institute 斯隆-凯特琳癌症研究所
Warsaw University Medical School 华沙大学医学院
Waring 华林牌
The Lancet 《柳叶刀》
Nuremberg Code 纽伦堡准则
Bureau of Laboratories 实验室管理局
Harlem Hospital 哈林医院
Bellevue 表维医院
National Research Council 国家科研理事会
Lister Institute 李斯特研究所
Children's Hospital Foundation 儿童医院基金会
Theobald Smith Medal 西奥博尔德·史密斯奖章
American Association for the Advancement of Science 美国科学促进会
sandfly fever 白蛉热
Japanese B encephalitis 日本乙型脑炎

9

Federal Loyalty-Security Program 联邦忠诚-安全调查项目
House Un-American Activities Committee（HUAC） 众议院非美活动调查委员会
Social Work Today 《今日社工》
Civil Service Commission 文官委员会
American Labor Party 美国劳工党
Independent Committee of Arts and Sciences and 密歇根艺术科学及专业人士独立委员会
　　Professions of Michigan
National Council of American-Soviet Friendship 美苏友谊全国委员会
American Association of Scientific Workers 美国科学从业者协会
New York Conference for Inalienable Rights 纽约天赋权利大会
Russian War Relief 俄国战争救济委员会
New York City Board of Elections 纽约市竞选局
Campus Inter-Racial Association 校园跨种族协会
Department of the Army 陆军部
League of Women Voters 女性投票者联盟
Pittsburgh Commission on Human Rights 匹兹堡人权委员会
International Poliomyelitis Congress 国际脊髓灰质炎研讨会
Cunard Lines 库纳德海运公司
Commonwealth Serum Laboratories 英联邦血清实验室
Manhattan Project 曼哈顿计划

National Cancer Institute	美国国家癌症研究所
Connaught Laboratories	康诺特实验室
Medium 199199	培养基
Saukett strain	索科特病毒株
Immunization Committee	免疫委员会
D. T. Watson Home for Crippled Children	D. T. 沃森残疾儿童之家
Polk School for the Retarded and Feeble-Minded	波尔克智障及弱智特教学校
rocking bed	摇摇床

10

Washington Post	《华盛顿邮报》
St. Joseph's Hospital	圣约瑟夫医院
Walter Reed Army Hospital	沃尔特·里德陆军医院
Pittsburgh Press	《匹兹堡新闻》
It Happened Last Night	《昨晚发生的事》
Vaccine Advisory Committee	疫苗顾问委员会

11

Biologics Control Division of the Public Health Service	公共卫生局生物制剂管理部门
Tentative General Plans for an Epidemiologic Field Trial	流行病学实地试验临时总方案
State Board of Health	州卫生局
Evaluation Center	评估中心

12

Brown v. Board of Education	布朗诉教育委员会案
Army-McCarthy hearings	陆军-麦卡锡听证会
Gallup poll	盖洛普民意调查
American Cancer Society	美国癌症学会
American Heart Association	美国心脏病协会
PTA	家长教师联谊会
Eli Lilly	礼来制药公司
Wyeth	惠氏公司
Sharpe and Dohme	沙东公司
Cutter Laboratories	卡特实验室
Pitman-Moore	皮特曼-摩尔公司
Franklin Sherman Elementary School	富兰克林·谢尔曼小学
U. S. Census Bureau	美国人口调查局
Merthiolate	硫柳汞
Rackham Hall	拉克姆礼堂
Inglis House	英格利斯大宅

New York World-Telegram	《纽约世界电讯》
Today show	《今日秀》
V-J Day	对日作战胜利日
Orioles	金莺队
Colts	小马队
Department of Health，Education and Welfare（HEW）	卫生、教育和福利部
A History of Poliomyelitis	《脊髓灰质炎史话》
See It Now	《现在请看》
Person to Person	《面对面》
Sears Roebuck	西尔斯罗巴克公司
Nielsen ratings	尼尔森收视率统计

13

Poor Richard Medal	穷查理奖章
Mutual of Omaha	奥马哈互助保险公司
Criss Award	克里斯奖
Oldsmobile	奥兹莫比尔
Bronze Medal for Meritorious Service	杰出服务青铜奖章
Women's Army Corps	陆军妇女队
Houston Post	《休斯敦邮报》
Social Security Administration	社会保障管理局
Office of Education	教育局
Business Week	《商业周刊》
Ambassadress to Luxembourg	驻卢森堡女大使
New York Herald Tribune	《纽约先驱论坛报》
Cherry Hills Golf Course	樱桃山高尔夫球场
National Microbiological Institute	美国国立微生物研究所
Army Medical Center	陆军医疗中心
Epidemic Intelligence Service	流行病情报部
Polio Surveillance Unit	脊髓灰质炎监察组

14

Laboratory of Biologics Control	生物制剂管理实验室
Communicable Disease Center	传染病防治中心
Centers for Disease Control and Prevention（CDC）	疾病控制和预防中心
United Cerebral Palsy Assn.	联合脑瘫协会
Muscular Dystrophy Assn.	肌肉萎缩症协会
Arthritis Foundation	关节炎基金会
National Assn. for Mental Health	国家精神卫生协会
American Medical Association（AMA）	美国医学会

Yale Law Journal 《耶鲁法学杂志》
Laboratory of Infectious Diseases 传染性疾病实验室
Bayer Laboratories 拜耳实验室
Virus Research Committee 疫苗研究委员会
Federal Bureau of Prisons 联邦监狱管理局
Queen's Unibersity 女王大学
Wistar Institute 威斯达研究所
Ministry of Health 卫生部
Foreign Service 驻外事务部
Academy of Medical Sciences 医学科学院

15

Institute for Advanced Study 高等研究院
Smith-Corona Corporation 史密斯-科罗纳公司
Charles Pfizer & Co. 辉瑞制药
Council on Drugs 药物委员会

16

Lasker Award for Clinical Research 拉斯克临床医学奖
National Medal of Science 国家科学奖章
Weizmann Institute of Science 魏兹曼科学研究所
Biologicals 《生物制品学》
Harry S. Truman Good Neighbor Award 哈里·S. 杜鲁门好邻居奖
Father Flanagan Award for Service to Youth 弗拉纳根神父服务青年奖
Immune Response Corporation（IRC） 免疫反应公司
Pittsburgh Post-Gazette 《匹兹堡邮报》
Advisory Committee on Immunization Practices 免疫事务顾问委员会
Rolling Stone 《滚石》
The River 《河流》
vacuolating virus 空泡病毒
Atlantic Monthly 《亚特兰大月刊》
mesothelioma 间皮瘤
The Virus and the Vaccine 《病毒与疫苗》
National Rehabilitation Hospital 国家复健医院
Post-Polio Syndrome（PPS） 脊髓灰质炎后综合征
Disabilities Act 残疾人法案
National Park Service 美国国家公园管理局

后记

United Nations Children's Fund（UNICEF） 联合国儿童基金会

Rotary International（RI）   国际扶轮社
Bill and Melinda Gates Foundation   比尔和梅琳达·盖茨基金会

致谢

Muhlenberg College   穆伦堡学院
Angelo State University   安吉洛州立大学
Eisenhower Presidential Library   艾森豪威尔总统图书馆
American Philosophical Society   美国慈善学会
Bentley Library   本特利图书馆
Chesney Medical Archives   切斯尼医学档案馆
FDR Presidential Library   罗斯福总统图书馆
Mandeville Special Collections Library 曼德维拉特殊文献图书馆

图书在版编目（CIP）数据

通往疫苗之路：小儿麻痹症流行往事与创造历史的公共卫生
实验 /（美）大卫·M. 奥辛斯基著；阳曦译 . —上海：上海科学技
术文献出版社，2022
ISBN 978-7-5439-8470-7

Ⅰ.①通… Ⅱ.①大… ②阳… Ⅲ.①脊髓灰质炎病毒—疫
苗—药学史—世界—普及读物 Ⅳ.① R373.2-49 ② R979.9-091

中国版本图书馆 CIP 数据核字 (2021) 第 221130 号

组稿编辑：朱文秋 特约编辑：叶 尧
责任编辑：李 莺 刘蔓仪 栾 鑫 封面设计：安克晨

通往疫苗之路：小儿麻痹症流行往事与创造历史的公共卫生实验
TONGWANG YIMIAO ZHILU: XIAO'ERMABIZHENG LIUXING WANGSHI YU CHUANGZAO LISHI DE GONGGONG WEISHENG SHIYAN

[美] 大卫·M. 奥辛斯基 著 阳 曦 译
出版发行：上海科学技术文献出版社
地 址：上海市长乐路 746 号
邮政编码：200040
经 销：全国新华书店
印 刷：商务印书馆上海印刷有限公司
开 本：890mm×1240mm 1/32
印 张：15.625
字 数：348 000
版 次：2023 年 1 月第 1 版 2023 年 1 月第 1 次印刷
书 号：ISBN 978-7-5439-8470-7
定 价：89.00 元
http://www.sstlp.com